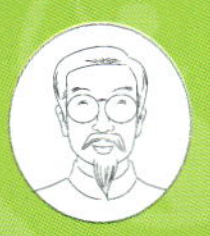

五脏养生图——养肝篇

养肝歌

肝为刚脏喜舒畅，
又能藏血调血量。
肝若失调气要滞，
眼干易怒面青黄，
乳房易病月经乱。

养肝先要情志爽，
常揉太冲阳陵泉。
妇女尤要把肝养，
妇科良好乐逍遥。

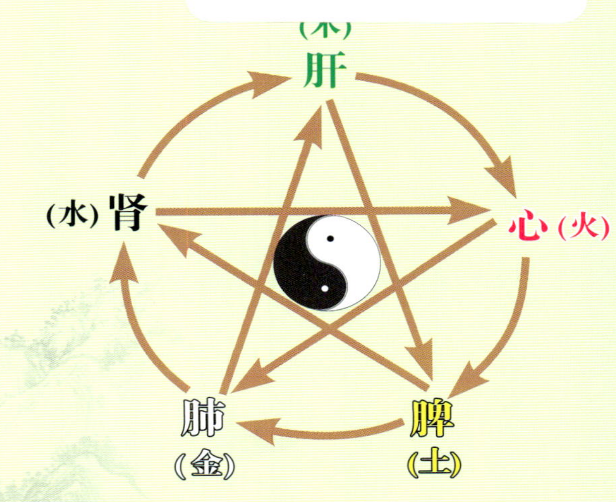

常用养肝食物

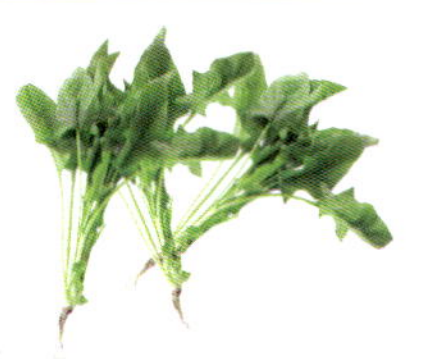

菠菜
味甘，性平。可以养血，止血，平肝，润燥，也是常见蔬菜。

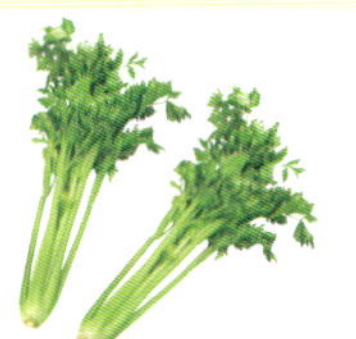

芹菜
味甘、微苦，性凉。可以平肝止血，清热祛风，利水解毒，促排便。（低血压患者少食。）

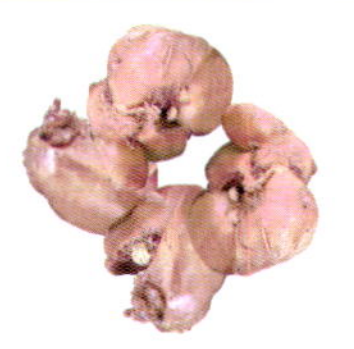

鸡肝
味甘、苦，性温。可以补肝益肾，养血明目，消疳积。

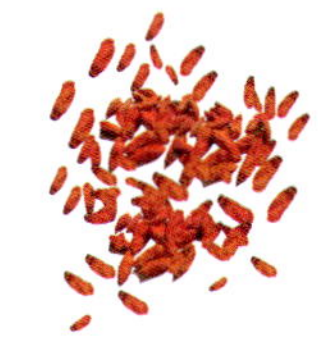

枸杞子
味甘，性平。可以补肝肾，明目，润肺。常以泡水、煲汤、熬粥等方法食用。

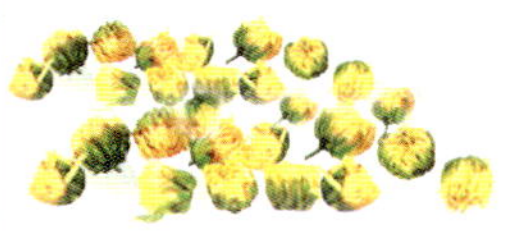

菊花
味苦，性凉。可以清肝明目，清热解毒。为常用养肝花茶，常以泡水、煲汤等方法食用。

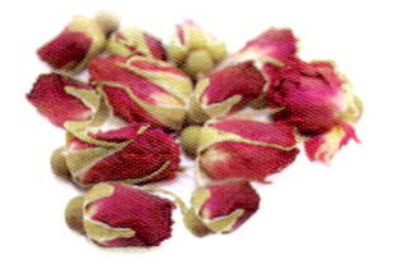

玫瑰
味甘、苦，性温。可以行气解郁，活血止痛。为现代常用养生中药花茶。（易上火者可加等量菊花一同泡水。）

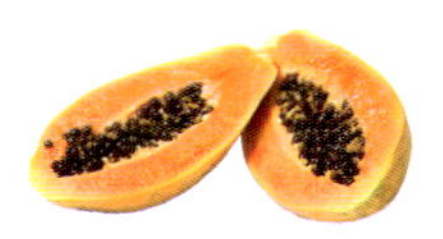

木瓜
味甘，性平。可以理气消食，驱虫等。现常作为女性保健食品。

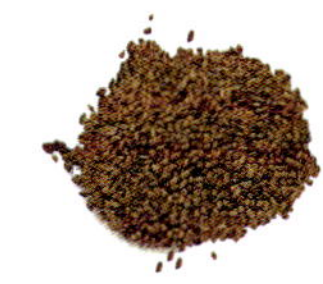

决明子
味甘、苦，性微寒。可以清肝明目，利水通便。是现代常用保健中药，常泡水代茶饮。

五脏养生图——养心篇

养心歌

心是人体最大宝，
一切生命离不了。
心慌气短脸无光，
神经衰弱口生疮。

养心先养神，
“静坐养心功”。
揉按神门与涌泉，
常食莲子枣麦冬。

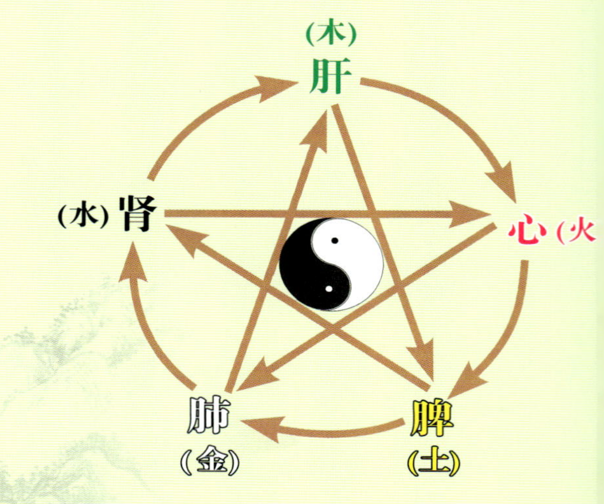

常用养心食物

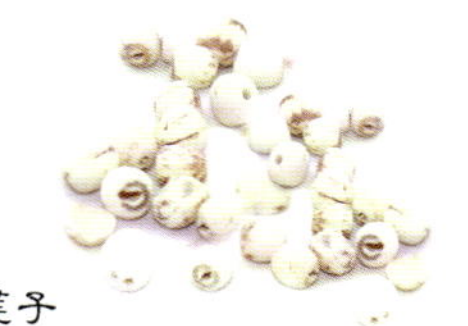

莲子
味甘、涩，性温。可以养心，补脾，止带，益肾。常以煮粥、煲汤等方法食用，为养心益肾常用食物。

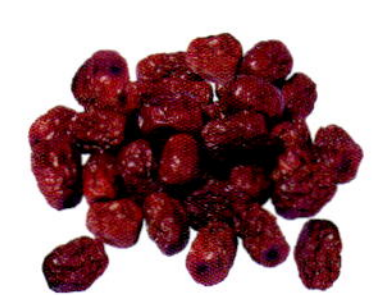

大枣
味甘，性平。可以益气养血，补中，解毒。常以泡水、煮粥、煲汤等方法食用，为常见保健佳品。（鲜枣勿多食。）

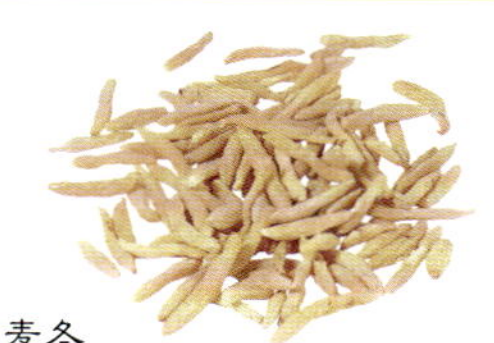

麦冬
味甘，性微寒。可以养阴，益胃，生津，清心。常以熬粥、煲汤、泡水等方法食用。（其生津和养心功效强。）

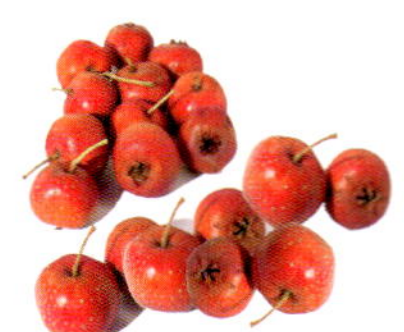

山楂
味酸、甘，性微温。可以消食健胃，行气消滞，活血化瘀。尤善消肉食积滞。

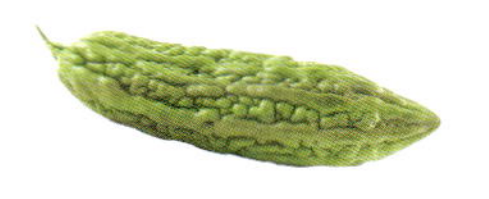

苦瓜
味苦，性寒。可以清热，解暑，明目，解毒，减肥。尤善泻心火。

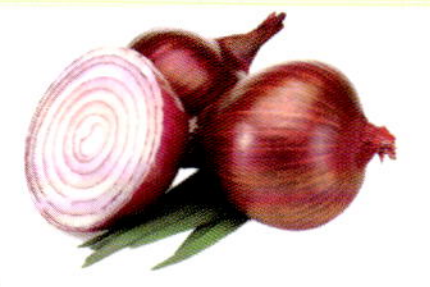

洋葱
味甘、辛，性温。可以解毒杀虫，活血化瘀等。现代营养学认为其有一定的降血脂作用，对心脑血管系统有很好的保健作用。

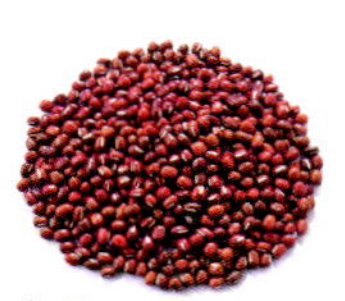

赤小豆
味甘、酸，性平。可以消肿，健脾祛湿。尤其适合作为心功能减退而引起下肢水肿的老年人的保健食品。

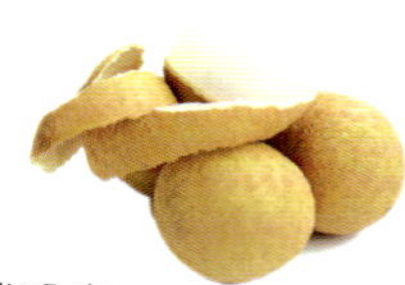

龙眼肉
味甘，性温。可以补益心脾，养血安神。常以熬粥、煲汤、泡水等方法食用。为性质平和的养心补血佳品。

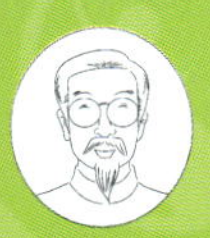

五脏养生图——养脾篇

脾胃歌

人是铁，饭是钢，
炼钢就把脾胃养。
脾虚腹泻食欲差，
健忘嗜睡又乏力。

健脾首要食规律，
饭后百步助消化。
三里常按腹常摩，
气血充足脾胃康。

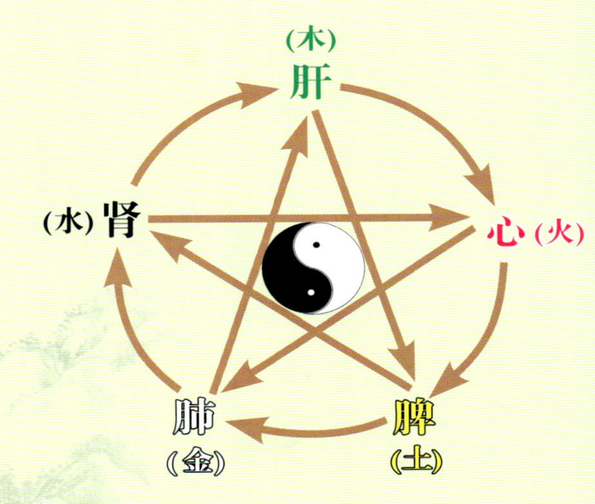

常用养脾胃食物

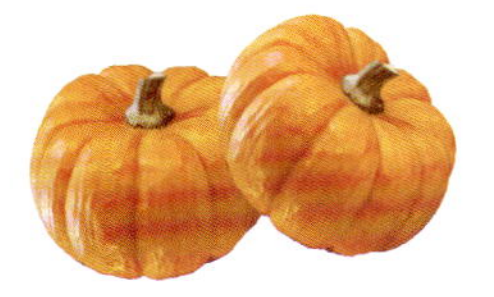

南瓜
味甘，性平。可以健脾益胃，润肺，解毒。也可作为糖尿病患者的保健食物。（其性平和，男女老少皆可食用。）

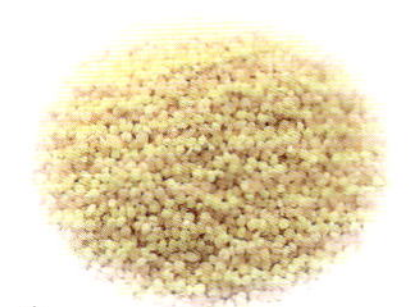

小米
味甘，性凉。可以和中益胃，清热除烦，养心安神。为体弱、产后、失眠者的保健佳品。（以陕北小米为上品。）

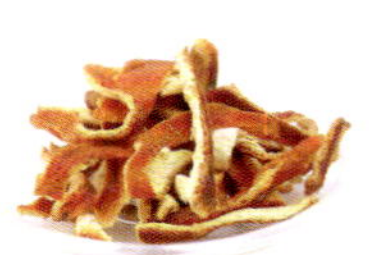

陈皮
味辛、苦，性温。可以健脾祛湿，理气化痰。常以煲汤、泡水等方法服用。食欲差、腹胀者可以加生山楂泡水代茶饮。

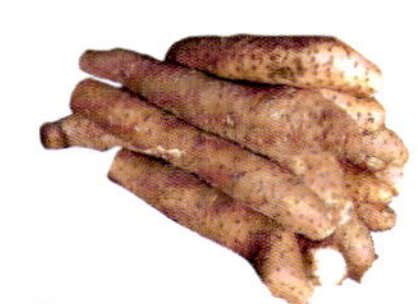

山药
味甘，性平。可以健脾，润肺，补肾。自古被誉为物美价廉的补虚品。（男女老少均可食用。）

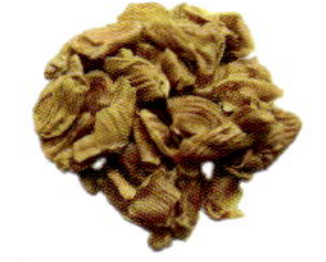

鸡内金
味甘，性平。可以消食健胃，涩精，止遗尿。食欲不振、消化不良者可以每天取5~10克研末冲服，或加入稀粥中同食。

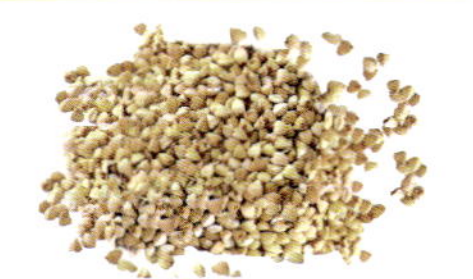

荞麦
味甘，性凉。可以开胃消积，清热解暑，祛湿解酒等。现代营养学认为其含有大量的芦丁，常食用可以预防高血压引起的脑出血等。

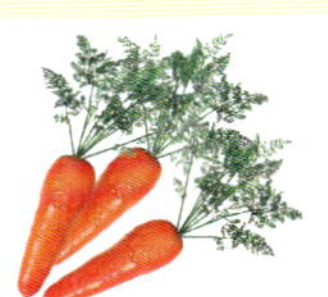

胡萝卜
味甘，性平。可以健脾消食，行气明目。自古有“冬吃萝卜，夏吃姜”之说，其又有“小人参”之美誉。

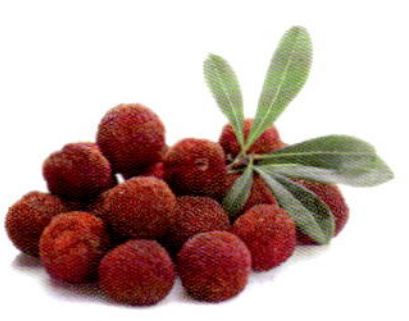

杨梅
味甘、酸，性温。可以和胃消食，生津解渴，预防中暑等。

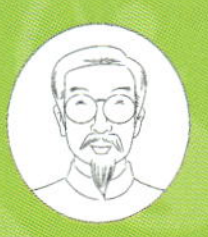

五脏养生图——养肺篇

养肺歌

华盖主气司呼吸，
娇脏喜润养皮毛。
肺若失养“痘”易长，
噪音易哑感冒常，
就连大便也不爽。

君要养肺先润肺，
戒烟防燥帮大忙。
晨起慢跑深呼吸，
常食雪梨银耳莲，
养肺美肤两相宜。

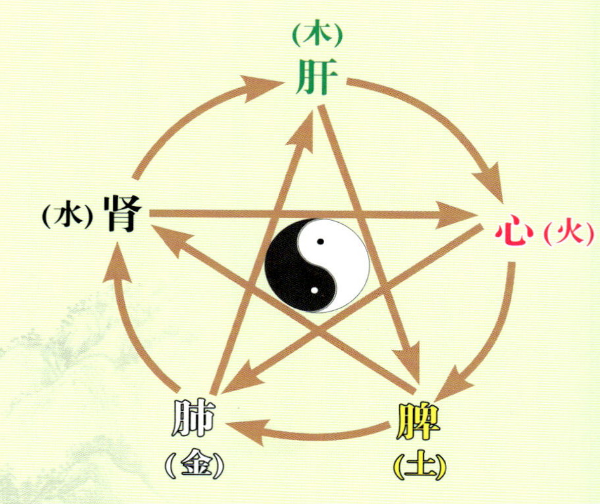

常用养肺食物

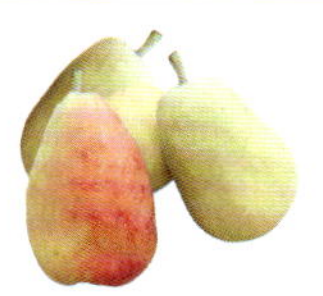

梨
味甘、酸，性凉。其鲜嫩多汁、酸甜可口，是天然润肺生津之品。可以化痰，止咳，除烦，利尿，亦可解酒毒。

银耳
味甘、淡，性平。可以生津，润肺，养胃。现代营养学认为其可提高人体的抵抗力，增强抗癌能力。（银耳在煲汤或者煮粥时，最好先泡2~3小时。）

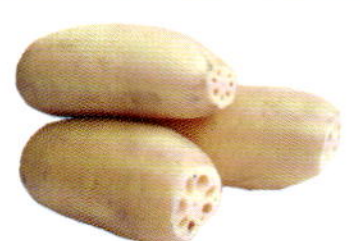

莲藕
味甘，性寒。可以清热生津，润肺，清心除烦。可作为肺系疾病、糖尿病等患者的保健食品，也是日常养肺佳品，常以蒸、凉拌等方法食用。

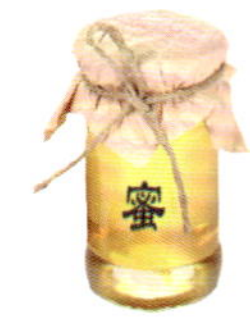

蜂蜜
味甘，性平。可以润肺除燥，补中益气，解毒。为日常保健佳品。

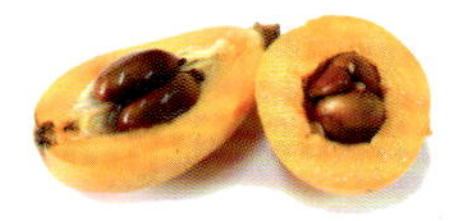

枇杷
味甘、酸，性凉。可以润肺止渴，生津，和胃下气。为润肺和胃的保健佳品。

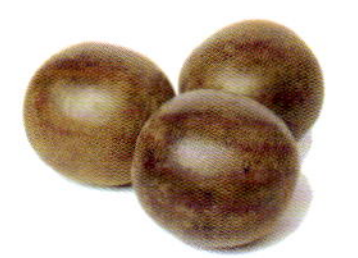

罗汉果
味甘，性凉。可以清肺润肠，利咽。常泡水代茶饮，咽喉肿痛还可以加金银花、桔梗等。

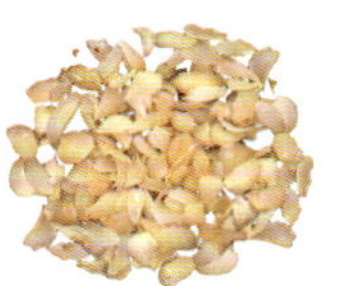

百合
味甘、微苦，性微寒。可以养阴润肺，清心除烦，安神。长期食用，能改善老慢支患者的生活质量。常以蒸、煮、煲汤、泡水等方法食用。

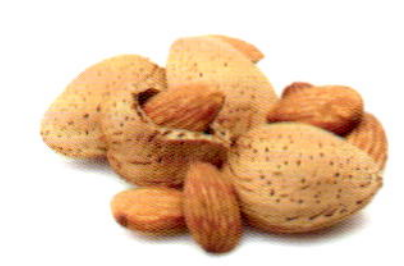

甜杏仁
味甘，性平。可以润肺止咳，润肠通便。（苦杏仁有微毒，保健使用每次不要超过10克，婴儿慎用。）

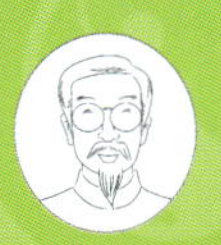

五脏养生图——养肾篇

养肾歌

人的根，肾为本，
根本藏精人不老。
肾若亏虚睡不好，
耳鸣腰痛易疲劳，
房事不和发易落。

养肾先要夜不熬，
牙齿常叩唾要咽，
黑色食物要常食，
常练“151养肾”，
健康长寿子孙旺。

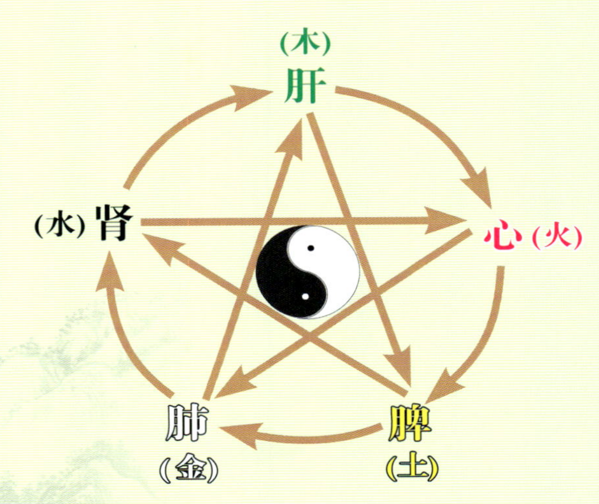

常用养肾食物

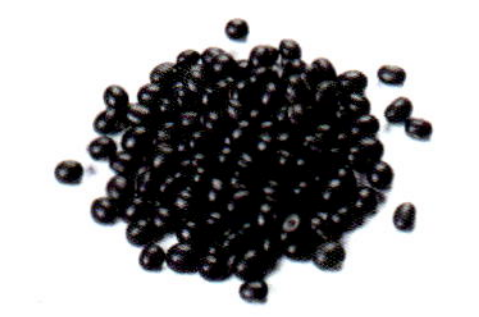

黑豆
味甘，性平。可以补肾，活血，解毒，利水，乌发。为常用补肾佳品。

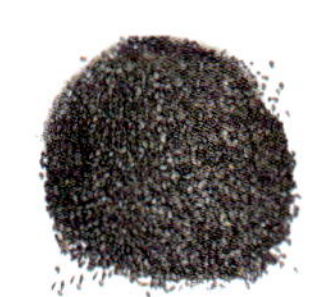

黑芝麻
味甘，性平。可以补肝肾，补脑益智，乌发，抗衰老。具有一定的预防老年痴呆的作用。

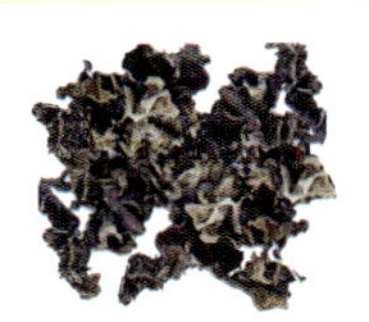

黑木耳
味甘，性平。可以补气养血，润肺止咳，润肠通便。且味道鲜美，营养丰富。（男女老少皆宜。）

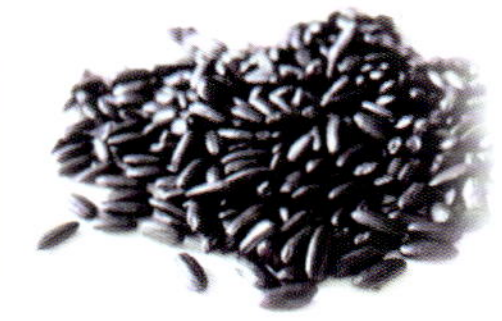

黑米
味甘，性平。可以养血，补肾，乌发，抗衰老。（男女老少皆宜。）

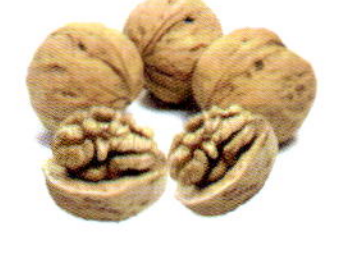

核桃仁
味甘、涩，性温。可以补肾益精，健脑乌发，温肺定喘，润肠通便，抗衰老。（大便稀者少食。）

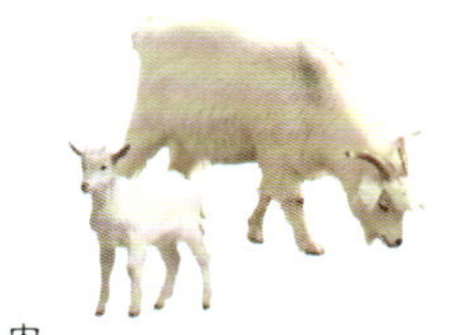

羊肉
味甘，性热。可以补肾，强筋，健脾，养血。为温肾阳之佳品。（易“上火”者应少食。）

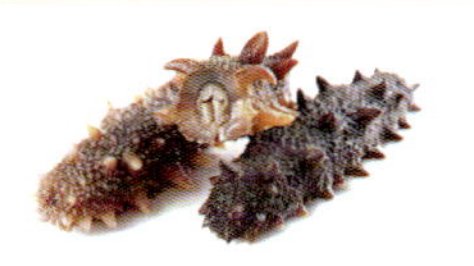

海参
味甘、咸，性平。可以补肾益精，补气滋阴，抗衰老。（儿童慎食。）

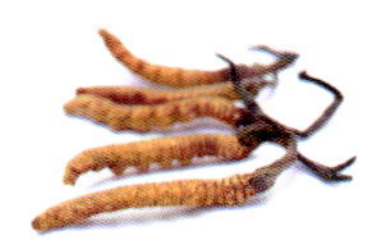

冬虫夏草
味甘，性温。可以肾肺双补，抗衰老，美颜保健。常泡酒饮用或研末冲服。（易“上火”者和儿童慎用。）

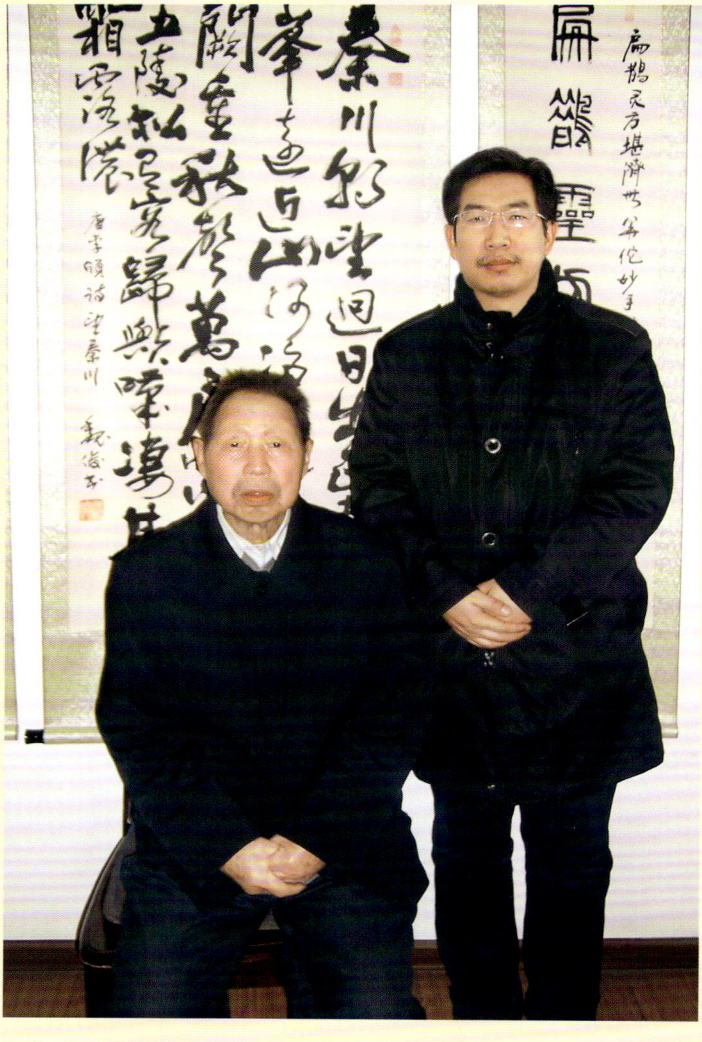

杜建军老师与九旬高龄的我国针灸学老前辈、国医大师郭诚杰教授合影

“鹤”戏养生小功法

热烈祝贺世界图书出版西安有限公司《我最想要的治未病书》荣登畅销书排行榜

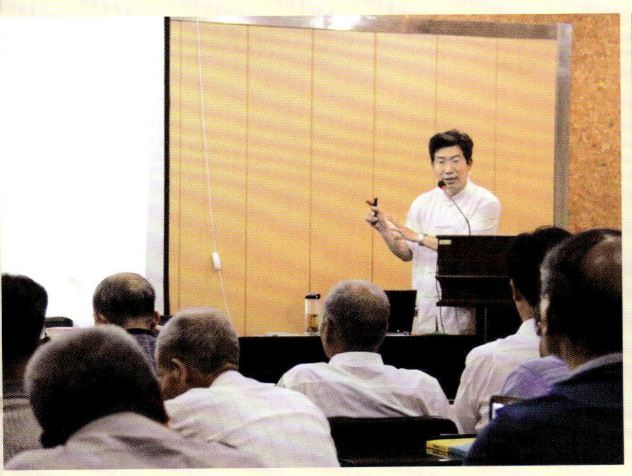

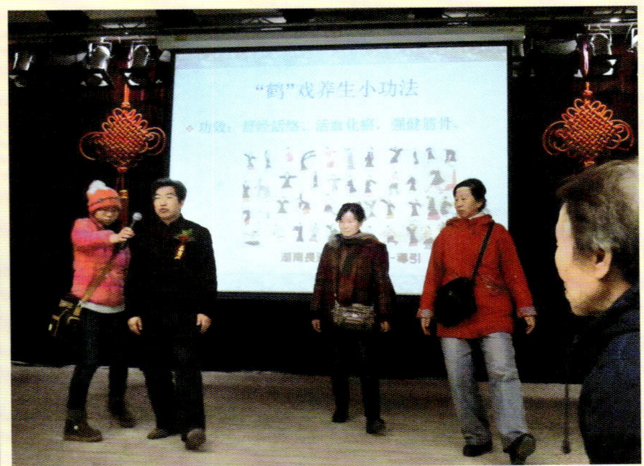

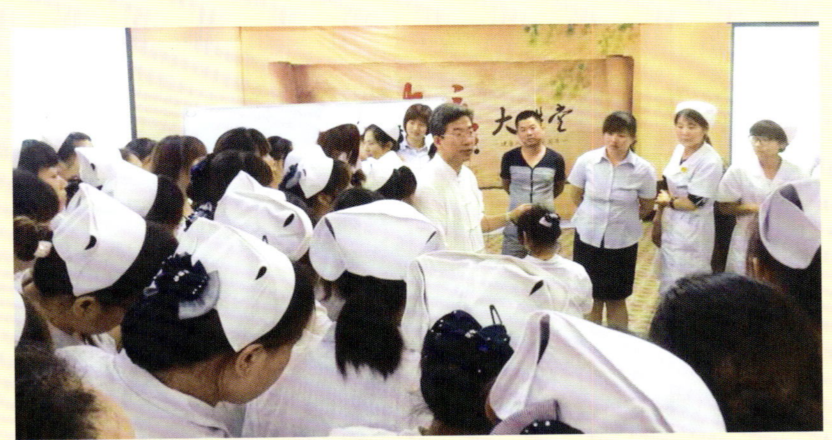

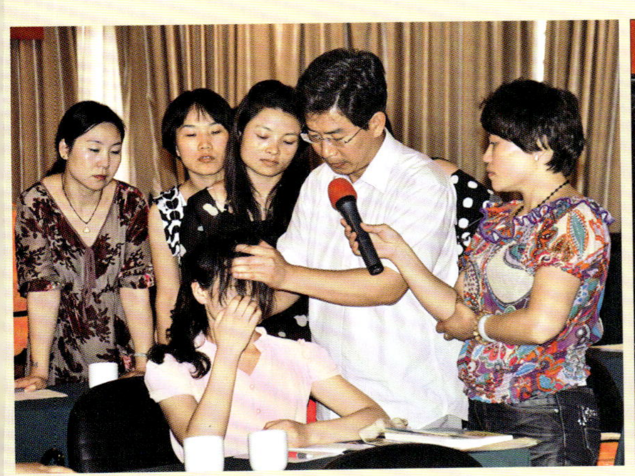

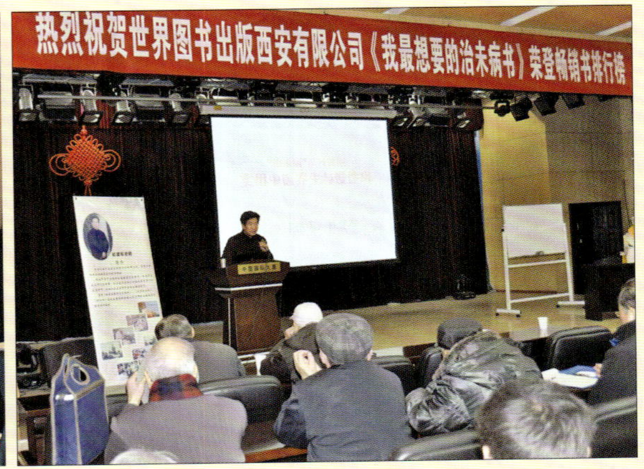

杜建军老师在做讲座

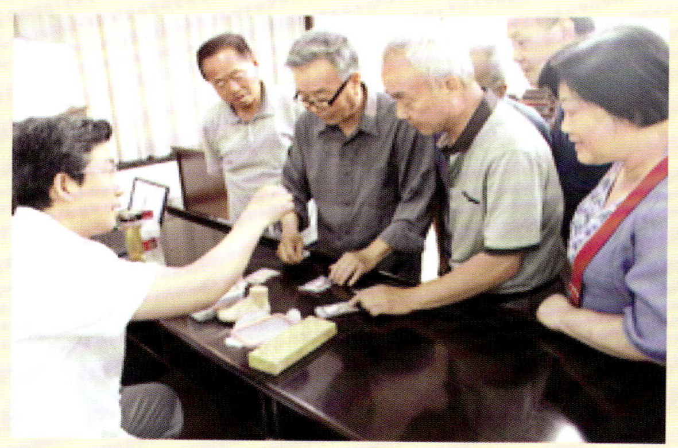

杜建军老师在答疑解惑

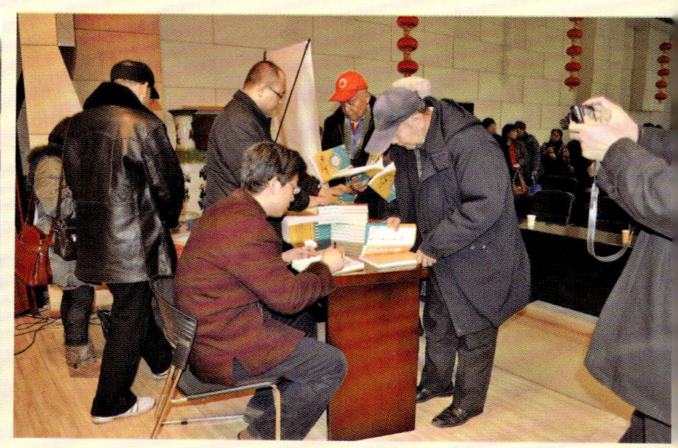

杜建军老师在签售书

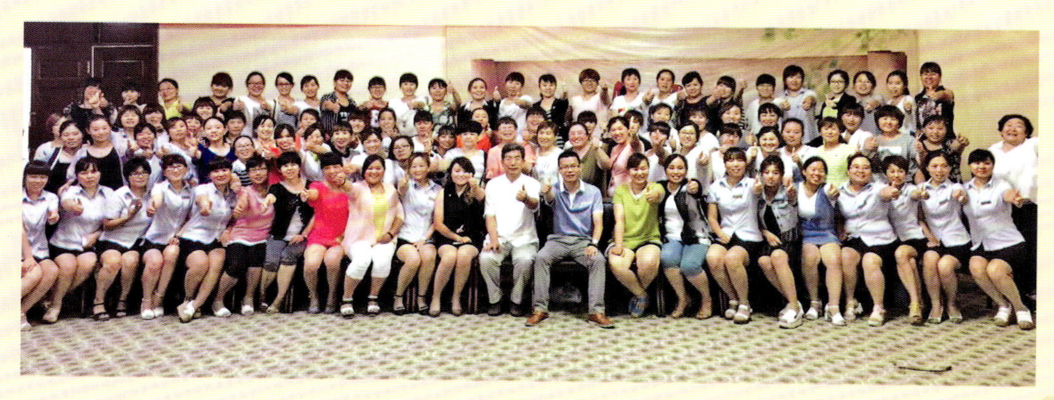

杜建军老师在济南授课留影

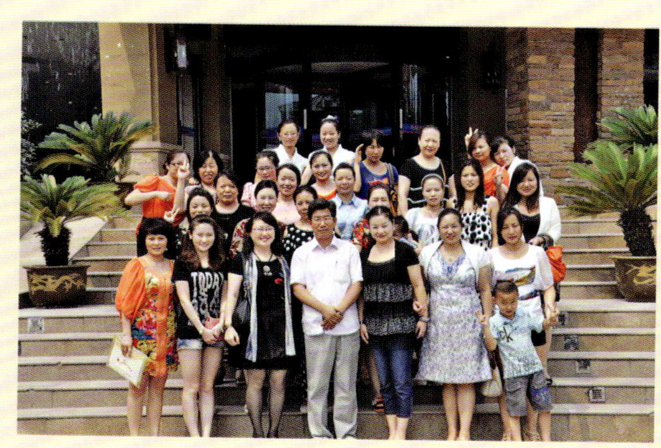

杜建军老师在郑州授课留影

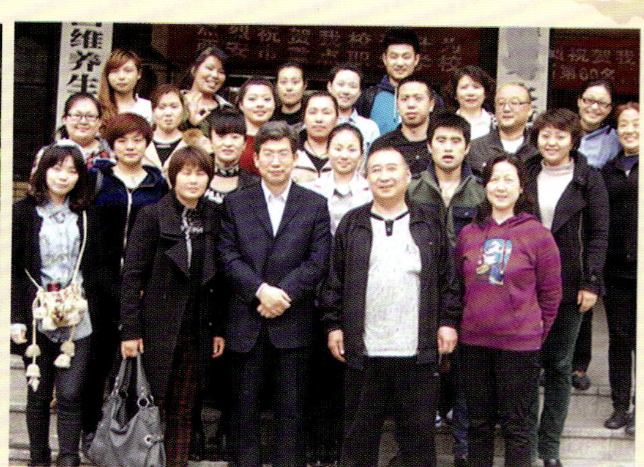

杜建军老师在西安授课留影

千年國醫

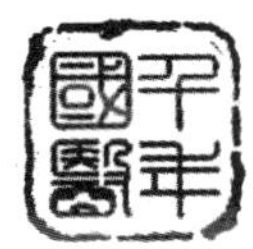

百病寻根不盲目　未病先防大智慧

我最想要的治未病书

千年国医

百病寻根

杜建军◉著

世界图书出版公司
西安　北京　上海　广州

图书在版编目（CIP）数据

千年国医　百病寻根 / 杜建军著 . —西安：世界图书出版西安有限公司，2016.7（2022.1 重印）

ISBN 978-7-5192-0994-0

I. ①千…　II. ①杜…　III. ①养生（中医）—基本知识　IV. ① R212

中国版本图书馆 CIP 数据核字（2016）第 136711 号

千年国医　百病寻根

著　　者 杜建军
特邀策划 布衣书生
责任编辑 赵亚强　胡玉平
校　　对 郭　茹　王　冰
封面设计 新纪元文化传播
出版发行 世界图书出版西安有限公司
地　　址 西安市锦业路都市之门 C 座
邮　　编 710065
电　　话 029-87233647（市场部）029-87234767（总编室）
网　　址 http://www.wpcxa.com
邮　　箱 xast@wpcxa.com
经　　销 新华书店
印　　刷 西安浩轩印务有限公司
成品尺寸 240mm × 170mm　1/16
印　　张 17
字　　数 200 千字
版　　次 2016 年 7 月第 1 版
印　　次 2022 年 1 月第 3 次印刷
国际书号 ISBN 978-7-5192-0994-0
定　　价 49.80 元

版权所有　翻印必究
（如有印装错误，请与出版社联系）

序

人人希望有一个健康的身体，但各不尽相同。何以使然？生活习惯、心态变化、自然环境、医疗条件、经济状态、知识水平等诸多因素都会影响人们的健康。

社会在进步，科学在发展，知识日新月异，物质极为丰富。食品琳琅满目，处处美味佳肴，以车代步，出入歌厅，迷恋网络，不离视频。有些人不知节制，这使人体神志恍惚，胃肠失控，五官劳损，活动减少，气血失调，筋脉废退，导致富贵病多发。人们的健康水平日渐下降，令人担忧。据此，必须提醒人们重视健康，应保益除害，勿使过之，防病于未然，不要病时方知健康贵。拥有健康即拥有一切。病痛缠身，何言财富与知识，应知“体者载智也”的哲理。没有健康的体能，要充分发挥你的知识与财富是不可能的。治未病，即预防疾病，这一思想早在两千多年前《黄帝内经》中已有论述：“是故圣人不治已病治未病，不治已乱治未乱，此之谓也。”经历代中医医家的努力，中医书籍积累了很多治未病的宝贵经验，内容极其丰富，有很好的实用价值，值得我们进行认真地挖掘、整理和应用。

今昔我看到这样年轻的作者，为人们体能下降、未能养成良好的生活习惯而忧虑，为人们疾病缠身而痛心，故在百忙之中不辞劳苦而搜集、采摘有关治未病的资料，并结合自己多年讲授养生的经验，编写此书，我欣然为之感动。其书详论了从中医解读人体养生的思路和方法，提出尊重自然规律、顺时养生的养生真谛，感悟中医养生对于生命的重要性。读者如能按此运作，对你们的健康有很大裨益，将会延年益寿。

为此乐而作序。

国医大师

中国针灸学会荣誉常务理事

全国首批名老中医学术指导老师

享受国家特殊津贴中医专家

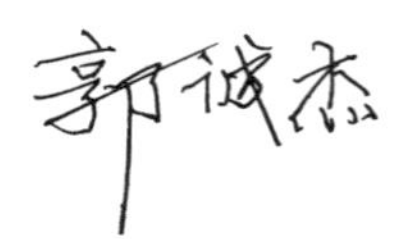

壬辰年元月于古城咸阳

前言

时光飞逝，《我最想要的治未病书》从出版至今，已过三年。期间许多热心的读者通过电话、写信、聊 QQ 等方式联系我，有咨询本人身体的，有探讨书中养生文化的，有指出书中错漏和不足的。在此，我一并致谢：感谢大家对中医、对本书的关注！正是因为大家的关注，使得我更加坚定了把我这些年研习、讲学、临床的养生体会和传统优秀的养生文化整理出来的决心。作为一名中医工作者，我通过你们，看到了做这件事情的意义。

这几年，国事家事身边事发生了许多变化。我国人口老龄化日趋明显，60 岁以上老人已过 2 亿；心脑血管疾病、癌症、老年性痴呆等慢性病，老年病持续增加；空气、水源、土壤等我们赖以生存的自然环境污染的问题仍然存在，对我们身心健康的影响更加明显；同时，人们对健康的渴望，对回归自然的生活方式的崇尚，对提倡“天人合一”的中医养生文化的热爱持续升温；加之热心读者的期盼，是我对这本书进行整理再版的最大动力。

这次整理再版，为了更好地体现本书“读得懂，用得上”的理念，在书的编排上作了较大的调整，更加方便读者阅读和使用。增加了中老年人养生指南，诸如冠心病、糖尿病、高血压、便秘等常见慢性病，增加了五脏养生图、小儿养生，以及常见病索引和养生歌索引等内容。

但是，局限于本人学识水平，本书错漏可能仍然难免，希望大家一如既往不吝指正。

健康，从来就不是天上掉馅饼，可以唾手可得的。健康是需要我们用心呵护，天天保养的。许多疾病是可以预防的，正如中医所言：上工不治已病，治未病。

一书一茶，一人一天地。

张建军

2015 年冬

目　录

第一讲　养生，从读懂中医开始

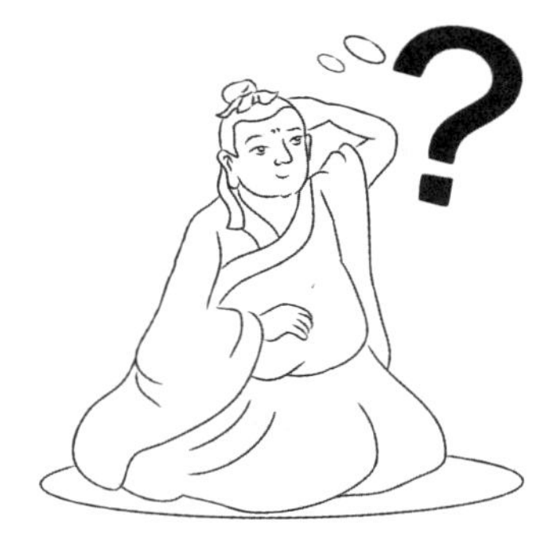

第二讲　养生，必养脏

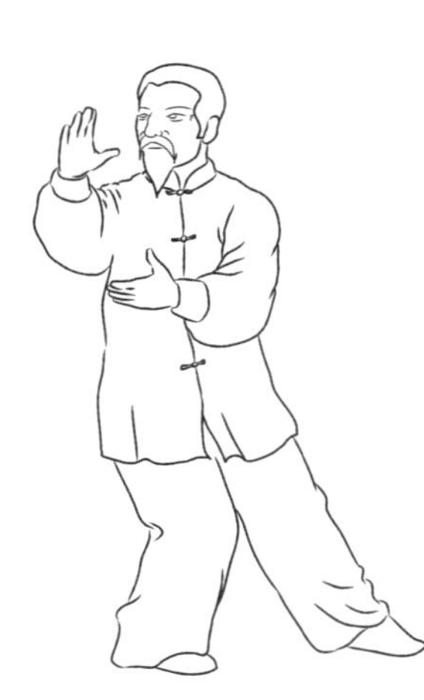

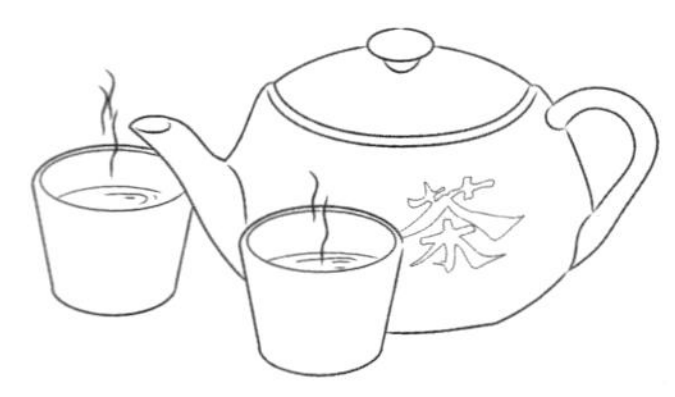
茶

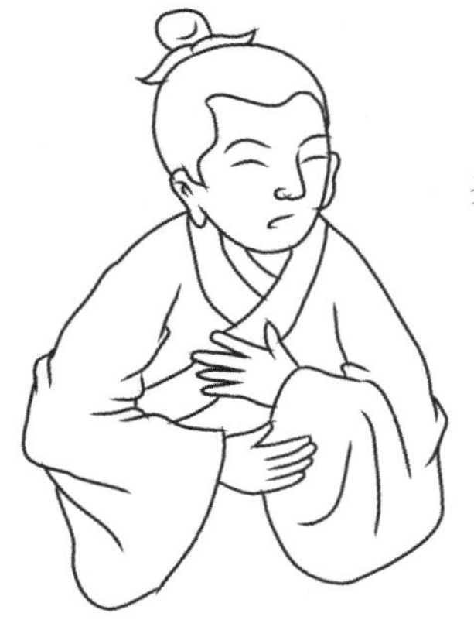

第三讲　小儿养生与健康

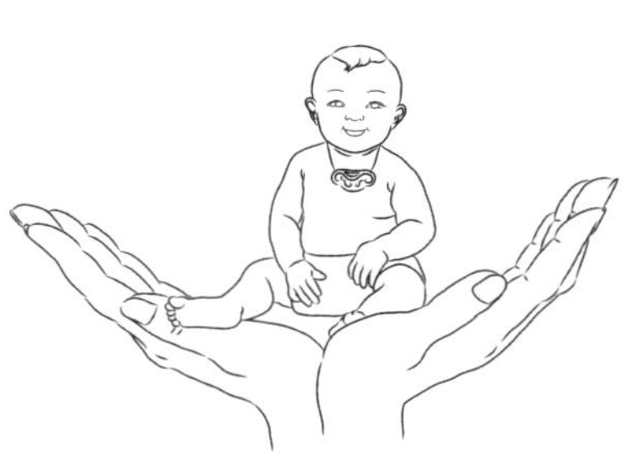

第四讲　疾病，其实就是人体气血失和

第五讲　自然疗法的法门——经络养生

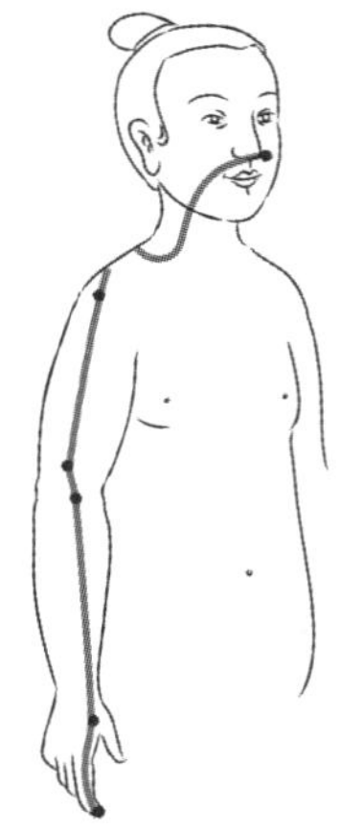

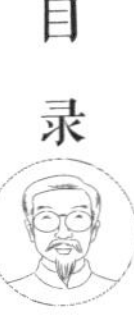

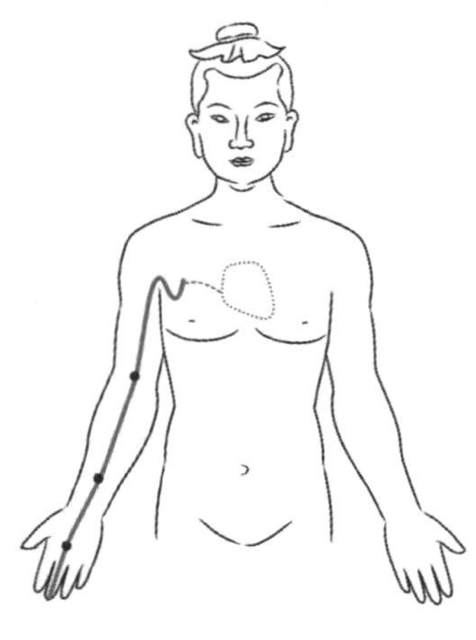

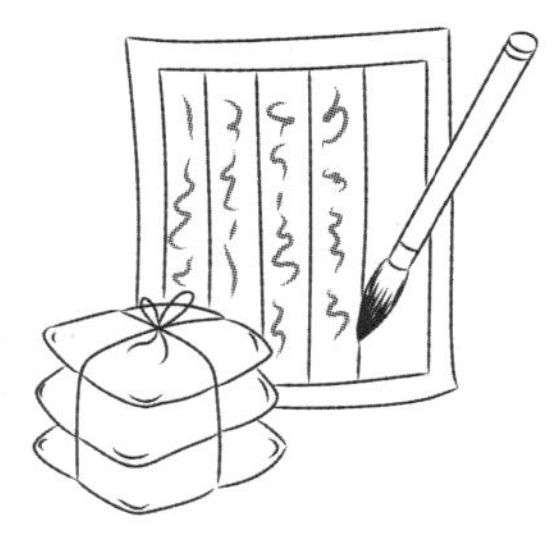

第六讲　实用中老年人健康指南

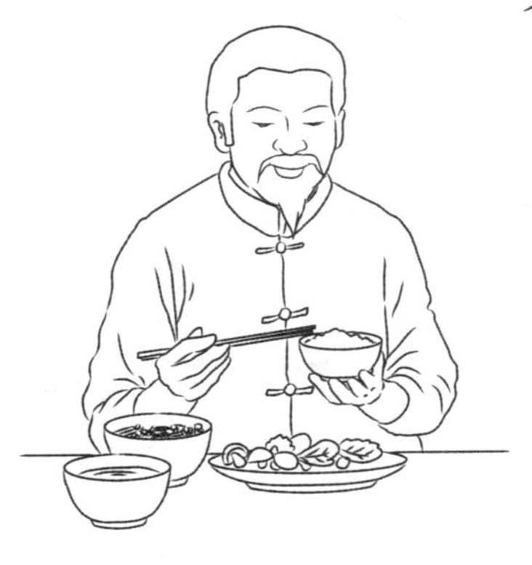

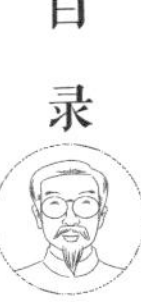

第七讲　感悟养生，体会生命

附录

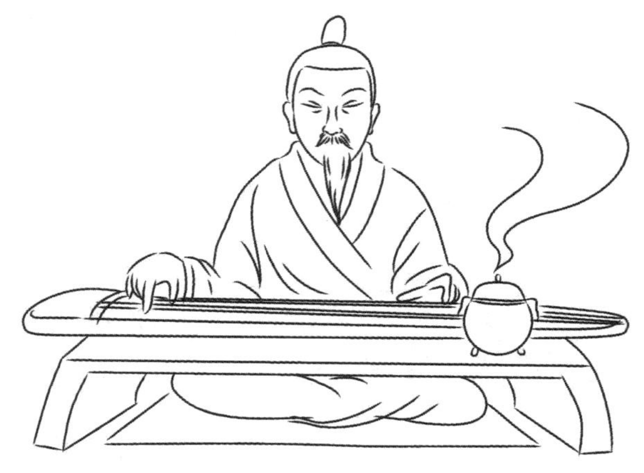

第一讲

养生，从读懂中医开始

养生，在古代也称为摄生、保生等。说小一点，养生可以预防疾病，延缓衰老；说大一点，养生可以养颜，增寿，提高人们生活质量，促进人们与大自然与社会和谐相处。

中医是中华民族的瑰宝，养生是中医的瑰宝。养生是由深厚的中医养生理论和文化来指导的，是由丰富多样的中医养生方法（如中药、针灸、饮食、情志调养、按摩、刮痧、耳疗、足道、导引术等）来实现的。

万丈高楼平地起，养生须从学习和掌握中医养生基础知识开始，从中医养生角度重新认识自己，解读人体各种生理现象开始。这样，养生才能名至实归，才能少走误区，真正造福于我们。

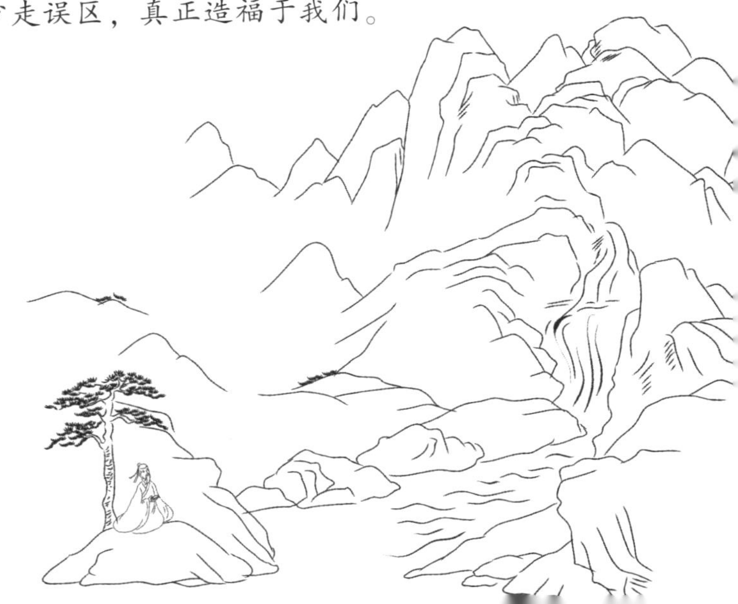

人为什么会生病

人为什么会生病？这可是一个困惑好多人心头的问题。疾病会给人带来痛苦，正如《医学源流论》中说："凡人之所苦，谓之病；所以致此病者，谓之因。"

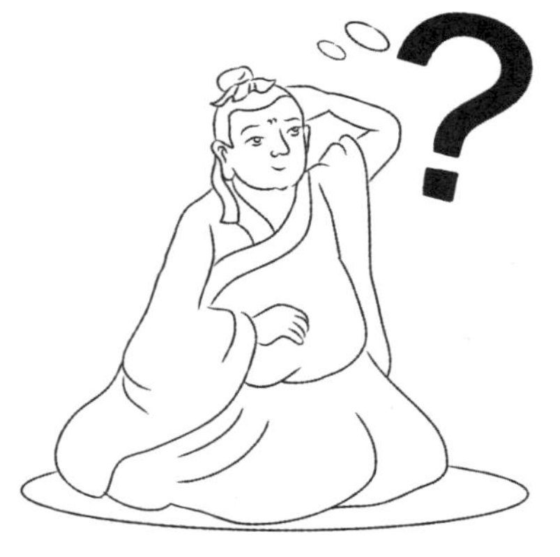

如果我们不生病，或是少生病，那么我们将会减少很多痛苦，我们将会生活得更快乐些，更幸福些。这是我们研习中医养生的意义所在，也是我们探讨"人为什么会生病"（即病因）的意义所在。也就是说，研究病因，找到病因致病的规律，是为了找到更好的预防疾病的方法，从而减少疾病给人们带来的痛苦。

实际上，这个问题（即病因学），从中医理论体系建立之日起，就作为中医研究范围的一个重要组成部分。

在中医的开山巨著《黄帝内经》的首篇文章中，黄帝就问他的大臣岐伯："余闻上古之人，春秋皆度百岁，而动作不衰；今时之人，年半百而动作皆衰者，时世异耶？人将失之耶？"（我听说上古时候的人们，都能活到百岁以上，而且行动不显衰老；如今的人，年龄刚到半百，行动就都已现出衰老的迹象，这是由于时代不同了呢？还是由于人们违背了养生之道呢？）

岐伯说："……今时之人不然也，以酒为浆，以妄为常，醉以入房，以欲竭其精，以耗散其真，不知持满，不时御神，务快其心，逆于生乐，起居无节，故半百而衰也。”（如今的人都不是这样，是把酒当作吃饭时的汤水来喝，把放纵的行为当作正常的活法，酒醉之后去妄行房事，在放纵欲望中使他们的精气枯竭，在恣意好色中使他们的真元丧尽，不懂得保持体内精气的充盈，不能够有节制地运用精神，只知道一味地要使自己心情愉快，违背了使生命获得真正快乐的大道，作息也没有规律，所以活到半百就都出现衰老的迹象了。）

这段精彩的对话，就明确提出了中医对早衰原因的看法。

《内经》中初步把所有病因总结为“阴邪”和“阳邪”两大类。后人在此基础上，对病因进行了不限的探讨，宋代名医陈无择在前人基础上，明确提出了“三因学说”，标志着中医病因学完整确立。

结合现代致病特点，也为了大家好学好用，我在此基础上，略加改动，把“不内外因”和其他病因全部归纳为其他病因。如下图所示：

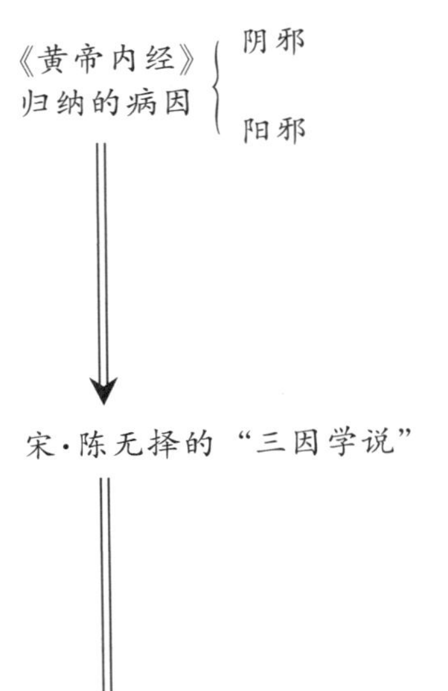

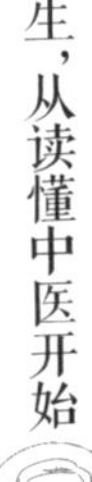

细化的“现代三因”
- 外因（六淫）：同上
- 内因（七情）：同上
- 其他
  - 饮食
  - 起居
  - 环境
    - 大环境（室外）
      - 空气、水、土壤的污染
      - 卫生状况
    - 小环境（室内）
      - 室内装修污染
      - 卫生状况
  - 外伤
  - 虫兽咬伤
  - 疠气（传染病）
  - 用药不当
  - 先天因素：如先天体弱、先天畸形。

病因学的发展演变图

各种病因作用于人体，导致人体阴阳失调，从而患病。

下面我们分别分析一下外因、内因和其他病因的致病特点，从中能找到一些预防的方法，减少它们致病。

御寒暑，须防“六淫”致病

每个人都生活在一定自然气候条件下，风、寒、暑、湿、燥、火（热）正是这些自然气候条件的概括。正常情况下，它们只是万物生长的自然条件，并不致病，称为“六气”，但是当它们变化太突然、太过或者人体抵抗力太差时，它们可能会侵入人体，导致人体患病。这时候，我们就称它们为“六淫”，“淫”本义就有太过的意思。如下图所示：

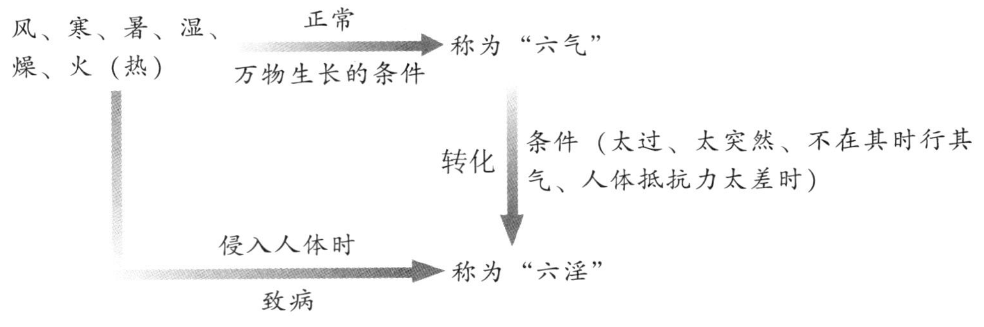

“六气”转化为“六淫”（病因）图

“六淫”导致人体患病有以下三个特点。其一，从“六淫”侵入人体的途径来看，“六淫”一般都从肌肤口鼻侵入，是由外侵入到内的，故也称它为“外感六淫”，这也是为什么称它为“外因”的原因。从这个致病特点来看，要想减少六淫致病，有两个方法：一是改变自己，也就是说通过提高人体肌肤口鼻的抵抗力，提高人体耐寒暑的能力，使人体能够更好地适应自然气候条件的变化，从而减少“六淫”致病。

另一个办法就是改变“六淫”，即改变自然气候条件，而达到减少“六淫”致病。这一点，由于现代社会科技高度发达，人们已经能在一定范围内一定程度上改变自然气候变化，使我们生活、工作的小环境更加舒适。例如通过冬天供暖、夏天空调制冷，在一定程度上减少了冬寒和夏暑致病。但是在这些短暂的舒适背后，却潜藏着两个巨大危机：一是大面积供暖和空调使用需要消耗大量能量，人们开采石油、煤炭等自然资源，或利用核能发电，而在开采自然资源和利用核能过程就有可能造成巨大的生态灾难，这一点从 1986 年苏联切尔诺贝利核电站泄漏和 2010 年英国石油公司在美国墨西哥湾原油泄漏等事件中，就可以看到它们巨大的危害。大量能源消耗的同时，大量的温室气体被肆意释放到大气中，导致全球平均温度上升，这将引发更大的生态灾难，大家从近年来自然灾害和极端天气频发中可以看到其端倪。另一个危机就是过度使用供暖设备和空调制冷设备制造舒适的小环境，会导致人体抵抗力下降，人体适应自然气候变化的能力就更差，当外界自然气候条件变化时，人们将变得更加“娇气”，人们就更容易生病，这就是现代文明带来的所谓后遗症。如下图所示：

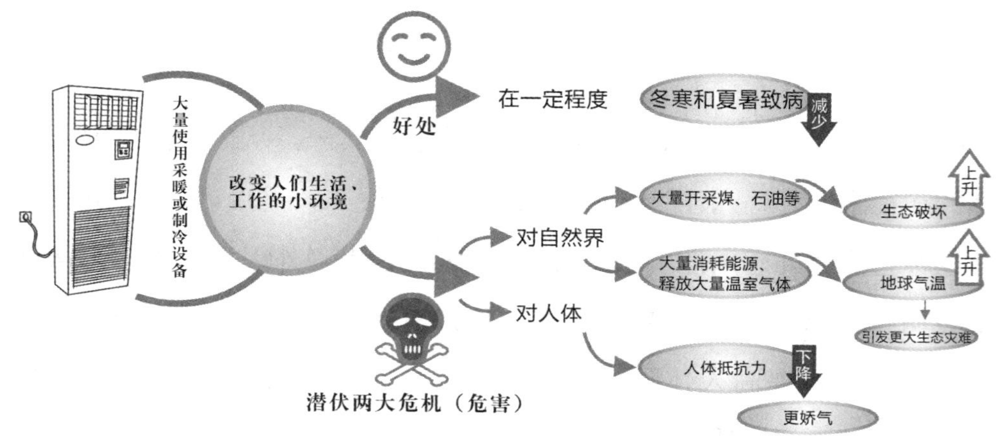

空调等改变小环境（气候条件）所致结果图

由以上分析可以看出，通过改变自己，即提高人体肌肤口鼻的抵抗力，来减少“六淫”致病才是最值得提倡的。那么，怎样才能提高人体肌肤口鼻的抵抗力呢？首先，要从保持肌肤口鼻的清洁做起，认真刷牙、洗脸、洗澡，不用脏手挖鼻腔等，保持它们的清洁，它们本身不生病，“六淫”也就不容易乘虚而入；其次，从用凉水洗脸开始，尤其在秋冬寒冷的季节，逐渐降低洗澡的水温，经常用凉水刺激皮肤，这样皮肤腠理（即毛孔）就更致密，“六淫”也就不容易侵入，而且还可以增加皮肤的弹性和细腻程度，以达到美容美肤的效果。只是对于老人、孩子以及身体虚弱的人来说，要注意循序渐进和量力而行，切不可心急，把洗脸、洗澡水温降得太低，反而生病；其三，从根本上还要注意保养肺和脾两脏。因为中医上认为“肺主皮毛”、肺主鼻，也就是说肺功能好，肺就正常输布气和津液，营养皮肤和鼻腔，从而提高皮肤和鼻腔的抵抗力；而“脾为气血生化之源，后天之本”，脾功能正常，就有充分的气血，而提高人体抵抗力。正如中医所言：“正气存内，邪不可干；邪之所凑，其气必虚”。至于具体如何保养肺和脾可参阅后边第二讲的“养肺与养生”和“养脾与养生”，在此不再赘述。如下图所示：

提高肌肤口鼻抵抗力的方法
注意保持皮肤、口、鼻的卫生
可以用凉水洗脸、洗澡
注意养肺、健脾

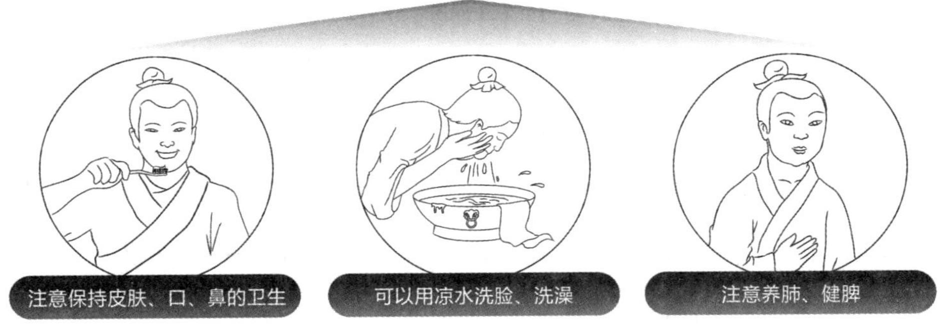

提高肌肤口鼻抵抗力的方法图

另外，六淫致病的第二个特点，就是具有明显的季节性。例如春季多由风邪和寒邪致病，夏季多由暑邪和湿邪致病，秋季多由燥邪致病，冬季多由寒邪致病。因此，我们可以根据每个季节的特点，顺时而养。

六淫致病的第三个特点，就是还具有一定的地域性。例如，在我国西北部多寒燥邪致病，东南部多湿热邪致病。因此，养生也要注意因地制宜。例如，在内蒙古冬季（寒冷）喜食羊肉，因其有很好的温阳御寒作用，如果在炎热的地方或炎热的季节食用，就有可能“上火”；在湖南（潮湿）喜食辣椒，因辣椒有一定的祛湿效果，在湖南食用就有一定的保健效果，如果在比较干燥地方食用多了，就易伤胃和“上火”。

调情志，须防“七情”致病

人非草木，每天都会有不同的情绪变化，一般不会因为笑一下、哭一下而生病。但是，喜、怒、忧、思、悲、恐、惊等情绪变化太过了，或持续时间太长了，就有可能演变为致病的原因，即七情致病。

对于这一点，祖国医学早就明确提出，正如《黄帝内经》所言：“故悲哀愁忧则心动，心动则五脏六腑皆摇”。

而且七情致病，可以直接伤害脏腑，使脏腑功能失调，气血逆乱，从而患病。具体来讲，喜过则伤心，怒过则伤肝，思过则伤脾，悲过则伤肺，恐过则伤肾。如图所示：

由上述可见，平时注意调摄自己的情绪，也可以减少疾病。正如《黄帝内经》所言：“恬淡虚无，真气从之，精神内守，病安从来”。这一点，现代医学也有相似认识，很多疾病如高血压病、心脏病、月经不调、乳腺增生症、黄褐斑及一些癌症等均与精神因素有密切的关系。

因此情志养生，也是一种重要的养生方法。可是在纷繁的人世间，灯红酒绿的城市里，如何才能保持一颗平静的心，确实也是一个难题。老祖先讲得最多的是“清心寡欲。”

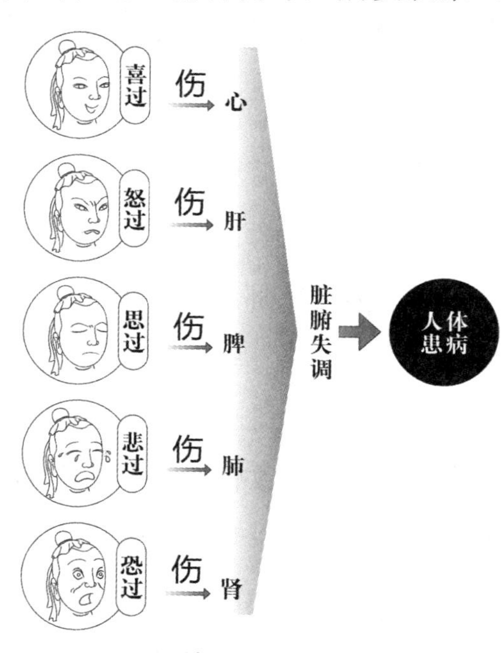

“七情”致病原理图

我的体会是，养生先养心，而养心也是一种精神的苦旅，不可急于求成，可以从培养一些健康的兴趣爱好开始，如听音乐、下棋、写大字或在公园锻炼身体、学跳集体舞，以及多参加集体活动、公益活动等。

其他病因亦须防

其他病因，如饮食、起居、环境等均可致病，并各有其致病特点，我们亦须了解和预防。我将在下面一一来讲。

其一，饮食因素致病。

“民以食为天”，人活着必须每天正常饮食，以提供人体生命活动所需要的营养物质，但是饮食不当，就会“病从口入”，饮食就演变为一种致病的原因，如果饮食有节，饮食又可以上升为一种养生的方法，即所谓的食疗。这方面的内容可以参阅本书的第七讲中“吃的境界”等相关内容，其中有详细论述。

其二，起居因素致病。

起居包括睡眠、洗漱、穿衣、运动等方面，如有不当，均可致病。例如：每天刷牙，如果姿势不对，如老横着刷牙，就容易对牙釉质（即在牙齿最外的一层最硬的东西）造成损坏，就易发生龋齿（即俗称的“虫牙”）；如果长期用药物牙膏刷牙，就易破坏口腔的自洁功能（口腔中的唾液不但能够湿润食物，帮助咀嚼食物，还具有杀菌、清洁口腔的功能），易产生口臭和牙病。

再如洗澡，如果洗澡水突然调得过凉就容易感冒，洗澡次数过多，也易破坏皮肤表面油脂等形成的保护层，就会导致皮肤干燥、脱皮，甚至过敏等皮肤疾病。

再如穿衣，现代穿衣服非常重视其修饰性，而不顾其寒则增衣、热则减衣的基本原则，穿衣不当会受凉感冒，或受热中暑，或因其透气性不好，在夏日易捂出痱子或湿疹等。

由上述可见，洗漱、穿衣等看似很小很简单的事情，但若考虑、操作欠妥亦会致病；反之，事无巨细，细心注意生活小节，就可以避免很多疾病。

其三，环境因素致病。

环境因素致病主要可以分为大环境（室外）和小环境（室内）两个方面的因素。大环境，即室外环境因素，就是指人们所处的自然环境——空气、水、土壤的污染和人们所生活的村庄、社区、街道、城市等的卫生状况对人体健康带来的影响。目前，空气、水、土壤的污染已经很严重了（有资料显示我国有70%以上的河流和湖泊受到了不同程度的污染），它们的污染程度与一些呼吸系统疾病、消化系统疾病、血液病、过敏性疾病等的发生有密切的关系。如下图所示：

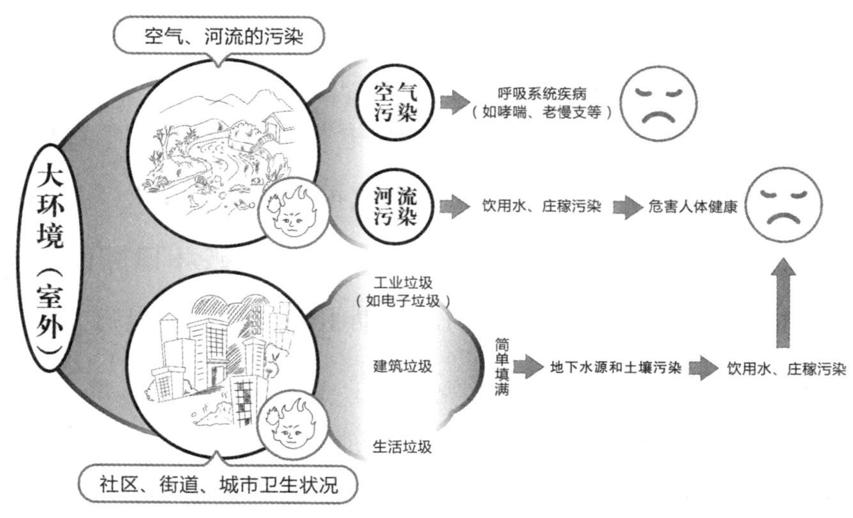

大环境（室外）因素与疾病关系图

对于大环境因素致病的预防，我只能倡议大家为了我们的生存，为了我们的健康，增强环保意识，爱护环境，从我做起，最大限度地减少因大环境因素而致病的情况。如下图所示：

老杜的环保减病小办法（倡议）

应对大环境恶化以及减少其对我们健康的危害的小办法（倡议）

- 从提高环保意识做起 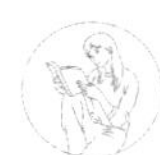
- 从我做起 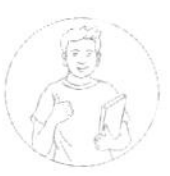
- 从节约用电做起  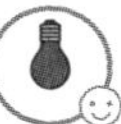
- 从节约用水做起  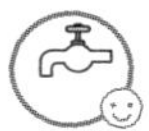
- 从不浪费粮食做起 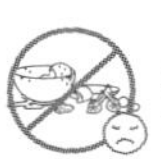 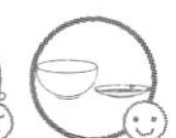
- 从不乱扔垃圾做起 
- 从垃圾分类做起 
- 从少用一次性筷子、纸杯做起 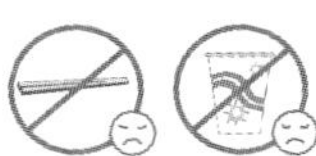
- 从少用空调做起 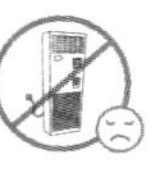
- 从空调夏天调高一点，冬天调低一点做起 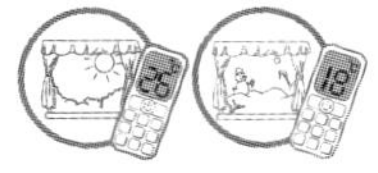
- 从少开私家车、多乘公交车做起 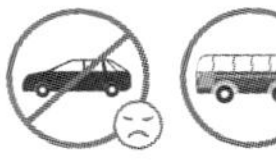
- 从爱护身边的花花草草做起 
- 从少用奢侈品做起 
- 从少乘电梯、多走楼梯做起 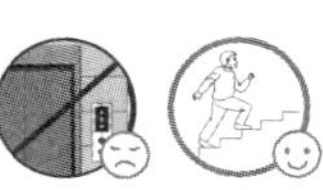

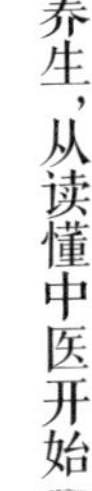

至于小环境，即室内的装修所造成的室内空气污染、室内卫生状况与一些疾病的发生亦有密切关系。例如一些装修材料和家具所释放的甲醛、二甲苯等有害物质对人体的造血系统、免疫系统、呼吸系统有很大危害，尤其对于儿童和年老体弱者而言，可以导致白血病、哮喘等疾病的发生。

为了减少小环境（即室内因素致病）我有如下图所示的一些小建议，供大家参考。

老杜的室内减病小办法（倡议）

应对小环境因素致病的小办法（倡议）

- 简单装修

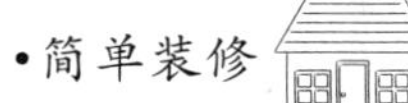

- 尽量采用环保低毒（或无毒）的装修材料

- 装修后放置 3 个月以上后居住
- 每天通风（包括冬天）
- 室内养“绿萝”“芦荟”等植物

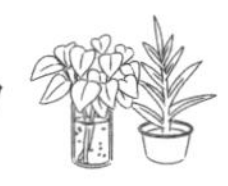

- 保持室内一定的湿度
- 保持室内干净、卫生
- 厕所与卧室、客厅等分开使用拖把

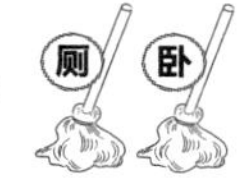

- 经常晾晒厨房抹布
- 经常晾晒厨房案板
- 使用洗洁精等洗锅、碗后，要充分冲洗

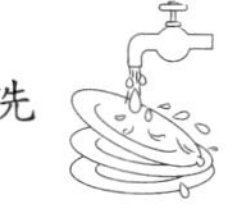

- 洗碗、筷后要擦干

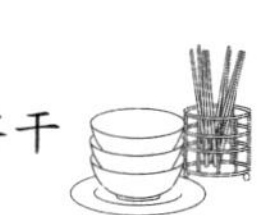

其四，外伤与虫兽咬伤。

在生活、工作中的一些意外，如摔伤、烧烫伤、电击、溺水、汽车撞伤，以及蚊虫叮咬、猫狗咬伤等都可以使人受伤致病。须在生活中加强安全防范意识，注意安全用电，尤其是家有老人、小孩时，应该采取一些安全防范措施，如尽量使用安全插座，桌、凳、家具的棱角可以包上一些棉柔的布，经常对孩子进行安全教育等，可以减少一些意外伤害。并掌握一些防意外安全小常识，对一些小伤害，能即时处理，大伤害即时送医，从而最大限度地降低意外伤害给人们带来的痛苦。

我总结了一些防意外安全小常识供大家参考。

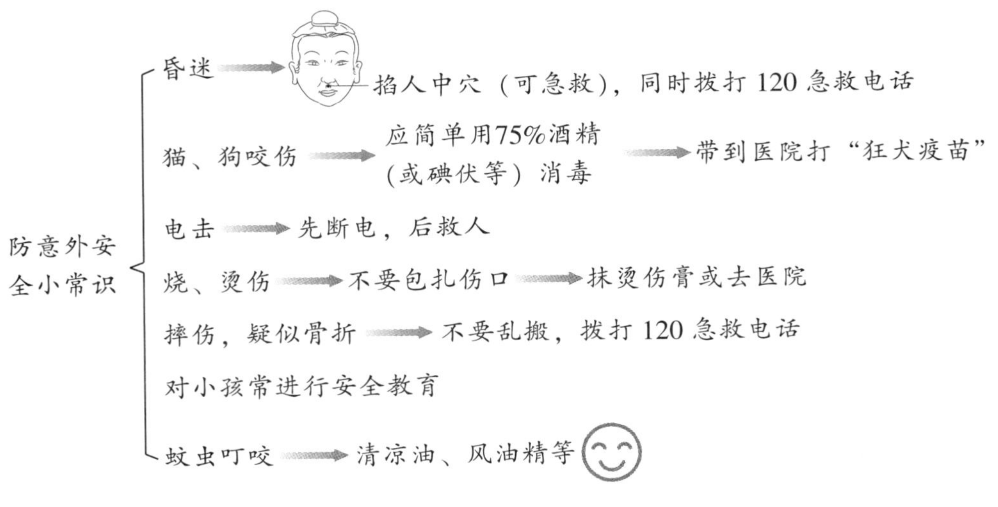

防意外安全小常识图

其五，用药不当致病。

在生活中，常有用药不当而致病，或对人体健康造成影响。例如有些人把六味地黄丸（适用于肾阴虚，如有舌红苔少、口干嗜饮、五心烦热、腰膝酸软、盗汗、大便干、小便黄等症状的人服用）当成保健品来服用，感冒初期乱用抗生素（感冒初期只服用感冒药就够了），孕妇随意用药（孕妇用药应在产科医生指导下使用），随意用药物流产（终止妊娠须到正规医院妇产科就诊）等对人体健康造成损害。要减少用药不当对人体健康造成的损害，记住用药须谨慎，须在医生指导下使用。

综上所述，损害人体健康，导致人体患病的原因很多，但总结起来也就是外因、内因和其他病因三个大方面。只要我们了解其致病特点，并且有针对性地采取一些预防措施，就可以减少很多疾病的侵害，可以免遭很多由此而带来的痛苦，这也是我们研究病因的最大意义，也使老杜不枉此番讲述。

养生，就是“治未病”

“治未病”，即预防疾病，能防患于未然，治病于无形，是中医养生的核心，也是中医养生的特色。

据说春秋时期名医扁鹊还有两位兄长，他们的医术都远超过扁鹊，可是却名不见经传。这是为什么呢？据传扁鹊的大哥医术最高明，善“治未病”，往往在疾病还没有发生的时候，就教给人们一些预防的方法、养生的方法，人们就没有生病。人们既没有遭受疾病之苦，又没有遭受破财之痛，认为这是一件很简单的事情，也就逐渐把扁鹊的大哥遗忘了。扁鹊的二哥医术也很高明，常常在疾病刚发生，就即时用一些汤药针灸之术进行治疗，结果很快治愈了疾病。人们以为扁鹊的二哥只是善于治疗一些小病而已，没有什么大能耐，也就慢慢忘记他了。唯有扁鹊，医术在三兄弟中是最差的，但是由于他经常治疗一些入脏腑、决生死的“大病”，大家以为他有起死回生之术，反而名垂青史。（这个故事的结果令人感慨，真是“古来圣贤皆寂寞”啊！）

这个小故事，实际反映了中医医人的三个境界：“治未病”（即预防疾病）、“治小病”（即疾病早期治疗）和“治已病”（即疾病的中晚期治疗）。显而易见，“治未病”当属其中最高境界，用现代经济学中的时髦用语，“治未病”的性价比是最高的。人们只需学习一些养生常识，养成一些良好的饮食、起居等生活习惯，就可以维持健康，远离疾病。

因此，学习和推广中医养生是利国利民的好事情。

脱发的秘密

蓝天白云：我今年31岁了，最近两个月掉头发，掉得很厉害，有些地方都可以看见头皮了，坐得稍微久一些，就觉得腰酸背痛，月经基本正常，就是觉得量好像比以前少一些，饮食也和平常没啥变化；大小便也正常，最近耳朵有时“隆隆”地响。我平时还是比较重视保养的。我到医院详细检查了半天，也没有查出什么具体原因，大夫说可能是与微量元素缺乏有关，给我开了些补充维生素和微量元素的药物。可是我吃了都快1个月了，还是不停地脱发，我该怎么办？

老杜：你最近在工作和生活中，有没有发生比较重大的事情？

蓝天白云：没有，我的工作也较轻松，每天只上几个小时的班，按时吃饭，生活还是很有规律。

老杜：那你平时一般几点钟睡觉？

蓝天白云：噢，我平时睡得要晚一些，一般晚上两三点睡觉，不过我每天起床也晚，一般在十点多才起床，每天也都能保持七八个小时的睡眠。

老杜：那我知道了，你的主要问题可能就出在你这睡觉习惯这里了。

人一辈子，有1/3左右的时间都在睡觉，比如一个人的寿命有90岁，那么他睡觉的时间就占了30年左右，可见睡觉是人生中非常重要的事情。

而且，睡觉也要讲科学，该睡的时候就要去睡，不该睡的时候就不要睡。例如有些人熬夜了，第二天他就多睡会儿，想把睡眠补回来，但是睡后仍然感觉头闷、乏力、浑身不舒服。这么看来，“补觉”也是不行的，最好不要熬夜。

这是为什么呢？在这方面，祖国医学有许多宝贵的经验。简单地讲，我们的起居应该按照自然规律去起居，即日出而作，日落而息。

太阳出来了，阳气充沛，自然界万物都在活动，都在培养阳气，那么人也应该起床去活动，去养阳气。晚上，太阳下山了，阴气渐盛，而阳气渐衰，万物都该静，该收敛，该休息了，该养阴了，那么人也不例外，也该睡觉了，该养阴了，通过晚上睡觉充分养养阴，养养肾。

这样的话，我们按照自然规律去合理安排起居、生活和工作，我们的身体才能阴阳平衡，才能维持健康。这就是《黄帝内经》所说的“起居有常”的养生法则。

按照上述的道理，我来分析一下你的情况。你的生活习惯是典型地违背了“起居有常”的养生法则，该睡觉的时候，你在熬夜，该起床活动的时候，你却在“补觉”。长期这样，你身体的阴阳平衡就被破坏了，尤其是严重伤阴了（肾阴为诸阴之阴），伤肾了，肾阴精不足，即所谓肾虚了；而中医上认为肾主藏精，其华在发，开窍于耳。当你肾虚，肾的阴精不足，就不能濡养你的发，你就出现脱发，不能濡养你的耳，你就会出现耳鸣、听力下降，不能濡养你的骨，累及你的腰

（由于肾主骨生髓，而腰为肾之府），就出现腰酸背痛等现象。

所以，要解决你的问题，你可以按照下面我给你制定的养生方案去做。

第一，首先要下决心改变不好的起居习惯，逐渐养成“起居有常”，具体来讲，就是晚上十一点前要睡觉，早上七八点，至少在八点前一定要起床。这一条对你来讲是最重要的一条，也是最难的一条，但必须要坚持！

第二，口服七宝美髯丹1个月（按说明书服用）。

第三，每天睡前用热水泡足（水温在40℃左右）20分钟，上床后揉按涌泉、太溪、三阴交和神门四个穴位，每穴1~3分钟。

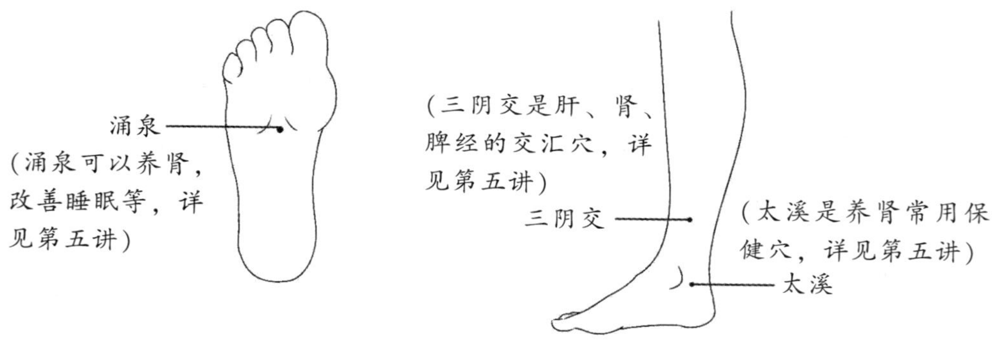

涌泉、三阴交、太溪穴位图

第四，每天做1遍“151”经络养肾功（参阅第五讲的相关内容）。

第五，多食黑芝麻、核桃、黑木耳、大枣等食物。

（3个月后）

蓝天白云：太感谢了！中医真是太神奇了！我现在头发也不脱了，在脱发的地方还长出新的绒毛毛，耳朵也不“隆隆”地响了，坐上两三个小时腰也不痛了。噢！就是有时晚上十一点睡下，十二点多才能睡着。

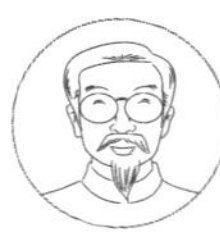

老杜：好的，坚持！你会更好。

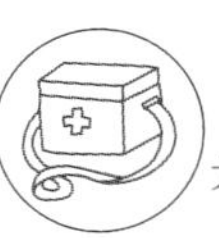

老杜药箱

七宝美髯丹 主要由何首乌、茯苓等中药组方。可以补益肝肾，乌发壮骨。

（本方为平补肝肾剂。凡男女脱发、白发、腰酸背痛、肾虚等都可以应用。）

大枣 又称木蜜，早在《神农本草经》中就有记载。其性平，味甘，可以补中益气，养血安神。

（大枣为常用补气养血佳品，蒸、煮、煲汤、泡水均可。但是鲜枣不宜多食，以防腹胀、消化不良。）

黑芝麻 又称胡麻仁。其性平，味甘，能补肝益肾、养血益精，润泽头发，润肠通便。

（黑芝麻为补肝肾佳品，老少皆宜。可以分别把黑芝麻与小米或黑米炒熟，打成粉，混在一起，早晚开水冲成糊状食用，其效佳。）

核桃 也称胡核仁。其性温，味甘、涩，能补肾益精，健脑乌发，温肺定喘，润肠通便。

（大便溏稀者少食。可把核桃带壳加盐炒熟食用更佳，每天 3~5 颗即可。）

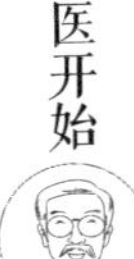

黑木耳 其性平，味甘，能补气养血，润肺止咳，润肠通便。

（目前发现黑木耳有一定的预防心脑血管疾病和抗癌的作用，值得推广。把黑木耳用开水泡开与洋葱凉拌食用佳。）

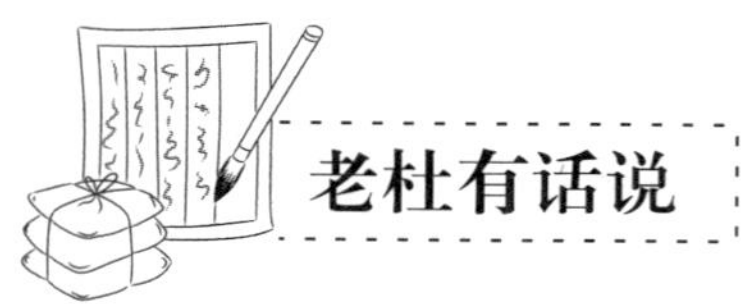

老杜有话说

整体观念是中医养生的首要观念

中医养生是一门研究人的学问，是研究如何减少疾病、维持健康、延缓衰老的学问。而整体观念是始终贯穿于这个过程的。

整体观念，早在中医圣典《黄帝内经》中就明确提出来。简单地说，就是指一个事物的完整性，不可分割性，及其内部各组成部分之间千丝万缕的联系，都可以称为整体观。

中医养生中的整体观念，主要包括三个方面的含义：即人与自然是一个统一的整体，人与社会是一个统一的整体，人本身是一个有机整体。

首先说，人与自然是一个统一的整体，意思是说自然界是一个大的整体，人这个小整体是自然界的组成部分之一，比如自然界的寒热变换，人体内也会有阴阳变换与之相应。也就是说自然界的四季更替、昼夜变换，会对人体生理机能产生各种影响。如果我们能够按照自然规律的变化，合理安排我们自己的饮食、起居、工作和学习等方面，我们就可以最大限度地减少疾病，维持健康。

整体观念的第二方面的含义，就是指人与社会也是一个统一的整体。社会是由人来组成的，人和人之间各种关系的总和构成了社会。

当社会进步、社会安定、社会财富极大地丰富，人们所患的疾病也就会少；相反，当社会落后、社会混乱、社会财富匮乏，人们所患的疾病也会更多，正所谓“国泰则民安”。

我在这里重点强调一下，人与人之间的各种关系要尽量处理好，家人之间、邻里之间、同事之间、公众之间等如果都能相互理解，和谐相处；这样，我们不管在家里、单位，还是在公共场合，都能有一个良好的心情，从而减少由于情绪因素而致病。因为祖国医学认为我们的各种不良情绪（喜、怒、忧、思、悲、恐、惊七情）也是一种重要的致病原因。

对于精神因素致病，现代医学亦有相似的认识。例如，高血压病，现在我国高血压患者约有2亿人或者更多，而且这个数目，可能会继续增加，现代医学认为高血压病与长期不良情绪的刺激、精神压力过大有密切的关系。从这个例子可以看出，保持人与人之间良好关系，保持良好情绪，可以减少疾病，因此情志调养也是中医养生的重要方法之一。

整体观念的第三方面的含义，就是指人本身也是一个完整的有机体，是以心为主宰，五脏为核心，以经络为运输联络要道，把人体的内脏、骨骼、肌肉、皮肤、毛发联结成一个完整体。

一般情况下，我们是反对“头痛医头，脚痛医脚”这样简单的对症处理，而提倡先从脏腑、气血、经络角度，对人体的健康状况和病情本质做出一个整体判断，即中医诊断，然后再依据这个诊断结果，制定出一套完整的调理或养生方案。这样就可以最大限度地减少“副作用”或者消除“副作用”，提高疗效，达到人们所期望的效果。

例如，关于减肥这个热门话题，肥胖者最担心两个问题：一是副作用问题，二是反弹的问题。其实，只要医者（或者操作者）在接待肥胖者时，本着整体观念，对其健康状况和肥胖的本质做出一个整体判断，然后再根据这个判断制定包括饮食、起居、运动等在内的一整套减肥方案；那么，在减肥中的这两个棘手问题，就可以得到最大限度的避免。

阴阳失调，人体就会生病

关于“阴阳”，以前还闹过一个笑话。有一次，我在上养生课，刚讲到“阴阳”，有个学生马上站起来，就说：“老师，‘阴阳’我知道，就是阴阳先生，是看风水的，算命的，是迷信，我不学。”

其实“阴阳”是中医养生中最古老，也是最重要的一组概念，可以说，中医养生张口闭嘴不离阴阳。阴阳最早属于中国古代哲学范畴，是在《易经》中最早提出来的。

奇书《易经》

《易经》是我国古代的一部奇书，关于它至今还有很多争议，还有许多谜团未解。《易经》大约成书于夏商周时代，或者更早。关于《易》的来源，一般以为伏羲画卦，周文王演《易》，孔子整理。据说夏代有《夏易》，也叫“连山易”，是以“☶”（艮）为首卦；商代有《商易》，也叫“归藏易”，是以“☷”（坤）为首卦；周代有《周易》，是以“☰”（乾）为首卦。但只有《周易》流传至今，所以一般说《易经》，也就可以认为是指《周易》。

《周易》究竟是一部什么性质的书？表面上来看，它是一本占筮的书，即算命的书，讲了八八六十四卦，它用“--”（阴爻），“—”（阳爻）两个基本符号来记载。但实际上，它是古人“仰观天文，俯察地理，近取诸身，远取诸物”的产物，内容极为丰富，涉及天文、地理、社会、经济、医学、人文、历史等方面，而不是古人凭空臆想出来的。《易经》是影响中国人几千年方方面面的一本奇书，直到今天方兴未艾，仍然有许多人在研习它。

阴阳最初并不复杂，是根据太阳的向背来演义的。

阳：向着太阳，即为阳。很容易推出其具有温热的、明亮的、向上的、运动的、机能亢进等的特性。

阴：背着太阳，即为阴。很容易推出其具有寒冷的、黑暗的、向下的、静止的、机能减退等的特性。

阴阳在应用的时候，任何事物或现象只要具有温热的、明亮的、向上的、运动的、机能亢进等的特性，即属于阳，具有阳的特性；反之，任何事物或现象只要具有寒冷的、黑暗的、向下的、静止的、机能减退等的特性，即属于阴，具有阴的特性。

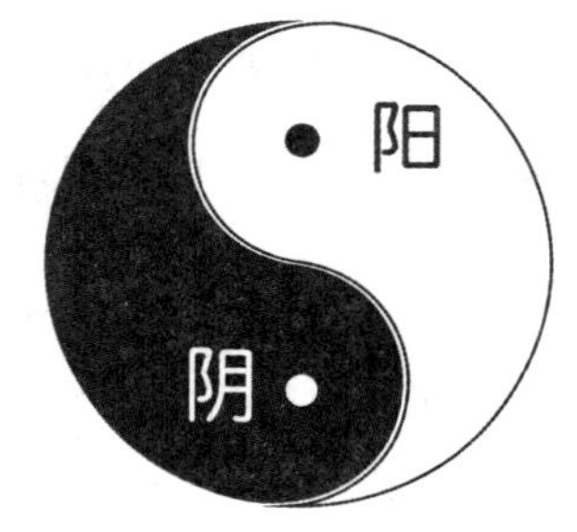

阴阳图

这样看来，阴阳就不是指具体的东西，而只是描述事物属性的。例如，天（在上）属阳，地（在下）属阴；男（主动、主外）属阳，女（主静、主内）属阴；气属阳，血属阴。

在阴阳学说中，有一个重要的观念，即阴阳相互作用，产生了万物；宇宙是一个大阴阳，人体是一个小阴阳；这个大阴阳能保持一种动态的平衡，自然界就会日出日落，四季更替，风调雨顺，一旦一些人为因素或其他原因破坏了这个平衡，自然界就会出现灾害，反常的气候（例如，近些年极端气候现象频现，与一些人为因素导致全球平均气温上升，生态平衡遭到破坏有密切的关系）；人体亦一样，正常情况下，人体保持一种动态的阴阳平衡，人体就处在健康状态。当人体内外的一些因素（即内因和外因等），破坏了这种平衡，即阴阳失调，人体就会出现亚健康状况，甚至各种疾病。

正如《内经》中所讲：“阴平阳秘，精神乃治；阴阳离决，精气乃绝。”如下图所示：

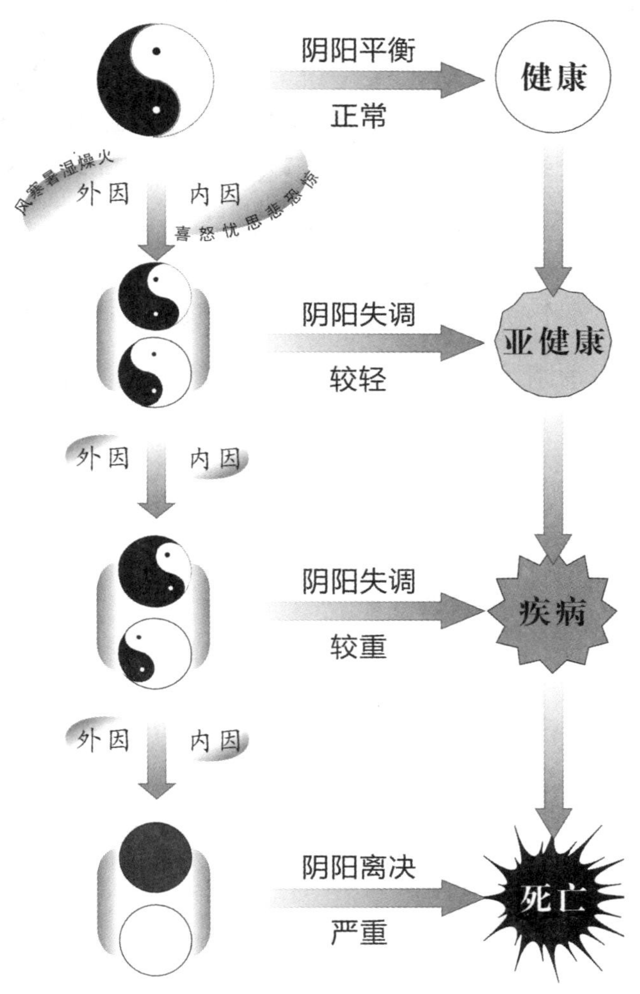

健康、亚健康、疾病、死亡与阴阳的关系图

如果运用内调外治等多种方法，帮助人体再恢复阴阳平衡，人体就又恢复了健康，这个过程就是养生（或治疗）的过程。也就是说，养生（或治疗）就是帮助阴阳失调的人体再恢复平衡，就是调和阴阳。

如下图所示：

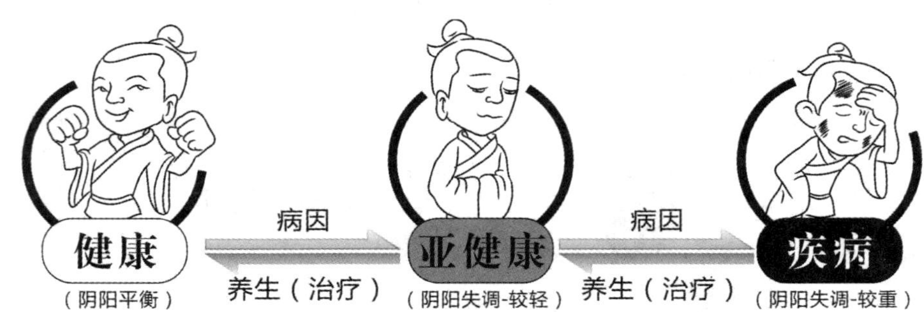

养生（治疗）与阴阳的关系图

正如明代《景岳全书》中所说：“凡诊病施治，必须先审阴阳，乃医道之大纲。阴阳无谬，治焉有差？医道虽繁，而可以一言蔽之者，曰阴阳而已。”

故，养生就从学习阴阳、调养阴阳开始。

分清虚实，再养生

有个朋友问我：别人感冒，熬碗姜汤一喝，被子一捂，发发汗就好了，为什么我这样做了之后，感冒反而重了呢？

我说：生姜味辛，性温，善发汗解表。用热姜汤发汗调理受寒感冒是可以的，至于效果好与坏，关键取决于它用于调理什么体质的人感冒，以及感冒本身的轻重。

这里边有一个辨清身体虚实的问题。如果一个人身体本来就很强壮，刚受风寒感冒，喝碗热热的姜汤，发发汗，把寒气发出去，当然他的感冒也很快就好了；如果一个人身体本来就很虚，发很多汗，身体就会更虚了，感冒当然也就更重了。

还有一个朋友，身体一向就虚弱，她听人家说，可能是由于她体内毒素太多，于是她到一家养生馆做了一段时间刮痧排毒疗法，结果身体更虚，比以前更容易生病。其实这里边，也有个辨清身体虚实的问题。她的身体本来就虚弱，她的养生调理方案应该以补为主，而刮痧这种传统调理方法更善于泻法。所以她做一段时间刮痧之后，身体就更虚了。

因此，调理身体，中医养生，首先要分清身体的虚实，然后再根据实则泻其有余、虚则补其不足的法则，选择合适的养生方法，进行调理（养生），才能取得好的效果。否则，可能会适得其反。如下图所示：

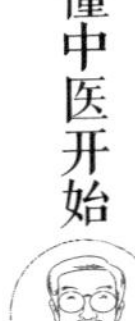

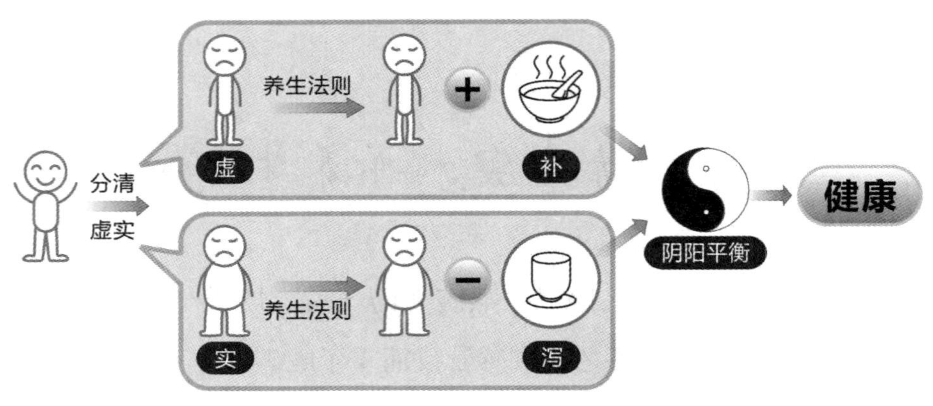

分清虚实再养生图

正如古人所言："治病者，取有余而益不足。"我们进行养生也是如此。

然而，人体究竟该怎么分虚实？在现实生活中，是有一定难度的，因为"虚"和"实"本身是两个非常笼统的概念，范围极为广泛，临床表现也很复杂。为了方便大家应用，我列出了下面关于虚和实的图表，供大家参考。

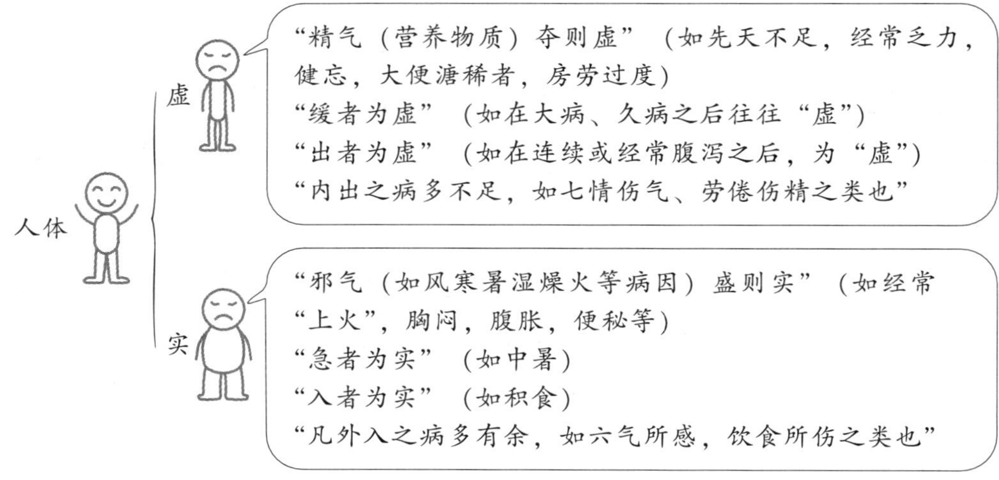

分清虚实简图

在分清人体虚实之后，再选择合适的养生方法进行综合养生，可以事半而功倍。中医养生方法非常丰富，有些擅长补“虚”，有些擅长泻“实”，而大多数既能补“虚”又能泻“实”，望大家注意选择应用为好。为了方便大家使用，我把常用养生方法按其所擅长补虚还是泻实进行了简单分类，供大家参考。

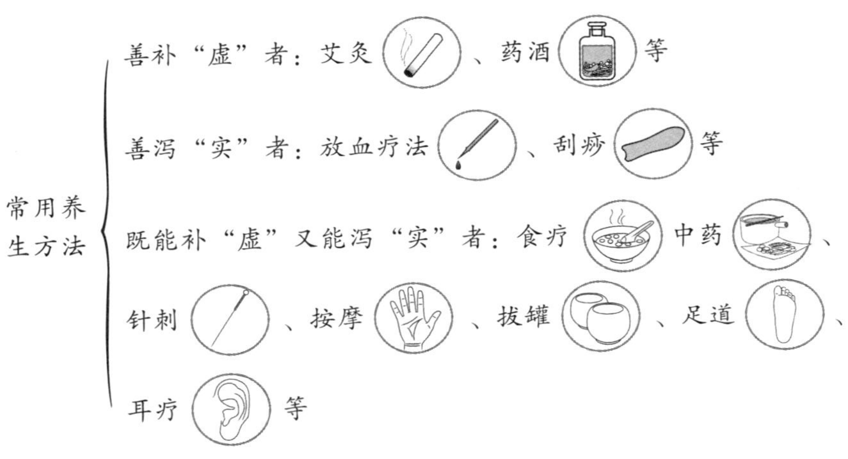

常用养生方法分类图

第二讲

养生，必养脏

人体是一个完整的有机体，这个整体有个领导核心，就是五脏。我们常见的各种亚健康表现和各种疾病，都可以认为是五脏功能出现了问题，正如《黄帝内经》中所言："必审五脏之病形，以知其气之虚实，谨而调之。"在这个意义上讲，中医养生，重在养五脏。只要养好五脏，疾病就会少了，就可以维持人体的健与美。

然而要养好五脏，我们应该先熟悉五脏，了解它们的正常功能各有什么，出现异常情况才能及时发现，尽早调理。

五脏就是肝、心、脾、肺、肾的合称。与其说是五脏，不如说是五大功能系统，然后冠以五脏的名称。因为五脏中的每个脏的功能涉及范围很广，它属于系统论，与西医有很大的不同，理解这一点，对于理解中医的五脏，甚至整个中医养生都是至关重要的。

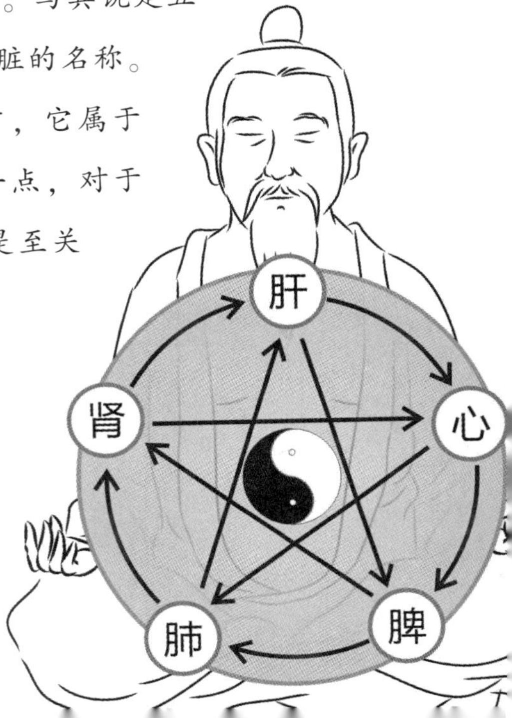

养心与养生

养心歌：

心是人体最大宝，
一切生命离不了。
心慌气短脸无光，
神经衰弱口生疮。

养心先养神，
“静坐养心功”①。
揉按神门与涌泉②，
常食莲子枣麦冬。

温馨提示

①“静坐养心功”见44页。

②神门与涌泉，即神门穴与涌泉穴，可参阅第五讲“手少阴心经”篇。

•音乐养生与心血管疾病的预防•

我国每年死亡人口85%以上是由于疾病而死亡，而其中因心血管疾病而死亡的人口又居其首位，每年新增心血管疾病的患者75万人左右，且心血管疾病的患病率呈上升趋势。

因此，心血管疾病的预防，刻不容缓。

心血管疾病的发生机制非常复杂，但是有一点是明确的，它的发生与现代社会生活节奏快，工作、生活压力大，长期精神紧张或者抑郁等都有密切的关系。

可见，每天保持良好的情绪，可以认为是预防心血管疾病的一剂良方。在这方面，中医早有认识，如“心在志为喜”，喜过则伤心等。

可是，如何才能保持良好的心情呢？尤其在当前的社会，当信仰迷失，浮躁变成一种普遍的社会情绪的情况下，还真不是一件容易的事情。

我的体会是，能保持良好的心情也是一种个人修为。逐渐培养一些良好的、健康的兴趣和爱好，如锻炼身体、旅游、写大字、读书、听音乐，包括研习中医养生等，都有助于保持一种良好的情绪。

尤其是听音乐，这是每个人都最容易做到的，其效果也是肯定的，我们可以称之为音乐疗法或者音乐养生。

在中医巨著《黄帝内经》中就提出了五音通五脏的理论，即角、徵、宫、商、羽五音分别对应五脏肝、心、脾、肺、肾（在我国古代音乐最早只有五音，按音调由低到高排列：由宫、商、角、徵、羽形成五声音阶，相当于现代简谱的1、2、3、5、6五个音阶）。故不同调式的音乐可以调理不同的脏器，这可以算是最早的音乐养生的理论。如下图所示：

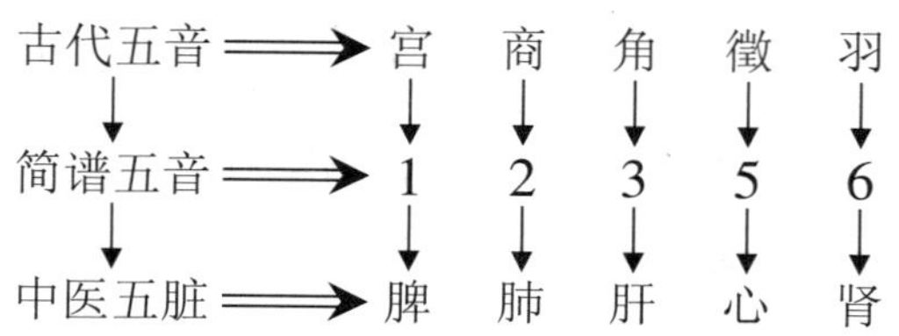

五音五脏对应图

正如宋•王安石所言："礼者，天下之中经；乐者，天下之中和；礼乐者，先王所以养人之神，正人气而归正性也。"用音乐来修身养性，历史悠久，源远流长。

在音乐养生中，可以多选择由我国的古琴、箫、二胡、葫芦丝等民族乐器以及西方的小提琴、大提琴、钢琴、古典吉他等演奏的曲子，曲调可选择优美、舒畅、悠长或愉悦、欢快的曲子，以养心安神，愉悦情志，保持良好的心情，进而达到预防心血管疾病的目的。

下面是我建议大家听的曲目：《高山流水》(古曲)、《二泉映月》(华彦钧曲)、《春江花月夜》(古曲)、《思乡曲》(马思聪曲)、《阿尔罕布拉宫的回忆》(古典吉他曲)、《绿袖子》(英国民谣)、《爱的罗曼史》(古典吉他曲)、《樱花》(古典吉他曲)、《悲伤的西班牙》(古典吉他曲)、《致爱丽丝》(钢琴曲)、《小夜曲》(舒伯特曲)、《春之声圆舞曲》(交响乐)等。

•为什么会经常口舌生疮•

中医认为心开窍于舌，是指心的生理功能正常与否，可以从舌上表现出来。当心的生理功能正常时，则舌体红活荣润，柔软灵活，味觉灵敏。

有些人经常口舌生疮，或者发生口腔溃疡。在中医来看，可能就是心火太旺的一种表现。可以参照以下我列举的方法调理或预防。

其一，发作期可以口服黄连上清丸或牛黄解毒片（按说明书服用）。

其二，发作期可以对手少阴心经（上肢段，向上）、手少阳三焦经（上肢段，向下）、足太阳膀胱经（腰背段，向上）三条经做刮痧。

平时保健预防：可以用手掌根推手少阴心经（上肢段，向上）、足少阴肾经（下肢段，向上）各 30 遍，然后揉按神门穴、涌泉穴、合谷穴各 1~3 分钟。

其三，取金银花 15 克、贡菊花 10 克、丹参 10 克、麦冬 20 克、生山楂 5 克、冰糖少许，每次取其混合物的一半泡水代茶饮，发作期和预防均可。

其四，发作期禁食辛辣，以及牛、羊、狗肉等发性食物，平常亦应少食。

其五，多食冬瓜、苦瓜、莲子，以及新鲜正季瓜果蔬菜。

其六，如经上述调理未见效或加重者，应该及时到医院就诊，以防其他病变。

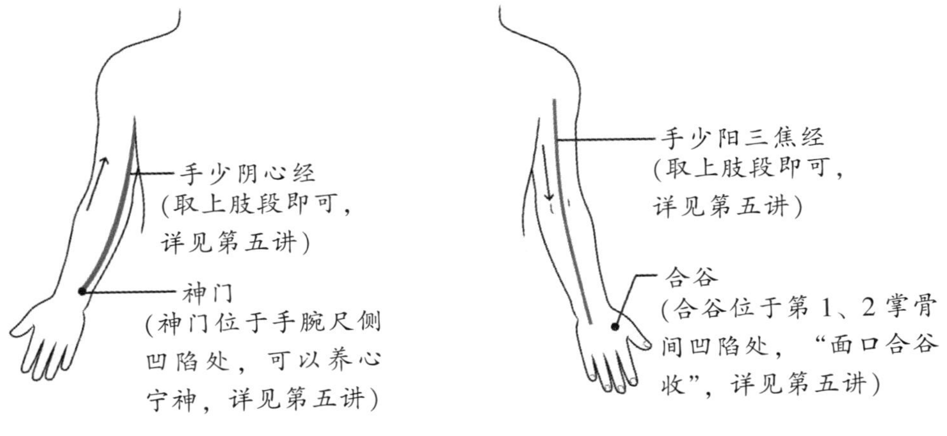

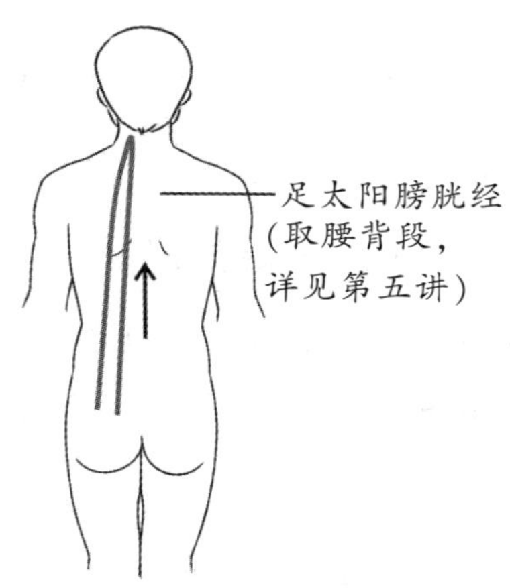

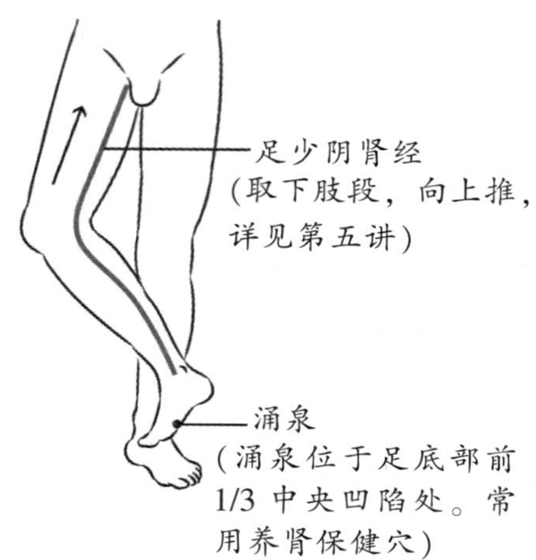

手少阴心经、手少阳三焦经、足太阳膀胱经、足少阴肾经与神门、合谷、涌泉等穴位图

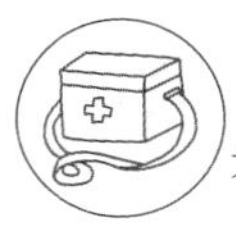

老杜药箱

黄连上清丸 具有清热散风、泻火止痛的功效。为 OTC 药品（即非处方药品）。

(此药为常用清火药品，不可久服，以防伤正。在服用过程中如果出现明显腹泻，停药一般就可恢复。)

牛黄解毒片（丸） 具有清热解毒、泻火止痛的功效。为 OTC 药品。

(此药为常用清火药品，不可久服，以防伤正。)

丹参 其性微寒、味苦，能活血，凉血，安神。

(其为防治心血管疾病常用中药。)

麦冬 其性微寒，味甘，能养阴，益胃，生津，清心。

(麦冬常可以熬粥、煲汤、泡水等方法服用，其生津和养心功效强。)

生山楂 其性微温，味酸、甘，能消食化积，行气散瘀。

（目前发现其有降血脂的功效，为常用预防肥胖和心血管疾病的良药！）

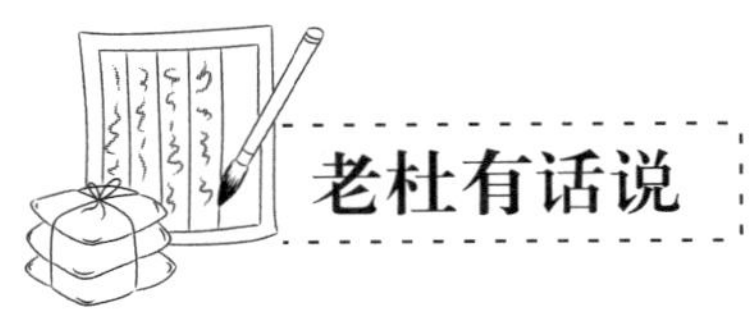

老杜有话说

心与脑，到底是谁管人的思想

豆腐之星： 人们常说脑管理一个人的思维和意识，而中医怎么又说，心主神明，心来管理呢？到底是谁说的对？

老杜： 这个问题其实是反映了中医和西医对心和脑的功能在认识上的差异，不能简单地说谁对谁错。现代医学（西医）认为，脑是高级神经中枢，是管理一切精神、心理活动的中心。而心是循环系统的核心，它主要通过其有节律的收缩运动，进而推动全身血液在血管里运行，从而营养全身、维持人体新陈代谢。

而中医则认为，心除了具有主血脉（即心具有推动人体血液在脉管里运行）的功能之外，同时还会主宰人的思想、意识，甚至一切生命活动。也就是说中医上心的功能，不但囊括了西医所讲的心和脑的全部功能，而且范围更大。

这种中医和西医关于心、脑功能认识上的不同，主要是由于中医和西医的医学基础是不同的，它们研究人体的方法也是不同的。其实，这也反映了中华文化和西方文化差异的一个表现。

我常讲，心在五脏之中属于首位，为“君主之官”，是皇帝，管的

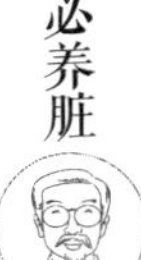

事最多。即人体是以五脏为中心的整体，而心又是五脏的主宰，也就是说心是整个人体最大的官。心的功能主要表现在以下几个方面。

首先，心具有藏神的功能。这里，重点要理解“神”的涵义，这个“神”可不是神仙的那个“神”。这个“神”有广义和狭义之分。

广义的神，是指整个人体生命活动的外在表现，如运动、行走、工作、学习、睡觉，以及人的形象、言语等，无不包含于神的范围之中。而狭义的神，特指人的思想、精神和意识等活动。一些成语，如“三心二意、心花怒放、心想事成”等，无不反映了心的这种功能。

正因为心具有藏神的功能，即具有管理人的一切生命活动和人的思想的功能，所以才说心是五脏之首，是“人体最的大宝”。

另外，中医还认为心主血脉，其华在面。是指心具有推动血液使之在脉管里运行，而营养全身的作用。如心气旺盛，血脉充盈，全身机体得到充分的濡养，面色就显得红润而有光泽，即所谓“心其华在面”；而当心气不足，推动血液无力，则可见面色无华（没有光彩）、晦暗，心血不足则面色显得苍白；心血瘀滞则面色青紫，长期气血两虚，则皱纹满面，显早衰现象。可见心的功能正常与否与人的容貌、早衰均有密切的关系。

我在前面第一讲的“人为什么会生病”篇中讲过，人的情志与人的五脏有密切关系。如在这里，“喜”这种情绪就与心功能有密切关系，即谓“心在志为喜”。俗话说：笑一笑，十年少；愁一愁，白了头。就是指经常保持喜悦的情绪，可以促进心的功能，从而可以促进人体生命活动，延缓衰老。

·关注冠心病·

冠心病，在中医学中与“胸痹”等疾病相关，我们一般认为其病位在心，但是与肝、脾、肾等内脏功能状态密切相关，加之长期饮食不节、情绪不良、年老体衰等因素的共同作用，导致人体心脉瘀阻，引起此病。

所以，中医学多以疏通心脉、养心安神为原则进行分型调治。但是鉴于冠心病本身比较复杂，且有发生心衰、猝死等的严重风险，以及本书的科普性质等原因。建议冠心病患者应在及时到医院规范治疗的前提下，再配合冠心病日常养生，以期改善患者的生活质量，减少西医治疗的副作用，追求痊愈。

另外，为了增加本书的实用性，我把冠心病的日常养生又分为一般性日常养生和分型养生两个层次，大家可以只运用一般性日常养生，也可以（最好）结合分型养生。

冠心病的一般性日常养生

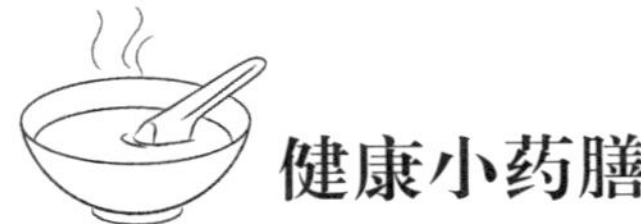

健康小药膳

红豆养心粥

取红小豆 100 克、小米 100 克、大枣 10 枚、枸杞子 15 克同煮粥食用。

功效与适用人群：养心安神，可用于冠心病、失眠患者，以及日常养心保健。

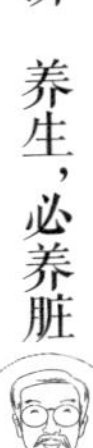

山楂薏米粥

取生山楂 20 克（或新鲜山楂果 50 克）、薏米 100 克、粳米 100 克同煮粥食用，注意先把薏米浸泡 2~3 小时后再用。

功效与适用人群：健脾祛湿，活血化瘀。可用于冠心病、脾胃虚弱者，以及日常养心保健。

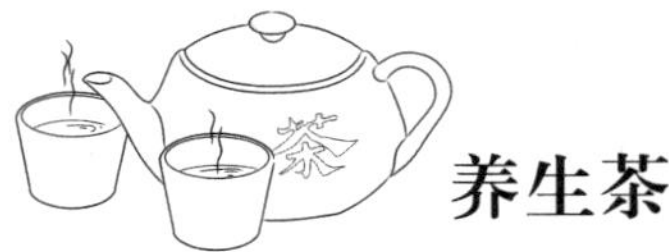

养生茶

山楂枸杞养心茶

取生山楂 30 克、枸杞子 10 克混合，每次取 5~10 克，泡水代茶饮。

功效与适用人群：活血养心、补肝肾，可用于冠心病、高脂血症患者，血液黏稠度高者，以及日常养心保健。

绞股蓝茶

绞股蓝若干，每次取约 5~10 克，泡水代茶饮。

功效与适用人群：清心降火，可用于冠心病、高脂血症、高血压患者等的日常保健。

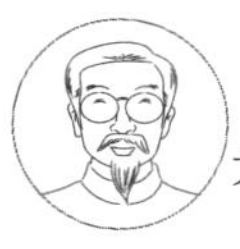

老杜点评：冠心病饮食的原则

1. 少食油腻、高脂肪的食物。

2. 少食动物内脏。

3. 少食含糖量高的食物。

4. 可以进食含蛋白质较丰富的食物，如牛肉、鸡肉、鱼肉、黄豆、黑豆、豆腐等。

5. 少盐，食盐每人每天控制在 5 克左右。

6. 多食新鲜瓜果蔬菜。

7. 多食红小豆、黑米、小米、高粱、藕、莲子、海带、紫菜、花生、葵花籽、山楂、松花粉、灵芝等。

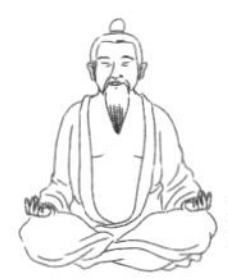

经络养生

早晚用掌根向下推手少阴心经（上肢段）30~50 遍，分别揉按神门、三阴交、血海、涌泉等穴位，每穴 1~3 分钟。

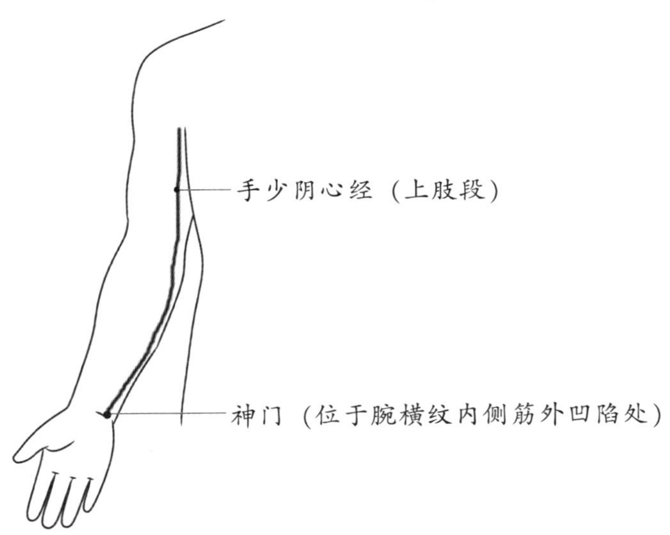

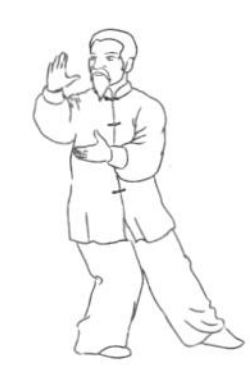

运动养生

冠心病患者可以进行适当的运动。但是鉴于冠心病的特殊性，应尽量避免剧烈运动，以比较舒缓的运动为宜，如太极拳、八段锦、散步等。

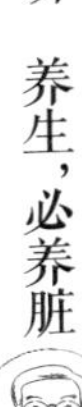

冠心病的分型养生表

冠心病最常见类型	身体不健康信号	养生（调理）建议
气滞血瘀型	阵发性胸前区疼痛或刺痛，胸闷，烦躁易怒，闷闷不乐，可有腹胀，舌青紫等。	中成药：血府逐瘀口服液、复方丹参滴丸 经络养生：早晚揉按曲池、太冲等穴位，每穴 1~3 分钟。 其他：注意调控情绪，保持心情舒畅，多听轻音乐。
心肾阴虚型	心慌心痛（以闷痛或灼痛为主），手足心热，盗汗，失眠多梦，腰膝酸软，头晕耳鸣，舌红无苔，口干嗜饮。	中成药：左归丸、天王补心丹 经络养生：早晚揉按神门、内关、涌泉等穴位，每穴 1~3 分钟。 其他：睡前泡足，不要熬夜。
心肾阳虚型	胸闷胸痛，心慌气短，怕冷，四肢冰凉，腰背冷痛，可有下肢水肿、大便稀、精力减退等。	中成药：右归丸、冠心苏合丸 经络养生：艾灸神门、关元、命门、太冲等穴位。 其他：节制房事。
痰湿内阻型	胸闷胸痛，形体肥胖，气短，四肢困重，舌苔厚腻，大便不爽等。	中成药：参苓白术散、麝香保心丸 经络养生：早晚揉按支沟、内关、足三里、丰隆等穴位，每穴位 1~3 分钟。 其他：注意减肥，控制体重。可取生山楂 15 克、陈皮 25 克、荷叶 10 克混合，每次取 5~10 克，泡水代茶饮。

老杜点评：冠心病的分型养生（调理）建议一定要结合冠心病的一般性日常养生使用，不可单用。冠心病患者应注意控制体重，避免肥胖。禁吸烟，限饮酒。在坐卧时，应避免突然站起或坐下。

日常保持良好的情绪，积极的人生态度也很重要。

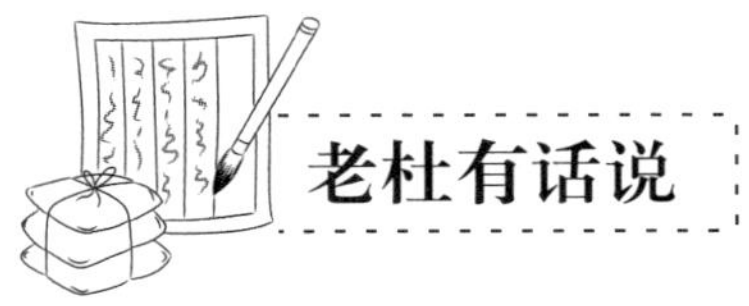

老杜有话说

常见容易发生冠心病的危险人群

虽然目前我国总体的医疗科技水平有了很大的提高，但是对于大多数冠心病患者而言，其治愈的难度依旧很大，大多为带病存活，而且其死亡率颇高。因此，对于冠心病的预防和早期诊治就显得尤为重要了。正如《黄帝内经》所言：“上工不治已病治未病，不治已乱治未乱。”

虽然现代医学对于冠心病的病因并未完全搞清楚，但是我们发现冠心病与家族遗传、不健康的生活方式等均有密切的关系。我把目前发现的容易发生冠心病的危险人群罗列出来，希望引起大家的重视，并强烈建议如果属于下列危险人群就应该定期体检，加强日常养生，改变一些不良的生活习惯，以期减少冠心病的发生率。

常见容易发生冠心病的危险人群：

①40 岁以上男性

②绝经以后的女性

③血脂高者

④高血压患者

⑤长期吸烟者

⑥糖尿病患者

⑦肥胖者

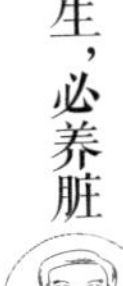

⑧日常运动过少者

⑨有冠心病的家族史者

⑩长期精神紧张，压力大，性格急躁的人

以上人群应该注意！

·定期体检

·恰当养生

附：静坐养心功

本小功法采用坐位，即一般可以坐在椅子上，双膝自然弯曲呈 90°左右，双脚自然着地，双手心向上放于大腿上。也可以采用简单盘腿坐式，双手心向上放于大腿上。双眼微闭，收起杂念，意守丹田（即把意识重点放在小腹部约关元穴处，随着呼吸运动，想象把全身的元气聚在丹田处），也可以自然呼吸，把思想关注在自己的一呼一吸的运动上。舌尖自然抵着上颚。静坐约 20 分钟即可。

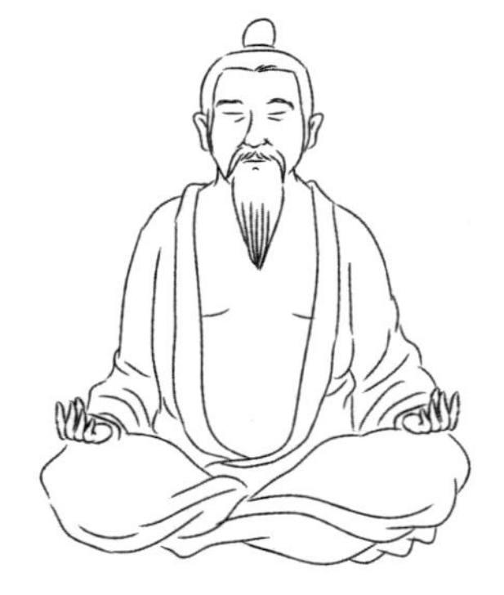

然后收功，即缓缓睁开双眼，口中如有唾液，应把唾液徐徐咽下，并用意念把它引导到丹田的位置（初咽时，感觉有些冰凉，练习久了，咽下去时会感觉温热，甚至感到有一团火在下丹田燃烧，全身顿感舒适无比），同时搓热双手，干洗脸，并张开五指向后干梳头，然后用双手分别从上到下轻轻拍打双上肢、双下肢即可。

此功法虽然简单，但长期练习，既可以弥补睡眠不足，又能养心宁神，有利于恢复体力，改善睡眠。

养肺与养生

养肺歌：

华盖①主气司呼吸，
娇脏②喜润养皮毛。
肺若失养"痘"易长，
嗓音易哑感冒常，
就连大便也不爽。

君要养肺先润肺，
戒烟防燥帮大忙。
晨起慢跑深呼吸，
常食雪梨银耳莲，
养肺美肤两相宜。

温馨提示

①华盖　由于五脏中，肺位置最高，故又称之为华盖。

②娇脏　由于肺叶娇嫩，易受外邪侵袭，故曰娇脏。

•“沙尘暴”、空气污染与养肺•

近些年来，我国“沙尘暴”频发，尤其是在每年的春天。“沙尘暴”是指强风刮起地面的尘沙，使空气浑浊，水平能见度小于1千米的风沙现象，由于我国特殊的地理位置和地理环境，我们深受“沙尘暴”之害。“沙尘暴”的来源主要为境外和境内两部分，境外主要来自蒙古国南部，境内主要来自我国西北部的戈壁滩和沙漠。这可能与过度砍伐树木和过度耕牧，导致土地植被严重破坏、土地沙漠化等有密切关系。

“沙尘暴”对我们的生产、生活带来严重损害，也对我们的健康造成极大危害，尤其是在长江以北地区。对我们健康造成的危害，主要是由于在“沙尘暴”天气期间，空气中大量的浮尘和细菌、病毒等随着我们的呼吸从口、鼻侵入人体，对肺的生理功能造成很大影响，从而导致肺系疾病增加。

近年来，许多城市空气污染日趋严重，空气质量下降明显，空气中的悬浮物，尤其是有害悬浮物增加明显，对我们的身体健康造成危害，尤其是对呼吸系统、造血系统、免疫系统等影响更大。

由此可见，不管是“沙尘暴”，还是城市空气污染，都可以使空气质量下降，使空气中的浮尘、有害悬浮物增多。而人体的肺是专门负责吸入清气（即新鲜的空气），呼出浊气，维持生命活动的。如果我们每次吸入的所谓清气中，就有相当一部分有害之气，其对肺造成的伤害是首当其冲的，进而危害人体的健康。因此，在这种情况下，平时加强对肺的保养，以期提高肺的抵抗力，提高肺的“清肃”功能（即自洁的能力），进而减少对人体健康的危害，达到预防和减少疾病的目的，是很有意义的。

另外，还有一个不容忽视的问题，就是目前一些家庭和工作单位还存在着室内空气污染的问题。造成室内空气污染主要是由于室内装修的一些材料和一些家具释放的有害物质，如甲醛、二甲苯等，这些物质有时过上几年都还在释放；吸烟者点燃香烟后散发的烟雾，以及人们呼吸所排出的浊气；空气中的浮尘、尘螨等，加上经常使用空调，室内通气不够等因素，使得室内空气质量下降，有害悬浮物增多。而人们每天生活和工作的相当一部分时间都是在室内度过的，室内的空气污染就会对肺、对人体健康造成危害。

解决这个问题最好、最简单的办法，就是少用空调，室内不吸烟，每天保持室内充分通风，同时增加室外活动，以减少其对肺和人体健康的危害。

•吸烟的危害•

我国目前是世界上最大的烟草生产国和最大的烟草消费国。据有关数据显示，目前在我国有 3 亿左右的烟民，并且有呈低龄化、女性化的发展趋势。

相比较巨大的吸烟人群，还有一批更为庞大的深受二手烟危害的人群，有六七亿，其中还包括一两亿的儿童。

可以认为吸烟对人体健康是有百害无一利。点燃一支香烟后，你可知道其烟雾里含有十几种有害物质、致癌物质，如醛类、尼古丁类、氰化物、重金属、苯丙芘、一氧化碳等。首先，吸烟对人类危害最大的莫过于其致癌性。如长期吸烟者比不吸烟者的肺癌患病率要高数倍，同时其患慢性咽炎、慢性气管炎等其他呼吸道疾病的概率明显提高。其二，吸烟对心脑血管危害很大，长期吸烟者更易患冠心病、高血压、中风等疾病。其三，长期吸烟，对于男性而言可能会致其性功能减退，对于女性而言可能导致月经紊乱，孕妇吸烟或者吸二手烟有致畸胎的风险。其四，有数据显示，长期吸二手烟危害更大。如果丈夫长期吸烟，妻子患肺癌的概率要比其丈夫高1~3倍。吸烟家庭儿童比不吸烟家庭儿童的呼吸系统疾病患病率明显高，并会对孩子的生长发育造成一定的影响。

另外，关于吸烟，这里还有一笔惊人的经济账，我国有约3亿烟民，如果平均每人每天消费5元钱用来吸烟，一天就消费约15亿，一年365天，那样算下来，一年约5000亿元的一个天文数字的钱就用来买烟抽，用来毒害自己，毒害别人。再加上每年因为吸烟而患各种疾病所花费的医疗费，那将会是一个更加庞大的天文数字，这么多钱就这样被白白“烧”掉了！真是匪夷所思！

由于吸烟本身具有一定的成瘾性，戒掉不容易，且吸烟对健康的危害，即致病性具有长期性和隐蔽性，以及吸烟所具有所谓的“社会交往”功能，甚至和一些人情世故、伦理观念相结合等因素，导致今天这么庞大的烟民数量。

为了我们的健康，为了子孙后代的健康，请减少吸烟！直到完全戒烟！将是一件利己、利人、利社会的好事。

•体虚易感冒，该怎么办•

身体虚弱，经常感冒，不但严重影响生活质量，带来一定的经济负担，而且由于经常吃药、打针、使用抗生素，也大大增加了药物对身体产生毒副作用的机会，使得身体抵抗力差，很容易形成一种恶性循环。

在中医学中常讲，“正气存内，邪不可干”，意思是说只要我们身体抵抗力好，各种致病因素就不容易侵入人体使人患病。因此，只要我们日常采取一些恰当的养生方法，就能补肺益气，提高身体抵抗力，从而减少感冒，彻底阻断这种恶性循环。

中国医学有很多这方面的宝贵经验，值得我们推广，下面我先介绍一些相对简单实用的小方法。

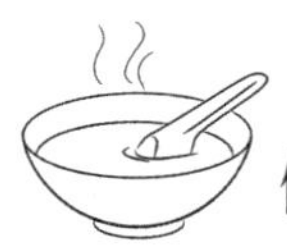

健康小药膳

平时可以多食大枣、小米、南瓜、藕、香菇、山药、银耳、桂圆、梨、竹笋、乌鸡、海参、松花粉、灵芝等健脾益气养肺的食物。

猪肺桂圆补肺汤

取猪肺 300 克，桂圆（去核）15 克，大枣 6 枚，黄芪 10 克，姜、葱、糖、盐等少许。先把猪肺切成小薄片，用沸水汆两三分钟以去其腥味，换水后，把猪肺、桂圆、大枣、黄芪等一并放入砂锅煲汤即可。

功效与适用人群：补肺益气，适用于体虚（肺虚）易感冒者，男女老少皆可使用。

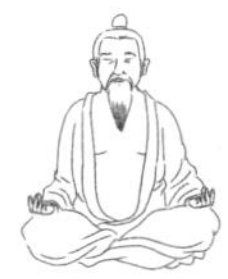

经络养生

早晚用手掌根分别向下推手太阴肺经（上肢段）30~50 遍、向下推足阳明胃经（下肢段）30~50 遍，用侧掌（小鱼际）擦大椎穴 3~5 分钟（或用艾灸），揉按足三里穴 3~5 分钟（或用艾灸）。

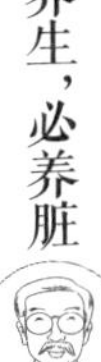

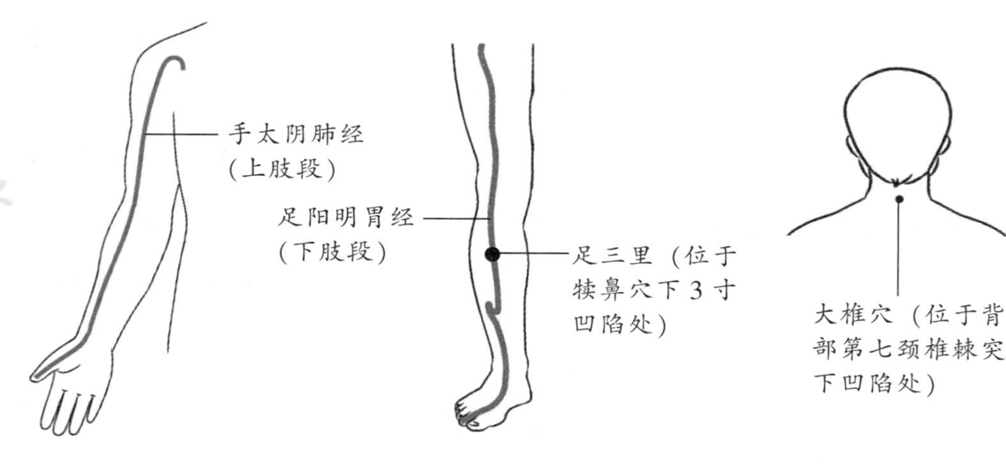

运动养生

对于身体虚弱者，建议平时坚持户外运动锻炼，运动量可以由小到大，循序渐进，如慢长跑、打太极拳、五禽戏等，以增强体质。

·便秘的日常养生·

便秘现象很普遍，男女老少均可见到。有一些人对于便秘问题毫不重视，以为这是小事，不以为然；另一些人很重视便秘，但是调养不得法，长期依赖某些药品或保健品，一旦停止就会复发。其实，这两种态度都是要不得的。便秘本身确实不是什么大病，但是排大便作为人体排出体内代谢废物和毒素的主要途径之一（注：还有排小便、排汗等途径），如果长期便秘，人体内的代谢废物和毒素不能及时排出体外，长期在体内堆

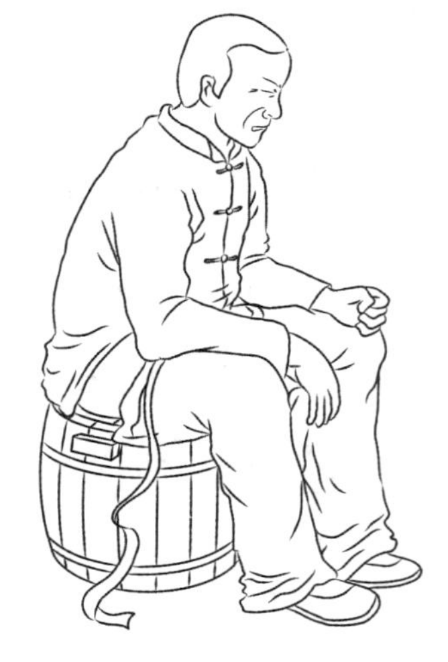

积，对人体的危害是不言而喻的。同时，对于高血压、冠心病等患者而言，由于便秘、大便排出不畅，其排便时就需用更大力气，这样就容易造成心脑血管意外。正如古人所云："欲得长生，肠中常清；欲得不死，肠中无滓。"因此，便秘问题应该引起大家足够的重视，及时进行治疗（或调理）。而便秘患者自身在日常生活中的恰当养生也是非常重要的，这往往是解决便秘、防止反复、维持健康的根本所在。

在这方面，祖国医学中有许多宝贵经验，值得推广。

首先，逐步培养按时饮食、按时排便的好习惯，规律的进食也有利于规律的排便。这样，胃肠系统就能按部就班，胃肠就不容易患病，也就不会有便秘。

那么，每天最好在什么时候吃饭呢？早餐最好在早晨 7 点~8 点（注：祖国医学认为，早晨 7 点~9 点是人体胃经精气最旺盛的时候，有利于食物的消化和吸收），午餐最好在 11 点 30 分~12 点 30 分，晚餐最好在 17 点~18 点（注：晚餐应该尽量早一些，尤其是对于中老年人而言）。

每天最好什么时间排大便呢？建议大家尽量选择在早晨 5 点~7 点，这时候人体的大肠经精气是最旺盛的时候，有利于排出大便。但是，对于已经有便秘现象的患者，这时候排不出怎么办？我仍然建议你每天在个时间段内试着排一排，哪怕排不出，也试着蹲上 3~5 分钟。坚持一段时间，再加上下面介绍的其他方法，就会逐渐养成按时排便的好习惯，最终改善或治愈便秘。

其次，调理便秘，饮食调理往往是关键。因为大便就是饮食物在体内经过消化吸收而形成的糟粕，饮食物的成分直接会影响到大便的成分和排出的难易程度。

在现代社会生活中，对于大多数人来讲，主食经常以小麦面和大米为主，如果平常不注意饮食营养搭配，很容易出现粗粮摄取相对不足，而粗粮往往含有更多的膳食纤维素，而膳食纤维素对于促进胃肠规律地蠕动，维持胃肠道健康具有重要的意义。在祖国医学中，早在医学巨典《黄帝内经》中就明确提出均衡饮食的观念，认为不同的食物与不同的内脏关系密切。

因此，大家在日常饮食中，注意面粉、大米等细粮与高粱、玉米、荞麦、燕麦、小米、红豆、豌豆等粗粮搭配。并多食瓜果蔬菜，如芹菜、菠菜、白菜、油菜、韭菜、空心菜、香蕉、苹果、梨、柚子、枇杷等。

便秘患者还可以每天早晨起来先喝一杯温的蜂蜜水（注：糖尿病患者喝白开水即可）。

再次，经络养生常可以显奇效。喜欢经络养生的患者，还可以早晚用掌根向下推两侧的手阳明大肠经（上肢段）30~50 遍，分别揉按合谷、支沟、天枢、太冲等穴位，每穴 1~3 分钟。然后用单掌或叠掌围绕肚脐作顺时针摩腹 3~5 分钟，再用掌根从肚脐向下推腹部 30~50 次即可。

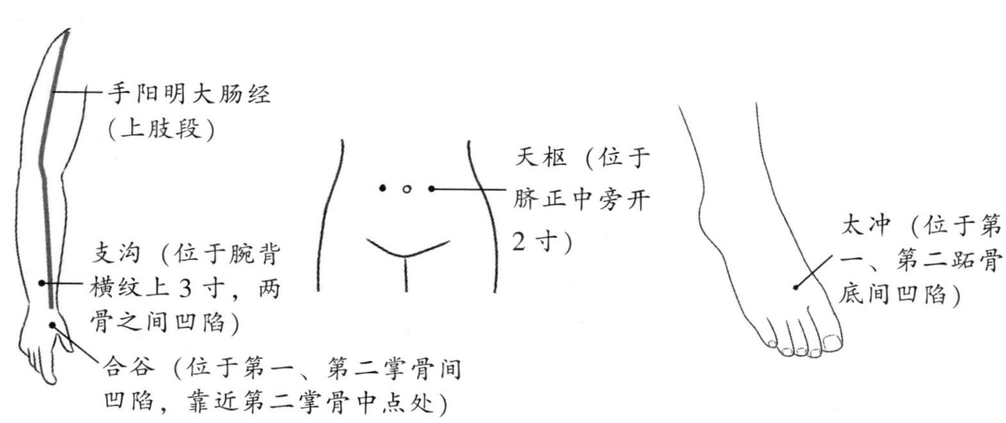

最后，对于严重便秘患者，如果采取上述方法后，效果还不明显，那么最好根据不同的体质来具体制定不同的调理方案。

·皮肤的保养与养肺·

爱美，是人的天性。“肤若凝脂，指若削葱”，皮肤细腻、光滑、有弹性是许多人，尤其是女性朋友梦寐以求的事情。可事实上，面部色斑、痤疮、皮肤过敏、皱纹、皮肤松弛等皮肤问题却时时刻刻困扰着她们。

我在这里告诉大家一个预防的好办法，那就是要时时刻刻把养肺润肺记心头。

早在《黄帝内经》中就提到“肺主皮毛”，也就是说皮肤的好坏与肺功能是否正常有密切的关系。当肺的生理功能正常时，肺可以通过主气，把精气、津液等营养物质运输分布于全身的皮肤和毛发，充分营养它们，皮肤就健康。反之，当肺受到伤害，它的功能受到影响，皮肤也就容易发生各种问题，进而影响容貌。

所以，保养皮肤，养肺是关键。

·肺乃娇脏需保养·

现代社会，肺系疾病，即呼吸系统的疾病（如感冒、咳嗽、哮喘、小儿反复感冒、老慢支等）和呼吸系统的传染病（如 SARS、流感等）呈高发态势。这可能与生态环境恶化、空气污染以及滥用抗生素等有密切关系。而如何减少这一类疾病，在祖国医学看来，关键在于养肺。

肺位于上焦（膈以上即为上焦），即胸腔。肺在中医上，又称之为“华盖”和“娇脏”。我们尤其要关注“娇脏”这个称呼，中医认为：

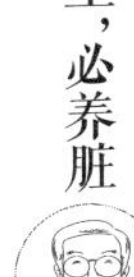

肺叶娇嫩，易受外邪侵袭，故曰娇脏。也就是说肺脏是非常容易生病的一个脏器，尤其需要保养。

下面，我们共同熟悉一下肺常见的生理功能。

首先，肺具有主气、司呼吸的功能，司，是管理的意思。这是肺最主要的功能。人体通过肺吸入自然界的清气，呼出体内的浊气，吐故纳新，使体内外的气不断得到交换，来维持人体的新陈代谢，维持生命活动。当人们患上肺系疾病的时候，常会有呼吸不畅、憋闷等现象，就是这个缘故。

肺的另一个重要生理功能，就是具有“清肃”的功能，清肃就是清洁、肃清的意思。也就是说肺具有清肃其本身和呼吸道异物，以保持呼吸道洁净、通畅的特性。它是维护肺主气、司呼吸功能的重要条件。

而肺本身是一个“喜润恶燥”的脏。所以在气候干燥、风沙或空气污染比较重的地区和城市，肺的清肃功能很容易受到影响，感冒、咳嗽、咽炎、气管炎、肺炎等肺系疾病就会明显增加。

•常用药膳养肺法•

药膳养生，既可以养生保健，又可以一饱口福，如果运用得当，其效显著，值得推广。下面我介绍一些常用养肺的食物和一些简单有效的食疗方法。

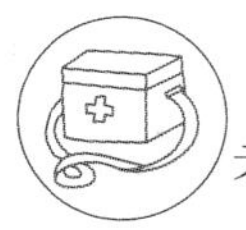

老杜药箱

莲藕 又称莲菜，其性寒，味甘。可以清热生津，润肺除燥，清心除烦。现代营养学也认为其含有丰富的铁、维生素C和膳食纤维等。对于患有肺系疾病、便秘、糖尿病等疾病者可以作为长期食疗之佳品，也是润肺保健美容之上品。

（可取鲜莲藕蒸、凉拌食用，也可取藕粉用开水调成糊状食用。特别推荐食用方法：把莲藕切成薄片，浇2勺蜂蜜，蒸30分钟即可食用。尤其适合体弱、经常感冒、老慢支等患者，具美容保健之用。）

百合 其味甘、微苦，性微寒，可以养阴润肺，清心除烦安神。长期食用，可以提高老慢支患者的生活质量。现代营养学认为，长期食用百合，有一定的抗癌之效，也是常用美容、保健食品。

（百合可以采用蒸、煮、煲汤等方法食用，用量酌情。特别推荐食用方法：取百合适量，泡水代茶饮，泡后可以把百合片咀嚼咽下，方便有效。）

银耳 又称白木耳，其中质量上乘者，称为雪耳。其性平，味甘、淡，可以滋补、生津、润肺养胃，且它滋润而不腻滞。现代营养学还认为，其可提高人体抵抗力，增强人体抗癌能力，提高肝脏解毒功能。我国历代皇家贵族都视银耳为延年益寿之佳品。

（风寒咳嗽，痰多不易咳出者慎用。银耳常可泡水、煲汤、煮粥来食用。特别推荐食用方法：可以取银耳30克、粳米100克、冰糖适量，先把粳米、银耳淘洗干净，并放入锅内，加水适量，用先武火后文火煮至米烂汤稠，加入冰糖搅拌即可。注意，糖尿病患者不要加冰糖。）

梨 其性凉，味甘、酸，由于其鲜嫩多汁，酸甜可口，是天然润肺、生津之品，还具有一定的化痰、止咳、除烦、利尿之效，亦可解酒毒。

（教师、播音员、演唱人员等用嗓子比较多的人，常可食用煮好的冰糖梨，可以保养嗓子，预防咽炎、嗓音嘶哑等。）

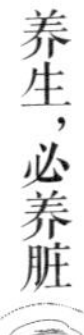

下面我再介绍两种常用的药膳。

[冰糖梨——养生保健]

食材：梨1颗（也可加入银耳30克、枸杞子10克、大枣5枚），冰糖适量。

做法：把梨（银耳、枸杞子、大枣）洗净备用，先把梨（留皮）切成小块放入锅中（同时放入银耳、枸杞子、大枣），加水适量，先用武火（即大火）把水烧开，后改为文火（即小火）煮30分钟关火，加入冰糖搅拌即可。

功效：养生保健，老少皆宜。

[川贝蜂蜜梨——辅助治疗咳嗽]

食材：川贝5克、梨1颗、蜂蜜适量。

做法：先把川贝研成末备用，梨洗净，切下带梨把的一头成盖状，把剩下梨的梨心挖出成桶状，把川贝粉末倒入梨桶中，再舀2勺蜂蜜浇入其中，盖上梨盖，放入小碗中，再放入锅中蒸30~45分钟即可。可以早晚食用两次。

功效：对于咳嗽、气喘等效果颇佳。

养脾与养生

脾胃歌：

人是铁，饭是钢，
炼钢就把脾胃养。
脾虚腹泻食欲差，
健忘嗜睡又乏力，
月经时长血过量。

健脾首要食规律，
饭后百步助消化，
三里①常按腹常摩②，
气血充足脾胃康。

温馨提示

①三里　指的是足三里穴，是健脾胃、强身体的关键穴。

②腹常摩　指在早晚常可以脐为中心，用单掌团摩腹部，可以健脾胃。

•脾与月经的关系•

花在丛中笑：我今年23岁，还没有结婚。大约从去年底开始，几乎每个月我都在为我的例假而苦恼。每次例假，老是拖拖拉拉前后有10天左右才能干净，量倒也不多，颜色鲜红。而且最近老感觉浑身乏力，没精神，老喜欢睡觉，胃口也不太好，吃一点就感觉饱了。

老杜：你的这种情况，应该主要和你的脾胃虚弱有关。脾虚，其运化功能下降，你就会出现"胃口不好"，"吃一点就感觉饱了"的情况，而导致气血来源无本，你全身营养不足，就会出现"浑身乏力，没精神"。当你的脾虚不能统血时，例假就容易出现行经时间长，拖拖拉拉老不完。而且行经时间过长会进一步加重你气血不足的症状。

所以，我建议你应该加强脾胃的保养，以健脾养血为原则，可以参照以下方法进行调理：

其一，可以口服一段时间健脾丸和复方阿胶浆（用量按说明书服用）。

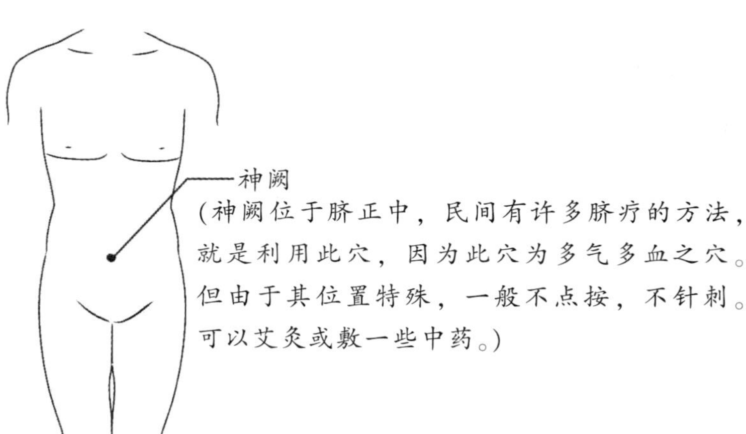

神阙穴位图

其二，每天晚上可以艾灸足三里、关元、神阙（即脐正中）3个穴位。每个穴位灸到发红充血即可。注意不要烫伤，先灸半个月。

其三，可以多食一些健脾胃、养气血的食物，如南瓜、小米、山楂、大枣、桂圆等。

其四，少食一些辛辣刺激性食物。

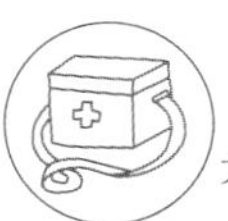

老杜药箱

复方阿胶浆 主要由阿胶、红参、熟地黄、党参、山楂等中药组方。主要用于气血两虚，头晕目眩，食欲不振，以及贫血等。

（本品重在补血，凡血虚或贫血者均可服用。）

小米 又称粟米。其性凉，味甘，可以和中益胃，除热，解毒。由于小米最善健脾胃而不上火，对于体弱多病、产后、大病初愈者尤为适合。现代营养学认为，小米含有丰富的维生素和矿物质，其膳食纤维、维生素 B_1、维生素 B_2、铁、锌等含量均比大米高。

“一方水土养一方人”。陕西有句谚语：“米脂的婆姨，绥德的汉。”说的是陕北米脂县和绥德县多美女帅哥。据说四大美女之一貂蝉就是米脂县人。我看与此地盛产小米、喜吃小米有关。老杜对小米情有独钟。

（小米可煮干饭，又可煮稀饭食用。特别推荐：小米煮粥，亦可加5~6枚陕北大枣，真是滋补保健佳品，每天食之，妙不可言）。

山楂 也称为山里红果。其性微温，味酸、甘，可以消食健胃，行气消滞，活血化瘀。有很高的营养和药用价值。尤擅消肉食积滞，所有喜食肉食、又怕增肥的朋友，一定要记住山楂，食肉后可食一两颗山楂果或山楂丸。

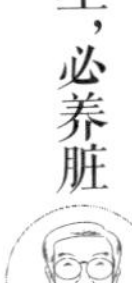

现代营养学认为，常食山楂，能扩张血管，增加冠状动脉血流量，有一定的防治心血管疾病之效。其所含的维生素C、胡萝卜素和微量元素等可以减少氧自由基的生成，从而可以抗衰老。

（山楂常可以煮、蒸、煲汤等方法食用。特别推荐食用方法：可取适量生山楂片，泡水代茶饮，可以健胃消食，具有预防心血管疾病和抗衰老之效。另外注意：市场上一些山楂小食品，由于含糖过高，不可多食。）

桂圆 又称龙眼肉。其性温，味甘，可以健脾益气，养心宁神，补血。是健脾益智常用保健食物。

（由于桂圆性温，一次不可多食，以防上火。桂圆常可生食或取果肉煲汤。特别推荐食用方法：取干龙眼肉泡水代茶饮，简单有效。）

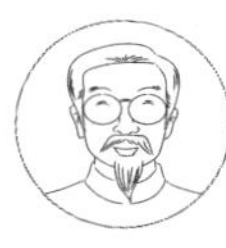

老杜点评：

脾的功能

古语云：民以食为天。人活着首先就要吃饭，要摄取营养来维持生命活动。而与饮食消化、摄取营养关系最密切的内脏就是脾。

脾位于上腹部，中医上讲是中焦（即膈与脐之间）。人出生以后，其生长发育和机体生命活动所需的所有营养物质（气、血、津液），都有赖于脾胃运化的水谷精微（食物）转化而来。因此，常称脾胃为气血生化之源，后天之根本。所以，脾胃一旦虚弱了，生病了，气血则来源无本，人就更易生各种疾病。正如，金元时期名医李杲所言："内伤脾胃，百病由生。"

而且任何保健品、药品要发挥其保健和治疗效果，首先也需要脾胃的吸收和消化。只有脾胃功能好，其效果才能更好地发挥，否则，再好的保健品和药品其效果也会大打折扣。

因此，我在前面说过“中医养生，重在养脏”，现在再添上一句“养脏先应养脾”就更为合适了。

下面，我就具体谈谈脾在这几方面的功能。

首先，脾具有主运化的功能，运，即输送、转运；化，即消化、吸收。也就是说，脾具有把水谷（即食物）转化为精微、转化为气血，并把气血转输到全身，从而营养全身并为人的生理活动提供能量。这个功能可以认为是脾最重要的一个功能。

在这里，我要特别强调一下，平时很多人以为饮食消化的关键在于胃肠。实际上，我们（中医）认为，胃肠在这个过程中，只是充当了一个容纳、传承水谷（即食物），即容器的作用。真正起消化吸收作用，能把食物转化成有用的营养物质精微气血的关键在于脾。

所以，当我们消化不好、食欲不振、大便溏稀时，首先要解决的问题，就是要健脾。

其次，脾主统血，统，即统摄、控制。脾主统血就是指脾具有统摄血液在脉管内运行，不使其逸出脉外的作用。从这里可以看出，脾不但能造血（即脾主运化功能的体现），还能统血，即管理血的功能，所以临床上把皮肤特别容易出现瘀青，女性经血过多，行经时间过长，甚至崩漏等现象，都称之为脾不统血。

•健脾胃的家庭小药箱•

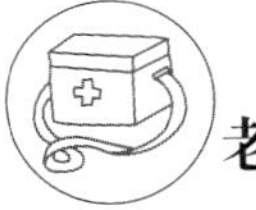

老杜药箱

健脾丸 主要由白术、木香、黄连、甘草、茯苓等中药组方。能健脾和胃，消食止泻。主要用于食欲不振，消化不良，大便溏稀，四肢乏力，健忘等。

（本方是健脾益胃常用非处方中成药，重点在于除了有消化不良等消化道症状外，四肢乏力、健忘、贫血等一些虚证出现时应用更好。）

保和丸 主要由山楂、神曲、半夏、茯苓、陈皮等中药组方。能消食导滞，主要用于胃脘胀满，嗳气反酸，舌苔厚腻等。

（本方是治疗食积的通用药方。相比较健脾丸而言，保和丸更侧重消除消化道本身的一些症状，如消化不良、腹胀等。）

大山楂丸 主要由山楂、神曲、麦芽等中药组方。能开胃消食，主要用于食欲不振、消化不良。

（本方相比较前两种中成药而言，其组方简单，轻度食欲不振、积食、消化不良可以用它。）

儿宝颗粒 主要由太子参、北沙参、茯苓、山药、炒山楂等中药组方。能健脾益气，生津开胃。主要用于小儿纳呆厌食，口干燥渴，大便久泻，面黄体弱等。

（本方是小儿常用健脾胃的中成药，凡小儿食欲不振、身体虚弱等均可应用。）

·有益于保持身材（减肥）的食物·

当今社会，人们超重和肥胖现象很常见，保守来讲我国大约有两三亿人超重或肥胖，而人体超重和肥胖，不仅影响身材形象，更重要的是可能会引发诸如血液黏稠、高脂血症、脂肪肝、动脉硬化、冠心病、脑血管病等慢性疾病，特别是对于中老年人而言。而饮食因素是引起人们超重和肥胖的重要原因，下面我就给大家介绍一些生活中常用的有益于保持身材（减肥）的食物。

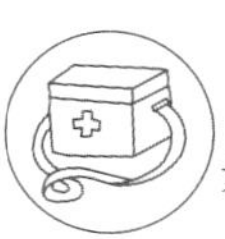

老杜药箱

南瓜 性温，味甘，能健脾利水，解毒。现代营养学认为南瓜含有丰富的果胶，可以延缓肠道对脂质的吸收，故有一定的减肥效果。其含有较多的钴元素，钴是体内合成胰岛素所必需的微量元素，故南瓜常为糖尿病患者的保健食物。

南瓜有益于减肥而不伤脾胃，非常适合肥胖、高血压、高脂血症、冠心病、糖尿病等患者的日常养生。可以以蒸、煮、炒等方法食用。推荐把南瓜切成小块，放入盘中，可加两勺蜂蜜（糖尿病患者不加），蒸熟食用。

苦瓜 性寒，味苦，善清热祛暑，清心除烦，明目，解毒。现代营养学认为，苦瓜含有类似胰岛素样的物质，有助于降低血糖，调节脂肪代谢。

苦瓜是苦寒之品，犹善清心火，对于经常口舌生疮、便秘等患者是很好的选择。亦常用于糖尿病、肥胖者的日常养生。需要大家注意的是，苦瓜性寒凉，长期大量食用易伤脾胃。建议大家炒食或沸水汆过后凉拌食用。

冬瓜 性微寒，味甘、淡，能清热利水。现代营养学认为冬瓜含有多种维生素和微量元素，可以促进体内淀粉、糖转化为热能，是减肥的理想保健食品。

冬瓜可用于冠心病、肥胖、糖尿病等患者的日常保健。冬瓜皮也可以

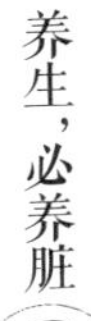

单独削下，洗净晾干，泡水代茶饮，亦有效。

黄瓜 味甘，性寒，可以清热利水，止渴生津利咽。现代营养学认为黄瓜含有的苦味素具有一定的抗癌作用。

黄瓜甜脆可口，可用于解暑，可作为肥胖者的保健食物，注意胃寒者少食。

红小豆 又称赤小豆，味甘，性平。可以除湿利水、解毒、消肿。现代营养学认为其含蛋白质较多，而脂肪、淀粉较少，且含有多种矿物质，是理想的常用保健杂粮。

红小豆可用于心脏病、高压血症、高脂血症、肥胖等患者的日常保健，常以煲汤、煮粥等方法食用。

白扁豆 味甘，性平，可以健脾祛湿，补虚止泻。现代营养学认为其含有较多的蛋白质和钙。

白扁豆可用于风湿性关节炎、肥胖等患者和女性白带多者的日常保健。要注意白扁豆食用不当，可能会引起中毒，所以白扁豆一定要煮得烂熟再食用。

绿豆 味甘，性凉，可以清热解毒，利水消暑，利咽除烦，解毒。现代营养学认为，绿豆含有丰富的蛋白质和维生素、微量元素等。

绿豆作为解暑佳品，又具有减肥、利尿、解毒等功效，为老百姓喜爱的食物。要注意胃寒者，勿长期大量食用。

绞股蓝 味苦，性微寒，可以利水祛湿，清热，平肝明目。现代营养学认为其具有较强的降低血脂的功效。

绞股蓝可用于冠心病、高血压、肥胖等患者的日常保健，常可泡水代茶饮。

生山楂 详见前页。

•慢性腹泻的小食疗方•

一些中老年人长期受到慢性腹泻的困扰，稍有受凉或食凉，就会腹泻如水，给他们带来不少的痛苦。我利用“利小便即以实大便”的原理，自拟了一个食疗方，对慢性腹泻效果不错（痢疾除外）。

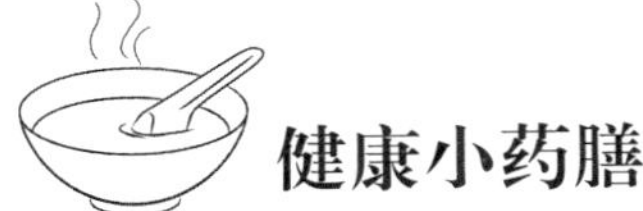

健康小药膳

红豆小米养心粥

主要食材：赤小豆 100 克、小米 100 克、芡实 50 克

食用方法：先把赤小豆和芡实用凉水浸泡 2~3 小时，然后与小米同煮粥，待米烂汤稠即可食用。

功效与适用人群：利水健胃、养心安神，可用于中老年人慢性腹泻，以及脾胃虚弱、失眠者。

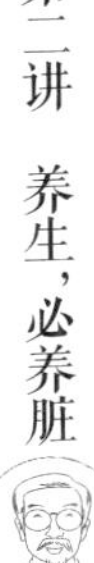

养肝与养生

养肝歌：

肝为刚脏喜舒畅，
又能藏血调血量。
肝若失调气要滞，
眼干易怒面青黄，
乳房易病月经乱。

养肝先要情志爽，
常揉太冲①阳陵泉②。
妇女尤要把肝养，
妇科良好乐逍遥。

温馨提示

①太冲　为肝经一穴位，位于第一、第二跖骨底前下方凹陷处，详见第五讲“足厥阴肝经”篇。

②阳陵泉　为胆经一穴位，位于腓骨头前下方凹陷处，详见第五讲“足少阳胆经”篇。

•关于女性乳腺增生症的苦恼•

伊之花：我今年35岁了，去年3月份单位体检时，查出右侧乳房有两个呈蚕豆大小的肿块，后诊断为良性乳腺小叶增生。后来就到中医院治疗，吃了两个月汤药，外敷一些中药后，感觉肿块不见了，就停止用药了。最近一个月又感觉右侧乳房疼痛，又能摸到一个小肿块，尤其在月经前或生气后更明显。因为上班忙，不方便吃汤药，就吃医生开的两种中成药（乳癖消和逍遥丸），但是感觉效果不大。请问中医还有什么好办法？

老杜：你是做什么工作？

伊之花：在单位做售后服务，主要是负责解决一些售后客户的投诉和纠纷。

老杜：乳腺增生症是以乳房单侧或双侧出现肿块，经前痛胀明显为特征的一类疾病。是现代女性，尤其是成年女性最常见的病症之一，有资料显示成年女性该病的发病率至少在50%以上。现代医学认为乳腺增生症的发病原因很多，且主要与内分泌失调，尤其是雌、孕激素分泌失调有密切关系。

乳腺增生症在中医上属“乳癖”这一类疾病，很早就有记载。祖国医学对此有一个基本认识，认为“气滞成癖”，癖，即肿块。主要与长期不良情绪（如烦躁、易怒、闷闷不乐等）的刺激和肝郁气滞等有关。而且肝郁与不良情绪刺激互为因果。肝郁可以导致不良的情绪，而不良情绪可以导致和加重肝郁。长期肝郁气滞，气滞则成癖，就形成了乳癖，即乳腺增生症。

乳腺增生症另一个重要特点，就是容易反复发作，尤其受到不良情绪的刺激、生活习惯的不规律等影响后，很容易发作。你现在就属于这种情况，再次发作。你现在服用的逍遥丸和乳癖消可以继续服用，乳腺增生症的内调方药基本就是这一类（即以疏肝理气、活血化瘀、软坚散结为原则组成的配方）。

我再给你以下几个建议，对于你早日康复有帮助。

其一，尽量保持良好的情绪。开朗、乐观的情绪是调理乳腺增生症的一项重要方法。我注意到你现在的工作环境容易产生不良的情绪，你记住，情绪是可以调控的。

其二，推和敲两条经，点按4个穴。每天早晚，用手掌根推足少阴肾经（下肢段）从下至上30遍，手握拳状敲足少阳胆经（下肢段）从下至上30遍，然后，分别点按三阴交、血海、太冲、膻中四个穴位，每穴1~3分钟。

其三，多食海带、紫菜、菠菜、芹菜等。

其四，喝养生茶。陈皮20克、玫瑰20克、菊花10克、生决明子10克混合，每天取少许（每次10克左右）泡水代茶饮。

其五，注意穿合适的胸衣，尤其不要太小，太紧，以减少物理刺激。

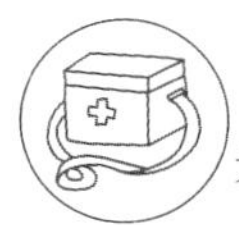

老杜药箱

海带 又称昆布。其性寒，味咸，具有软坚散结、利水消肿之效。常食可令头发乌黑亮泽。现代营养学认为，海带含有丰富的碘和钙、铁、锌、硒等微量元素。常可用于妇女、儿童的保健，亦适合电脑工作者（常食用，其具有一定抗辐射之效)。

(由于海带性寒，平素脾胃虚弱、便溏稀者少食。常可以凉拌、煲汤等方法食用。特别推荐食用方法：可以把海带切成两三寸的细长条或小斜角，再切一个番茄，几片菠菜叶。记着一定要加一两勺生姜粉，既可去海带之腥味，又可克其寒性，烧汤饮之，老少皆宜。)

紫菜 又称乌菜。其性寒，味咸、甘，可以养心除烦，利水消肿，软坚散结。现代营养学认为紫菜含有丰富的碘、钙、铁、磷、胡萝卜素、B族维生素、维生素C等，故常为妇女、儿童、老人保健之佳品。

(紫菜性寒，平素脾胃虚弱、便稀者少食，多食可致腹胀。多用于烧汤、做馅之用。特别推荐食用方法：取紫菜少许放入烧开的水中，取1个鸡蛋打成蛋花，做成紫菜蛋花汤，记得再放少许盐，一两勺生姜粉，少许葱花即可。具养心除烦、补虚之效，而又不致寒凉伤胃。)

菠菜 其性平，味甘，可以养血，平肝，止血，润燥，促排便。是常见具有保健功效的蔬菜。现代营养学认为菠菜富含铁、维生素和类胰岛素样物质，故常可用于贫血、夜盲症、糖尿病、便秘等的保健。尤其以其清肠通便、养血之效更强，故能养颜保健。另由于其归肝经，故有平肝解郁之效。

(有胆囊结石、输尿管结石等结石病者慎食。常可以炒、凉拌、烧汤等方法食用。特别推荐食用方法：菠菜用开水一烫，凉拌更佳，其所含营养物质不易被破坏。)

芹菜 又称香芹。其性凉，味甘、辛、微苦，能平肝，清热，利水，解毒，通便等，尤其擅长疏肝、通便。是常见的具有保健功效的蔬菜。现代营养学认为芹菜含有丰富的膳食纤维、铁、钙、维生素，具有一

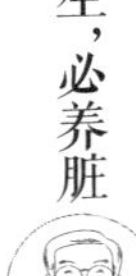

定的降压作用。

（芹菜叶也含有丰富的营养物质，食用时不应丢弃。便稀者少食，低血压者少食。常可炒、凉拌、烧汤等方法食用。特别推荐食用方法：用开水烫一下芹菜，凉拌食用更好。）

陈皮 即橘皮。中医认为橘皮以陈久者为佳，故常称陈皮。其性温，味辛、苦，能疏肝理气，健脾，祛湿，化痰，止咳。是常见的保健中药。

（陈皮保健可以泡水代茶饮，简单、有效，但须注意陈皮性温，易“上火”者可加菊花、金银花等防上火，每次可取5~10克。）

玫瑰 是常用美容、保健中药。其性温，味甘、微苦，可行气解郁，活血止痛。

（玫瑰用于美容保健时，常可泡水代茶饮，但须注意，玫瑰性温，易“上火”者可加菊花、荷叶等同用，每次取5~10克泡水即可。）

生决明子 又称为草决明，是卫生部（现为国家卫计委）首批公布的69种药食同源资源之一。其性微寒，味甘、苦，有清肝、明目、利水、通便之效，具有降压、降脂、保肝、抗菌、减肥等作用，是现代常用美容保健中药。

（美容保健可取许少许，5~10克，泡水代茶饮，脾胃虚弱、便稀者慎用。）

老杜点评：如果肝的疏泄功能出现问题，那么气的运行也就会出现问题，即肝郁气滞。如果滞在胸，则会出现胸闷，两胁胀痛，善太息（唉声叹气）等现象。女性进一步发展，还会出现乳癖

(即乳腺增生症）等。如果滞在咽喉，则可以形成“梅核气”（即咽喉异物感，如梅核塞于咽喉，吞之不下，吐之不出)。如滞在腹，则会出现腹胀、腹痛等。如下图所示：

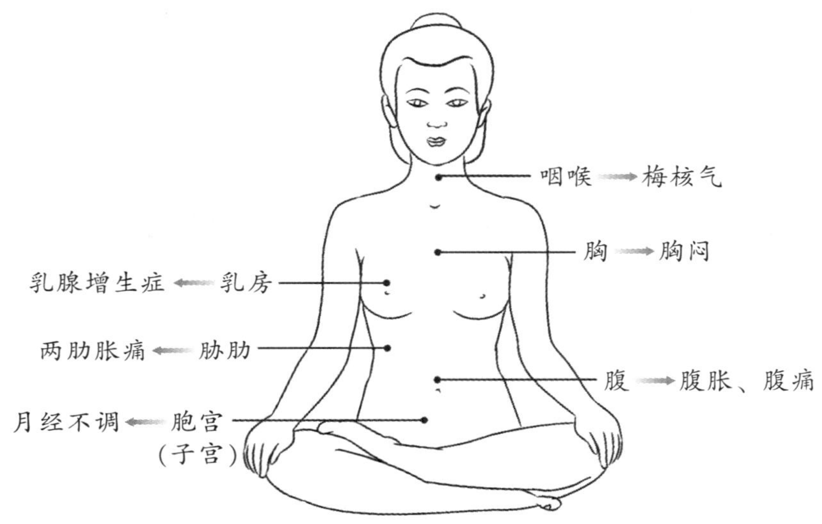

与肝郁气滞有关的症状和疾病图

•为什么生气时不想吃饭•

一次，我和一位朋友去饭馆去吃饭。可是当我们坐好之后，因上菜先后问题，我的朋友赵姐与邻桌吵了几句嘴。后来，我们又重新换了个包间。

这时候饭菜全上来了，可是赵姐却没了胃口，说：“气都被气饱了，哪还能吃下饭。”我一看她果真还是一副“气鼓鼓”的样子。我就故意问她：“嘿，赵姐，你刚才还那么饿，这一生气，怎么反而不饿了呢？”赵姐一想：是啊，怎么就一点胃口都没有了呢，肚子还觉得胀胀的。我看她一脸的生气转为一脸的诧异，就说：“这都是因为你刚才生气惹的。你刚才一生气就影响到肝的（疏泄）功能，肝的（疏泄）

功能异常又影响到脾胃的（运化）功能，而脾胃（运化）的功能就是专管我们的饮食消化，当脾胃（运化）的功能受到影响，我们的饮食消化就会受到影响，也就会感觉没有食欲，没有胃口了。而且当肝（疏泄）功能失调时，人体的气的运动也会失调，气就会停滞在胸、腹等部位，我们就会感觉‘气鼓鼓的’，有一种饱腹感。”（如下图所示）

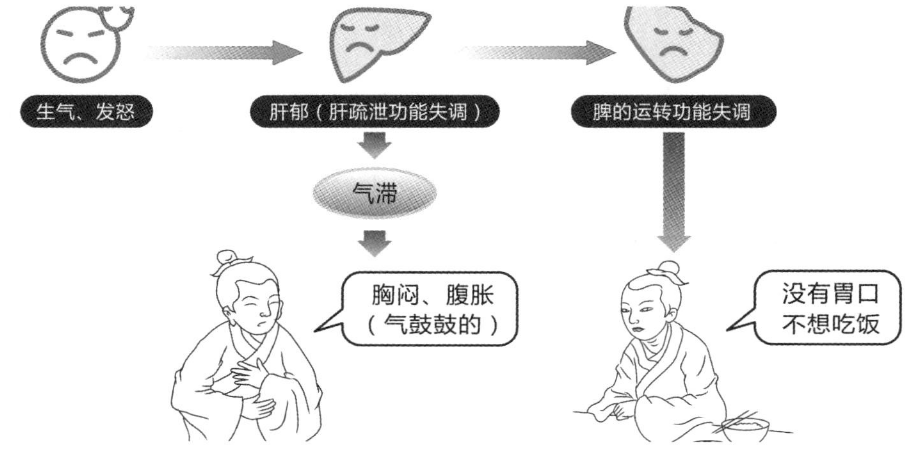

情绪和肝与饮食的关系图

“哦，原来是这样”，赵姐若有所悟道。“嘿，我现在又感觉饿了”，赵姐说。

“那当然，当你气消了，肝的功能又恢复正常了，脾胃功能也恢复正常了，也就有胃口了。”

所以，养生的第一要诀就是情志养生，也就是说保持良好的情绪是维持脏腑正常生理功能的一个重要条件。

老杜点评：肝对人情绪的影响。人的情绪活动主要是心主神的生理功能，但也与肝的疏泄功能密切相关。这是因为人的正常情绪活动主要依赖于气血的正常运行。而肝主疏泄首先就会影响气机

(即气的运动)，进而影响到气血的运行，进一步影响到人的情绪。反之，人的不良情绪也会影响气血运行，进而影响到肝的疏泄功能。

可见，保持良好的情绪，也是养肝、养生的一个重要方法或条件。

肝的疏泄功能对脾胃功能有重要影响。当肝不能正常疏泄（即肝郁）时就会出现气滞，气滞进一步会影响到脾升胃降这个正常的生理现象（即脾胃失和)，这时就会出现腹胀、食欲不振、口淡无味等现象。

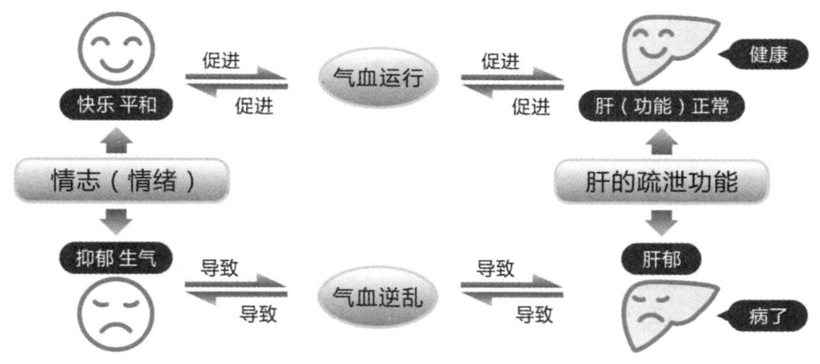

肝与情绪的关系图

肝的疏泄功能对胆汁排泄也有影响。成语“肝胆相照”的最初含义就是取自中医，也就是说肝和胆功能密切联系，相互影响，肝的余气化生了胆汁，贮藏于胆中。当肝的疏泄功能正常，胆中的胆汁才能正常排放于肠内促进油性食物的消化与吸收。如果肝的疏泄功能失调，那么胆汁的生成和排泄都会受到影响，就会出现口苦，胸闷，消化不良，甚至黄疸。

•揭开女子月经和男子生殖性功能的秘密•

肝的疏泄功能对女子月经和男子排精的影响。女性月经是女性生

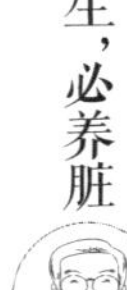

理的一个重要特点，也是女性身体健康的一个信号灯，月经一旦出现问题，就标志着女性身体的脏腑功能、气血功能出现或多或少的问题。因为，女性月经与人体肝、脾、肾等内脏功能有密切关系。

在这里，重点谈谈肝与月经的关系。肝的疏泄功能正常，则气机（气的运动）疏畅，进而可以推动女性月经按时来（即周期正常），经行通畅；如果肝的疏泄功能失调（如肝郁），则气机紊乱，月经就会出现周期紊乱（如提前或者推后），经行不畅，甚至痛经等。

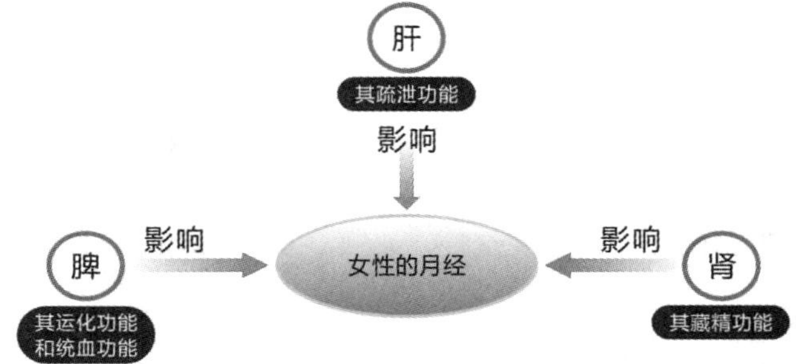

月经与肝、脾、肾的关系图

男性的生殖，男性的排精能力与肾关系密切，中医认为“肾主藏精”。现在市场有很多“壮阳”药，大都为补肾补阳之药，然而一些人用了，其效果并不怎样，有些人甚至还出现流鼻血、咽喉疼痛等“上火”现象。为什么会这样呢？其实原因可能很简单，如果他们的肾、他们的“阳”并不虚，盲目滥用补肾壮阳之品，其效果当然也就不会好。他们的生殖功能、性功能低下，另有原因（如与肝）。

实际上，男性的生殖功能、性功能主要是肝肾两脏密切合作的体现。中医上认为肾主藏精，而肝主排泄。如果肝的疏泄功能异常的话，男性的生殖、性功能也会出现异常。而肝的疏泄功能又常常受到情绪，即精神因素的影响，也就是说精神因素也会影响到男性的生殖功能、性功能，尤其是长期抑郁、精神压力过大等。这方面也应该引起大家的重视。如下图所示：

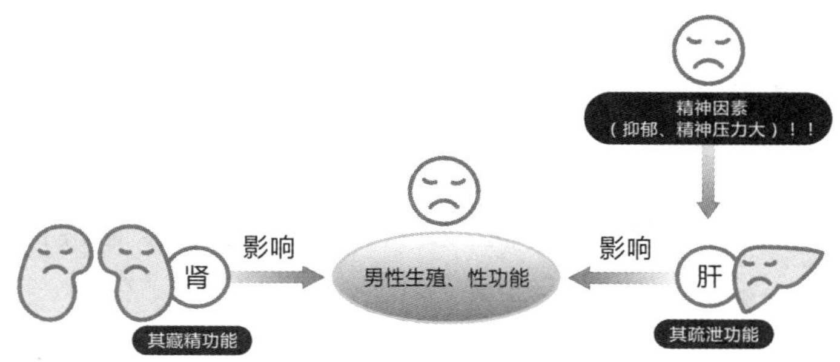

男性生殖与肝、肾的关系图

·谈“肝”勿色变·

“肝病”是现代社会很常见的一类疾病，由于一些“肝病”预后比较差，所以一部分人甚至谈“肝”色变。这其实是没有必要的，很多“肝病”是可以防治的。

而且，对于肝功能的认识，中医和西医有很大的不同，人们很容易混为一谈。并且，祖国医学中有一整套防治“肝病”的方法。

所以，在这里，我首先谈谈中医和西医对肝的不同认识（很重要）。

1. 现代医学对“肝”的认识

肝位于人体右上腹，大部分被胸廓所掩盖，仅有很小部分，即肝的下缘直接接触腹壁，可以用手触诊。

现代医学认为肝是人体最大的腺体，血管极为丰富。它接受双重的血液供应，即接受肝动脉供血外，还接受肝门静脉的注入，以保证“肝”旺盛的新陈代谢。

肝是人体非常重要的器官，人不能离开肝脏而存活。肝的功能极为复杂和重要，它是机体新陈代谢最活跃的器官之一。

肝的功能，可以简单地概括为五个方面：

其一，新陈代谢功能。肝参与了糖、蛋白质、脂肪三大营养物质的代谢。如果肝功能受到损伤，三大营养物质的代谢都会受到影响。

其二，肝的解毒功能。人体内的激素以及药物、酒精等物质的转化与解毒绝大部分都是在肝脏中进行的。在肝病严重时，肝的解毒功能就会下降，体内有毒物质就会蓄积，从而会对其他器官进行损害，以及对肝本身进行损害。

其三，肝生成和分泌胆汁。胆汁储存在胆囊中，参与人体消化，尤其是脂类物质的消化和吸收。当一个人一吃油腻食物，就感觉不舒服，甚至恶心、呕吐，就要考虑肝胆是否生病了。

其四，参与人体凝血止血机制。当人体的血管破损时就会出血，如果创面比较小，伤口很快就自行结痂而止血了，这就是人体凝血止血机制发挥作用的结果。肝参与了一些凝血因子的合成。当肝功能异常时，也会出现一些皮肤青紫、出血不止等现象。

其五，储血和调节循环血量的功能。由于肝有双重供血系统，因此肝的血容量比较大，可以参与人体循环血量的调节。

肝的五大功能，如下图所示：

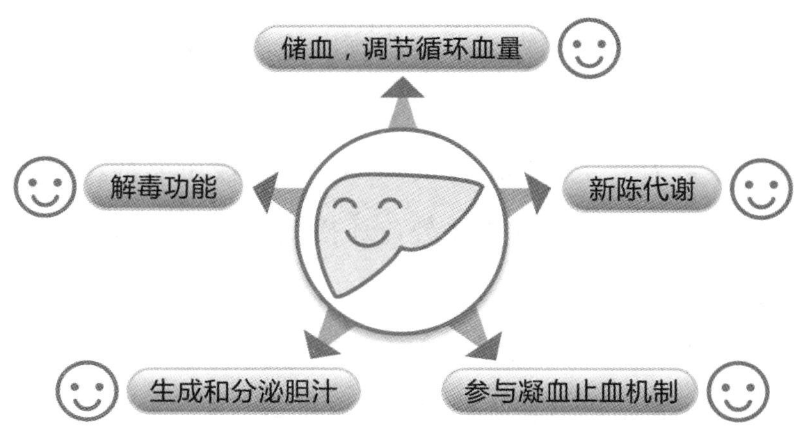

（西医）肝的五大功能图

另外，现代医学还认为肝细胞具有很强的再生功能，也就是说肝损伤如果还不很严重的话，肝很快就可以通过其再生的功能来修复自身，恢复其正常功能。

由上所述，西医认为肝确实很重要，严重的“肝病”甚至会危及生命。而现代社会“肝病”，尤其是脂肪肝和传染性肝炎（如乙肝）发病率很高。这两类“肝病”正处在一个非常重要的关键环节上，如果这时候，给予恰当的调理和保养，通过肝强大的再生功能，“肝病”就有可能逆转，甚至完全恢复健康。但是，如果到这时候还没有得到恰当的调理和保养，就可能向更严重的“肝病”发展（如肝硬化、肝癌），那就很麻烦了，到那时候，我们只会产生更多回天乏力的感慨。如下图所示：

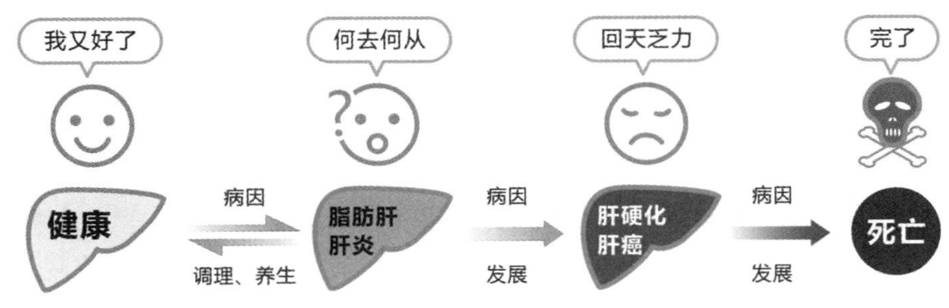

“肝病”演化图

而中医养生在这里（即“肝病”的防治方面）大有用武之地。我认为，其原因有三：

其一，祖国医学在整体“治未病”的思想指导下，有完整的预防养生的方法，在肝还没有任何问题的时候，就进行有规律的保养，从而从根本上可以降低“肝病”的发生率。

其二，在现代医学临床还未检测出肝脏的任何异常指标的时候，而祖国医学就通过其特有的望、闻、问、切的诊断体系及时发现一些症状，尽早进行调理，从而减少肝发生真正的器质性病变的机会。（所以，当中医说你的肝有问题时，你千万不必紧张，因为你的肝可能还没有任何器质性病变，我们有的是机会和办法。）

其三，即使肝脏已经发生了一定的器质性改变（如脂肪肝、肝炎等），中医养生仍有一些特别的调理方法，有可能让病情逆转，甚至完全康复。

2. 祖国医学对“肝”的认识

祖国医学认为，肝位于中焦（膈与脐之间），也是一个非常重要的脏，而且在肝与人的情志，肝与女性乳房、月经关系等方面均有独到见解。

肝的主要功能集中在两个方面，一个是肝主藏血，另一个是肝主疏泄。

我首先谈一下肝主藏血的功能。

肝主藏血，就是指肝具有贮藏血液、调节血量以及防止人体出血的功能。故，中医中也称肝为“血府”。

人体血液作为人体三大营养物质（气、血、津液）之一，非常重要，与心、脾、肝等脏都有密切关系。为了防止大家混淆，我简单地理一下它们与血的关系。

脾，为气血生化之源，也就是具有造血的功能，同时还具有统血（即管理血）的功能；心主血脉，即心是动力，可以推动血在脉管里运行，以营养全身；肝主藏血，它是一个血府，就像长江上的三峡大坝一样，可以旱时放水，涝时蓄水，调节人体血量。所以心、脾、肝三脏对于血液而言，各司其职，密切配合。所以有关血证，可能是多个脏的功能异常，这也从另一个方面反映了中医的整体观。如下图所示：

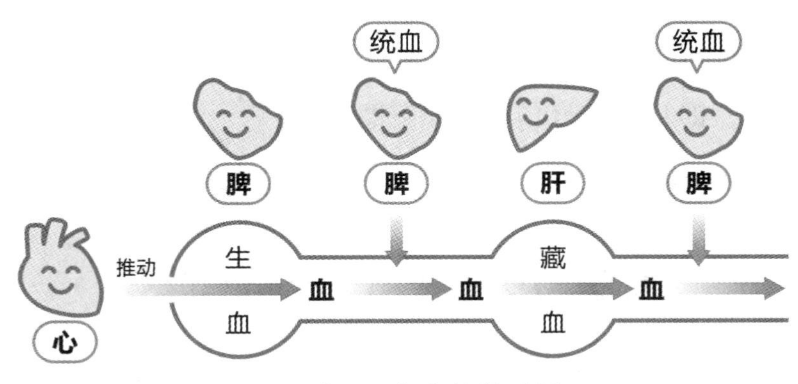

心、脾、肝与血的关系图

肝主疏泄的功能可以认为是肝最重要的一个功能，也是中医关于肝功能认识很有特色的一部分。疏，即疏通；泄，即排泄，发泄。肝主疏泄是指肝具有保持全身气机（即气的升降出入运动）疏通畅达的意思。

肝主疏泄，首先对全身气机的影响。中医认为，气是人体最重要的营养物质，位于三大营养物质（气、血、津液）之首。气主动，即气只有在运动中才能营养全身，而血和津液的运行，也有赖于气的推动作用。气一旦运行不畅，即气滞了，就会导致血瘀和津液运行不畅等许多问题。

而肝的生理特性就是升、动、散。其疏，可使气的运行通而不滞；其泄，可使气散而不郁，从而保证气的运行正常。

另外，正如前面文章讲到，肝的疏泄功能还会对人的情绪、脾胃的功能、女性的月经、男性的生殖性功能以及胆汁的贮存和排泄等都可以进行调节，所以当肝的疏泄功能失调时，人体这些方面均会出现不同程度的问题。正因此，我经常讲：养肝先疏肝。

最后，大家也要注意：肝开窍于目，是指肝的功能正常与否与人的眼睛密切相关。《黄帝内经》中说："肝气通于目，肝和则目能辨五色矣。”如果肝不藏血，则眼睛就会干涩；肝火太旺，眼睛就会红肿胀痛等。“清肝则明目”的意义也在于此。比如菊花、决明子能清肝，就对眼睛好，即具有明目功能。如下图所示：

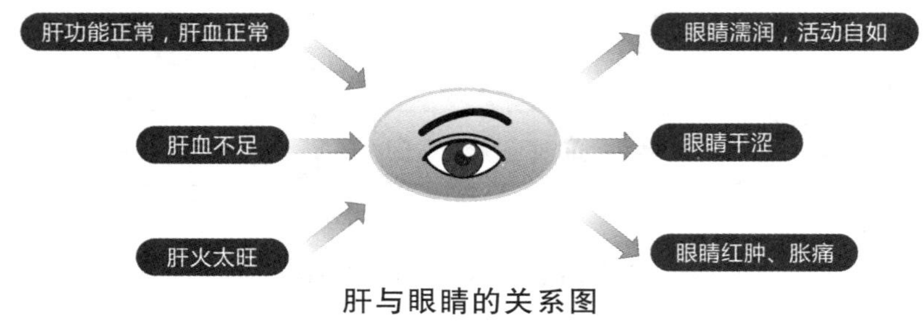

肝与眼睛的关系图

•肝的日常保养•

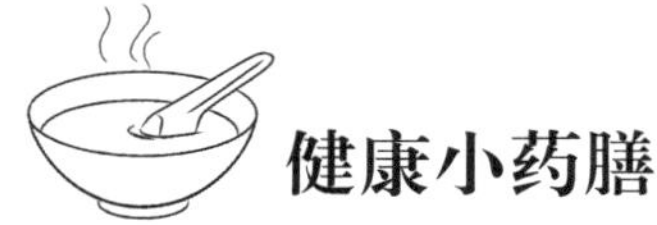

健康小药膳

平时可以多食芹菜、菠菜、莴笋、木瓜、鸡肝、山药等食物，以及菊花、陈皮、青皮、玫瑰花、决明子、枸杞子等养生中药。

菊花养肝茶

取菊花 20 克、枸杞子 15 克、陈皮 10 克混合，每次取 5~10 克泡水代茶饮。

功效与适用人群：疏肝理气、清肝明目。可用于电脑工作者，眼睛干涩者，以及肝的日常保健。

玫瑰养颜茶

取玫瑰花 20 克、当归 10 克、菊花 10 克混合，每次取 5~10 克泡水代茶饮。

功效与适用人群：理气活血、养颜抗衰，可用于女性日常养生。

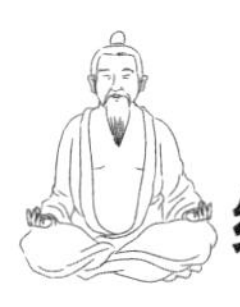

经络养生

每天早晚用掌根向上推足厥阴肝经（下肢段）30~50 遍，分别揉按太冲穴、阳陵泉 1~3 分钟。

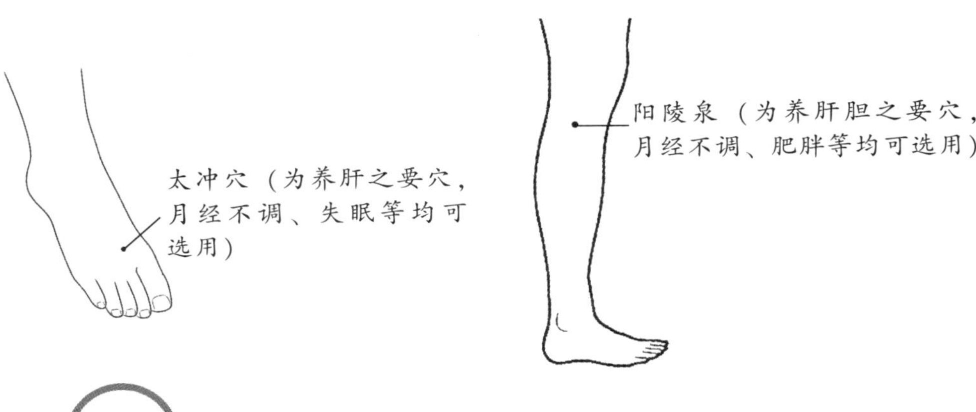

情志养生

肝脏与人的情绪是一种双向调节的关系。因此，保持良好的情绪是一种重要的养肝方法。听音乐，练书法，参加公益活动等均是保持良好情绪的不错选择。

•如何保养胆，才能减少胆病•

胆石症、胆囊炎等胆部疾病目前发病率很高，每次发作都会给患者带来很大的痛苦。那么，在日常生活中，我们应该如何保养胆，以尽可能预防这些胆病，减少其发作呢？对此，我有如下建议，供大家参考使用。

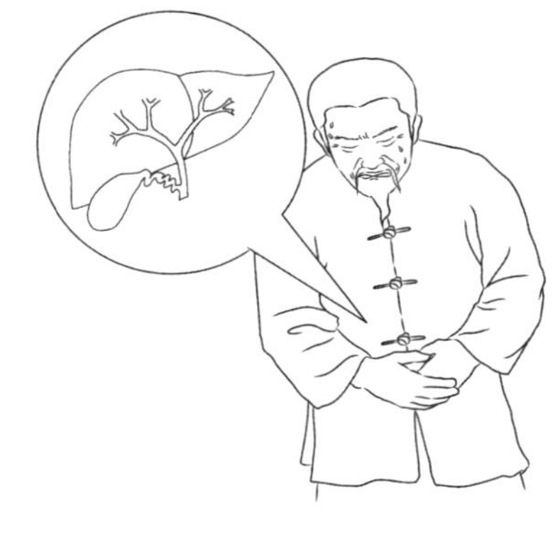

其一，按时饮食，尤其要注意按时吃早饭。据有关数据和资料显示，经常不吃早饭者患胆病的概率明显高于按时吃早饭者。少吃油腻食物，如油煎鸡蛋。

其二，如果我们发现身体上出现一些关于胆病的“不健康”信号，应该尽早到医院就诊。

其三，早晚用空拳向下敲足少阳胆经（下肢段）30~50 遍，分别揉按阳陵泉、足三里、太冲等穴位，每穴 1~3 分钟。

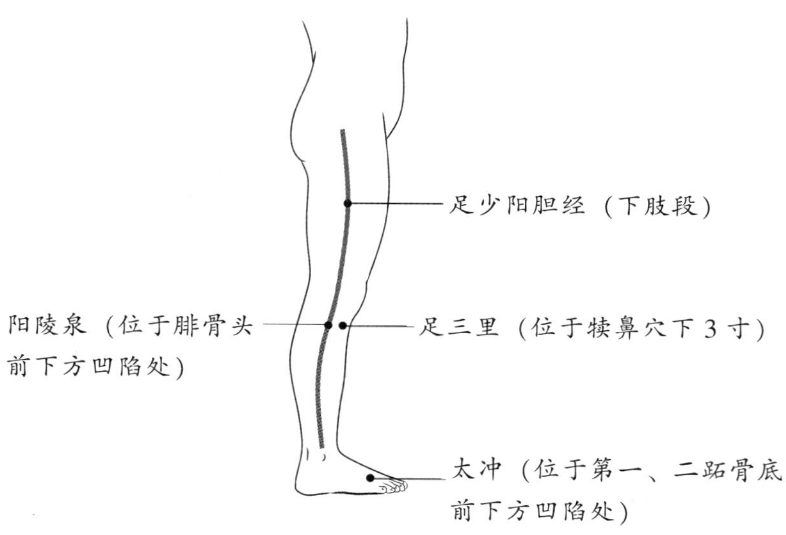

养肾与养生

养肾歌：

人的根，肾是本，
根本藏精人不老。
肾若亏虚睡不好，
耳鸣腰痛易疲劳，
房事不和发易落。

养肾先要夜不熬，
牙齿常叩①唾要咽②，
黑色食物③要常食，
常练“151 养肾”④，
健康长寿子孙旺。

温馨提示

①牙齿常叩　齿为肾之标，常叩齿可以健齿养肾。

②唾要咽　唾液来源于肾，故有咽唾以养肾之说。

③黑色食物　指是黑米、黑芝麻、黑木耳、黑豆等食物，常食它们可以养肾。

④“151 养肾”　指的是我编的“151”经络养肾功，详见第五讲“足少阴肾经”篇。

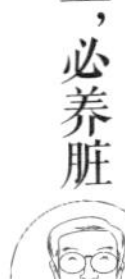

•肾主藏精人不老•

“肾”是我们生活中说的频率很高的一个内脏。我们经常开玩笑说“肾虚”，到底是什么“虚”？经常说“补肾”，到底补什么？肾在人体生理方面有哪些重要的功能？我在下面就重点谈谈这些问题。

首先说关于“肾虚”的问题。“肾虚”到底是什么虚？现在就可以明白地告诉大家：肾虚就是指肾精亏虚，这个“精”，就是指“精气”，是一种特殊的营养物质，贮藏在肾中，所谓“肾主藏精”就是指这个意思。

正如《黄帝内经》中说：“肾者主蛰，封藏之本，精之处也。”

具体来讲，这个“精”，有广义和狭义之分。广义的精，指的是人体一切气、血、津液，包括从饮食中吸收的“水谷精微”都属于“精”的范畴，统称为精气。狭义的精，是特指生殖之精，受之于父母，与生俱来，故也称为“先天之精”。如下图所示：

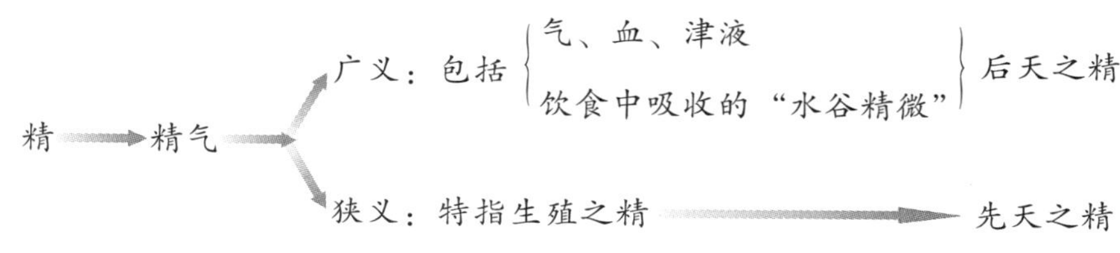

精的范围图

那么，肾精又有什么重要作用呢？简单地说，可以分为两个方面：一是促进机体生长、发育和生殖；二是维持和调节整个人体生理代谢活动。

关于肾精，即肾气（精化为气）的作用，在《黄帝内经》中有一段非常精彩的描述，现摘录如下：

“女子七岁，肾气盛，齿更发长。二七而天癸至，任脉通，太冲脉盛，月事以时下，故有子。三七，肾气平均，故真牙生而长极。四七，筋骨坚，发长极，身体盛壮。五七，阳明脉衰，面始焦，发始堕。六七，三阳脉衰于上，面皆焦，发始白。七七，任脉虚，太冲脉衰少，天癸竭，地道不通，故形坏而无子也。”

“丈夫八岁，肾气实，发长齿更。二八，肾气盛，天癸至，精气溢泻，阴阳和，故能有子。三八，肾气平均，筋骨劲强，故真牙生而长极。四八，筋骨隆盛，肌肉满壮。五八，肾气衰，发堕齿槁。六八，阳气衰竭于上，面焦，发鬓颁白。七八，肝气衰，筋不能动。八八，天癸竭，精少，肾脏衰，形体皆极，则齿发去。”

其中“天癸”，是指人体肾中精气充盈到一定程度时产生的一种精微物质，这种物质可以促进人体生殖器发育和维持人体生殖的功能。

由上可见，肾中所藏之肾精的盛衰，是人的生、长、壮、老、死整个生命历程中的根本因素。再说得通俗一些，人的整个生命过程，就是肾精的盛衰变化过程，整个人体的新陈代谢都事关肾精充实与否。

从这个意义上，所谓养生，就是养肾；要抗衰老，根本上是保养肾，防止肾的衰老。正所谓：人老肾先衰。

可见人们平时所说的“肾虚”，确实是大事情，小则事关生殖、性功能；大则事关生命盛衰过程，事关生死。

而且中国传统观念又特别重视传宗接代的事情，所谓“不孝有三，无后为大”。可见这个玩笑开得“够狠”“够毒”“正中命根”。

除了上述肾主藏精的功能之外，肾还有许多功能。如肾还具有主水的功能，指的是人体内的水液（即津液）代谢也需要肾的管理和调节。如果肾虚不能主水了，会出现小便过多或过少等排放异常现象，甚至尿失禁，会出现排汗异常，如盗汗（夜间睡觉时出汗，多为阴虚），自汗（动则汗出，多为阳虚），或出现水液滞留于体内而形成水肿、肥胖等疾病。

肾还主生长、发育，主骨生髓，其华在发，开窍于耳及二阴（即前阴外生殖器和后阴肛门）等。也就是说人的生长、发育，以及骨、髓、发、耳以及二阴均需肾精来濡养。一旦肾精不足，即肾虚时，人的生长发育，它们的形态和功能都会受到影响，甚至生病。

另外，我们在保养肾时，要注意到情绪因素。中医上有“肾在志为恐”“恐则伤肾”之说。也就是说，恐惧这种不良的情绪易伤肾，因为肾藏精而位置居下焦（脐以下），肾精要营养全身，必须要向上散布到全身，而“恐则气下”（例如你在受惊吓或紧张时想小便就是例证），使肾精不能上，而向下，进而影响全身的新陈代谢和机能。所以，平常保养应尽量避免恐惧等不良的情绪，如不看或少看恐怖片等，也不要恐吓别人，尤其是对于老人和孩子而言。

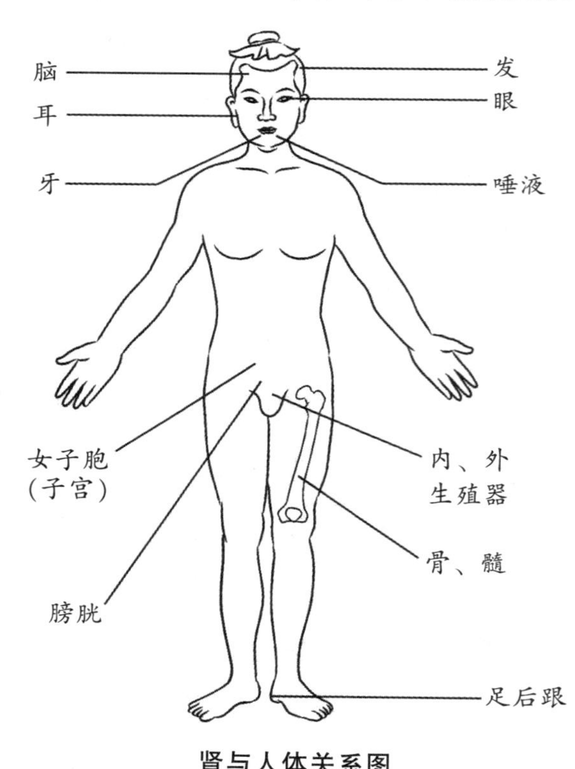

肾与人体关系图

综上所述，我们可以看到“肾”的确很重要。养生在一定意义上就是抗衰老，抗衰老就是养肾，正如我在养肾歌中所言：“人的根，肾是本，根本藏精人不老。”

·补肾分阴阳·

肾既然这么重要，养肾就显得很有必要了，而且肾一般没有实证，多为虚证。所以养肾，一般也就可以称为“补肾”了。

至于到底怎么补肾，这里面又有很大学问。“补肾”不等于“壮阳”。

要“补肾”，首先要解决一个问题，那就是关于“阴阳”的问题。因为肾虚常根据人体的阴阳盛衰情况，分为肾阴虚和肾阳虚两种情况，如果不分阴阳，贸然进补，不但不能取得预期的效果，甚至会适得其反。例如一些男性朋友盲目服用一些“补肾壮阳”药之后，出现“上火”的现象，就是典型的例证。

所以，补肾，首先要分清到底是肾阴虚，还是肾阳虚，然后再具体给予不同的补肾方案，这样才能取得好的效果。

为了大家更好地应用，我特地列了下表，分别列出了肾阴虚和肾阳虚的各自表现、特点以及调理方案，以供大家参考。

肾阴虚与肾阳虚的表现及其养生方法表（补肾表）

项目		肾阴虚	肾阳虚
临床表现	年龄	儿童、青年、中年、老年人	多见于中老年人
	性别	男、女均可见	男、女均可见
	寒热	多怕热	多怕冷
	喜食	冷饮	热食
	舌象	舌红苔少或无苔	舌淡苔白
	四肢	可有五心烦热	可见四肢冰凉
	腰背	可见腰膝酸软	可见腰膝酸软
	睡眠	易失眠、入睡困难	易多梦、易惊醒
	大便	多见大便干，甚至便秘	可见大便稀溏

续表

项目		肾阴虚	肾阳虚
临床表现	小便	色黄，量少	色淡，量多
	性功能	男性可见早泄、遗精 女性可见阴道干涩	男性可见阳痿、早泄 女性可见性欲低下
	生殖功能	可见不孕不育	可见不孕不育
	月经	可见月经不调	可见月经不调
常用中成药		六味地黄丸、左归丸	金匮肾气丸、肾脾双补口服液
常用保健经络		足少阴肾经、足太阳膀胱经、手少阴心经	足少阴肾经、督脉
常用保健穴位		涌泉、三阴交、神门、太溪、至阴、劳宫等穴	足三里、关元、命门、腰阳关、大椎、太溪等穴
常用食疗		可多食山药、黑芝麻、黑木耳、核桃、银耳、麦冬等	可多食黑芝麻、核桃、桂圆、狗肉、羊肉、甲鱼、冬虫夏草等
起居注意		少熬夜（至少在晚 11 点前睡）	少熬夜（至少在晚 11 点前睡）
		节房事	节房事

注：表中所提到的保健经络和穴位，详见第五讲的相关文章。

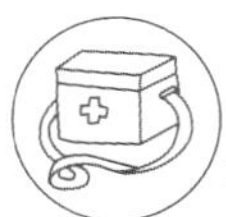

老杜药箱

六味地黄丸 主要由熟地黄、山茱萸、山药、泽泻、牡丹皮、茯苓等中药组方，能滋阴补肾，主要用于肾阴亏虚所致的腰膝酸软、舌红苔少或无苔、口干嗜饮、怕热、五心烦热、盗汗、大便干、小便黄等。

（六味地黄丸为补肾阴的代表方药，但不可乱当保健药服用，需有肾阴亏虚的症状才能应用。古为儿科用药，今常为成人用药。）

左归丸 由熟地黄、山药、枸杞子、山茱萸、牛膝等中药组方，能补肾阴，填精髓，主要用于真阴不足所致的头目眩晕、腰膝酸软、遗精早泄、盗汗、口燥舌干、舌红苔少等。

（六味地黄丸适用于阴虚内热，补中有泻；左归丸适用于真阴不足，纯补无泻。再说通俗些，肾阴虚轻者用六味地黄丸，重者用左归丸。）

金匮肾气丸 由桂枝、附子、地黄、山药、山茱萸等中药组方，能补肾助阳，主要用于肾阳亏虚所致的腰膝酸软、怕冷，或身半以下常有冷感、阳痿早泄、水肿、舌淡苔白等。

（金匮肾气丸为补肾阳的代表药方。不可乱当保健品使用，需有肾阳亏虚的症状方可用。）

肾脾双补口服液 由熟地黄、山药、菟丝子、陈皮、鸡内金等中药组方，能补肾健脾，主要用于肾脾两虚之体倦食少，头晕耳鸣，腰膝酸软等。

（肾脾双补口服液是补肾健脾的常用中成药，既有肾虚的症状又有脾虚的症状用之良。）

山药 营养丰富，自古便视之为物美价廉的补虚佳品。既可入药，又可作为蔬菜食用。其性平，味甘，可以益气养阴，健脾补肾，润肺，固精，止带，是常见的保健食物，男女老少均可食用。

（山药用于保健常可以蒸、煮、炒、煲汤等方法食用。特别推荐食用方法：山药削皮切块，放入盘中，加入2勺蜂蜜（糖尿病患者不加），蒸20~40分钟即可食用。）

黑芝麻 又称乌芝麻、胡麻仁等。是常见的药食两用的保健食品。其性平，味甘，能补肝益肾。现代营养学认为黑芝麻含有丰富的卵磷脂、叶

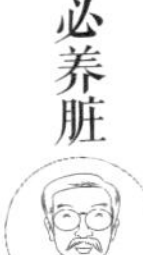

酸等，具一定的预防老年痴呆的功效。尤其适合老人、儿童的保健。

（大便稀者，少食。保健常可以炒、做馅等方法食用。特别推荐食用方法：把黑芝麻炒熟并打成粉，可加入米粉，早晚用开水冲成糊状食用，可加糖或盐。）

黑木耳 其色泽呈黑褐色，味道鲜美，营养丰富，是常见保健食物。其性平，味甘，能补气养血，润肺止咳，润肠通便。男女老少皆宜。现代营养学认为黑木耳含有丰富的铁、钙、硒等微量元素和维生素，常吃可养血驻颜，抗衰老，具有一定的预防心脑血管疾病和抗癌的作用，是值得推广的保健食物。

（鲜木耳含有毒素不可食用。便稀者少食。常可以炒、烧汤、做馅、凉拌等方法食用。特别推荐食用方法：干黑木耳用水泡开后洗干净，与洋葱凉拌。可以养血宣肺，美容保健。）

核桃仁 也称胡核仁，其性温，味甘、涩。能补肾益精，健脑乌发，温肺定喘，润肠通便。可用于肾虚、腰痛、乌发、阳痿、遗精、便秘、胃寒、宫冷以及保健益智、抗衰老等。男女老少皆宜。

（大便稀溏者少食，一次食用不可过多，以防消化不良，导致腹泻。特别推荐食用方法：核桃夹裂，加盐炒熟吃补肾更佳，每天 3~5 颗即可。）

狗肉 味道醇厚。其性温，味咸、酸，具有温脾健胃、强肾壮阳之效。对于肾虚腰痛、小便频数、夜尿多、阳痿早泄、胃寒、宫冷者等均有良效。是常见的能温阳补肾的食物。

（由于狗肉性温，易发散，所以易“上火”者、痔疮患者等慎食，儿童少食。狗肉宜小火慢炖，等到肉烂汤香食用为佳。）

羊肉 我国西北地区的人们喜食，可能与食羊肉能御寒长气力有关吧。其性热，味甘，能补肾，强筋，健脾，养血。为温补肾阳之佳品。

（由于羊肉性热，易发散，所以易“上火”者，以及儿童应少食。）

冬虫夏草 也称虫草。由于其滋养保健效果好，且主产地在青藏高原，产量低，故价格昂贵。其性温，味甘，尤其适合肺肾两虚者，如老慢支患者、早衰者等。具有保健、抗衰老、美容之效。

（易“上火”者和儿童慎用。保健推荐使用方法：泡酒饮用或把虫草研末冲服，一天一条即可。）

•男性健康不盲从•

近年来，不育症、阳痿、早泄等男性病呈明显上升趋势，应该引起大家，尤其是成年男性的重视。这些疾病在中医学上认为均与精室这个脏器有关。

精室，是中医学上对男性主要生殖器官的特有称谓，相当于现代医学上所讲的“睾丸”，主要与男性的生殖性功能有关。值得大家注意的是，中医学认为精室的功能状态主要取决于肾、肝、脾等内脏的功能状态。

在中医学上治疗（或调理）男性生殖性功能的疾病，一般都要从肾、肝、脾等内脏入手。大家经常在生活中听到（或运用）“补肾壮阳”的方法来调理或改善男性的生殖性功能，就是这个道理。

但是，在这里也要特别提醒大家，不要一提增强男性的生殖功能，就只知道用“补肾壮阳”的方法。一些男性吃“补肾壮阳”的药物或保健品，甚至会出现流鼻血、口干舌燥、口舌生疮“上火”现象，其

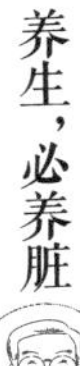

改善生殖性功能的效果却不好，排除假药这种可能性后，我们就要怀疑“补肾壮阳”这种方法是否适合他本人身体的实际状况，就要考虑从肝、脾等其他内脏入手进行调理。

有些男性由于长期精神压力大、情绪消极而导致肝郁气滞，进而出现阳痿早泄等现象，我们就要从调节情绪、疏肝理气角度入手进行调理。

有些男性由于长期脾胃虚弱、消化不良导致气血亏虚而出现生殖性功能减退。那么我们从健脾胃、补气血角度入手进行调理，往往会收到更好的效果。

所以，不管治病还是养生，千万不要盲从，应该因人而异，最好能采用“个性化”的调理方案。

男性阳痿、早泄病的“个性化”调理方案表

疾病	常见“不健康”信号	调理原则	调理方法
阳痿、早泄（肝郁气滞型）	阳痿、早泄，性功能低下，经常烦躁易怒、闷闷不乐、胸闷、口苦等。	（调肝）疏肝理气	中成药：逍遥丸 食疗：多食芹菜、萝卜、小茴香、鸡肝等食物。 养生茶：取陈皮 30 克、枸杞子 20 克混合，每次取 5~10 克，泡水代茶饮。 经络养生：早晚分别揉按支沟、阳陵泉、太冲等穴位，每穴 1~3 分钟。
阳痿、早泄（肾阳虚型）	阳痿、早泄、性功能减退、四肢冰凉、怕冷、精力不足、腰膝酸软、易疲劳等。	（调肾）补肾壮阳	中成药：右归丸、肾脾双补口服液 食疗：多食核桃、黑芝麻、黑豆、板栗、山药、牛肉、羊肉、海参、虾、韭菜、牛鞭、狗鞭等。 经络养生：早晚分别按揉或艾灸关元、命门、足三里等穴位，每穴 1~3 分钟。

续表

疾病	常见“不健康”信号	调理原则	调理方法
阳痿、早泄（脾虚型）	阳痿、早泄、性功能减退、四肢无力、食欲不振、腹胀、面黄、大便稀等。	（调脾）健脾胃、补气血	中成药：健脾丸、肾脾双补口服液 食疗：多食小米、大枣、山药、乌鸡、黑米、花生、桂圆、山楂、松花粉等。 养生茶：取陈皮30克，黄芪20克混合，每次取5~10克，泡水代茶饮。 经络养生：早晚分别揉按（或艾灸）关元、足三里、太冲等穴位，每穴1~3分钟。

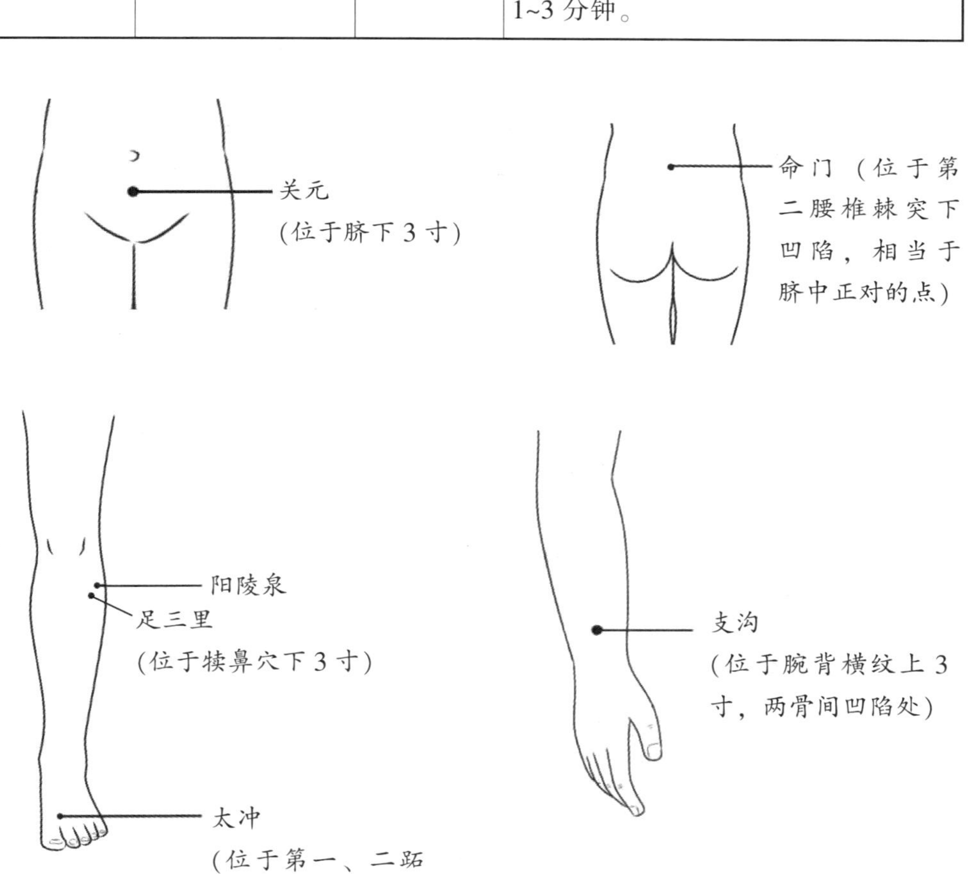

·关注失眠·

祖国医学认为，失眠是由于各种原因引起人体心神逆乱所致，也与肝、脾、肾等内脏功能失调有关。故中医养生调理失眠，多以养心宁神为核心的方案进行，其效显著。

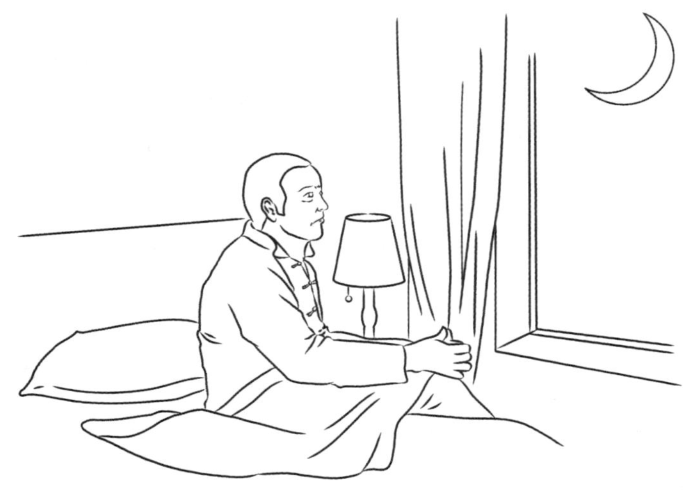

下面介绍一些调理失眠的较简单易行的养生方法，供大家参考使用：

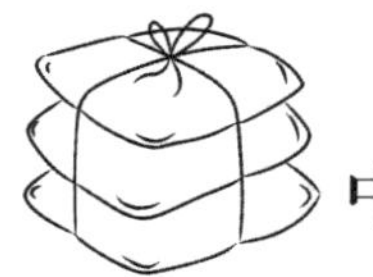

中成药调理

由于失眠的病因复杂，且对应的中成药较多。我把失眠分成三种最常见的类型，分别进行调理，以提高疗效。

[心肾不交型]

失眠，并伴有舌红苔少或无苔、口干嗜饮、耳鸣头晕、手足心热、腰膝酸软、心中烦躁、盗汗、小便黄、大便干等。

可用中成药：天王补心丹

[肝气郁结型]

失眠，并伴有烦躁易怒、闷闷不乐、胸闷、两胁胀痛、眼睛干，女性可伴有乳腺增生症、月经不调等。

可用中成药：加味逍遥丸，泻肝安神丸

［**心脾两虚型**］

失眠，并伴有健忘、乏力、食欲不振、头晕目眩、面色发黄或苍白等。

可用中成药：归脾丸，复方阿胶浆

健康小药膳

失眠者可以多食莲子、藕、银耳、黑米、黑芝麻、黑豆、大枣、小米、山药等。

小米养心粥

取小米 100 克、莲子（去芯）20 克、枸杞子 15 克同煮粥。

功效与适用人群：养心宁神，补肝肾。可用于睡眠质量差、失眠者，尤其是心肾不交型失眠者。

鸡心青皮汤

取新鲜鸡心 100 克，青皮 10 克，百合 10 克，葱、姜、盐、糖等各少许。先把鸡心切成片用沸水氽一下以去其腥味，然后与青皮、百合等共煲汤食之。

功效与适用人群：养心安神，理气。可用于睡眠质量差、失眠者的日常保健，尤其是肝郁气滞型失眠。

黑米大枣粥

取黑米 100 克、大枣 10 枚、花生 30 克、银耳 30 克、糯米 30 克，共煮粥饮。

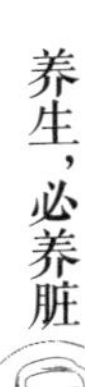

功效与适用人群：养血安神，可用于气血亏虚，身体虚弱伴有失眠患者，尤其是心脾两虚型失眠。

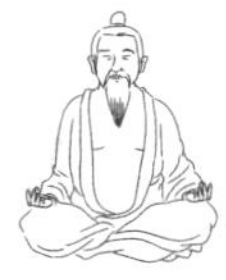

经络养生

早晚用掌根向下推手少阴心经（上肢段）30~50 遍，向上推足少阴肾经（下肢段）30~50 遍，分别揉按内关、神门、足三里、太冲、涌泉等穴位，每穴 1~3 分钟。

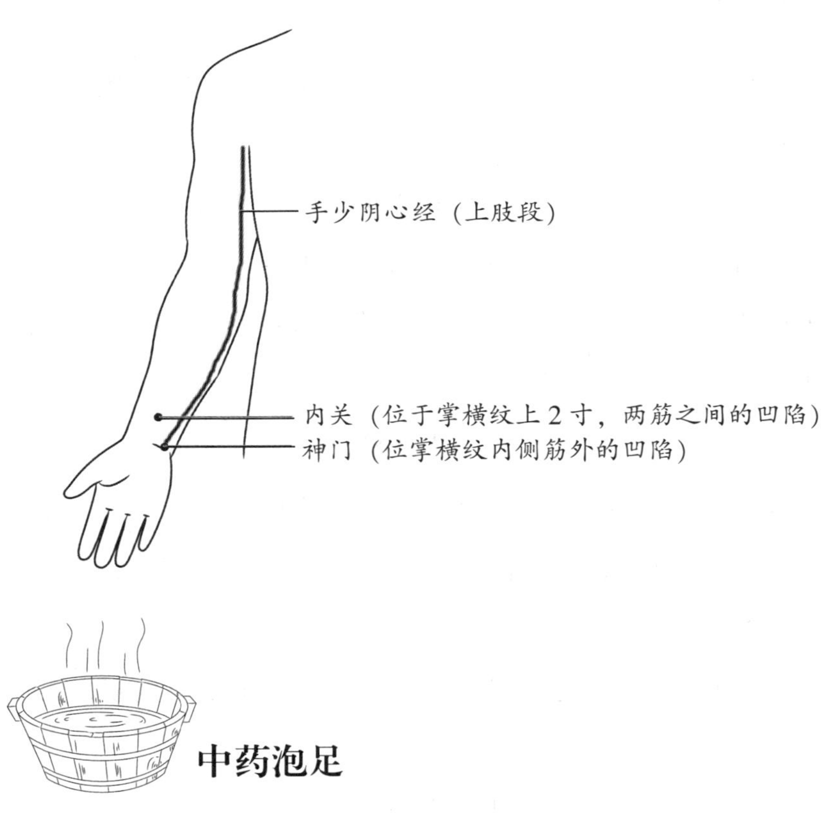

中药泡足

益母枣仁安神汤

取益母草 15 克、酸枣仁 30 克、丹参 10 克、夜交藤 10 克、远志 15 克、陈皮15 克、黄柏 10 克，一同煎水泡足。每次泡足 15~20 分钟，期间可以不断添加热水，以维持水温在40℃左右。注意心脏病、高血压患者泡足须谨慎，如需泡足，其时间要短一些，如有胸闷、头晕等不适立刻停止，平卧休息，并密切观察。

此法对于睡眠质量差、失眠多梦者均有效。

老杜点评：失眠者平时注意调控情绪，保持心情愉快也有利于睡眠。可以多听听轻音乐，睡前可适当运动，晚饭不要过晚、过饱等。

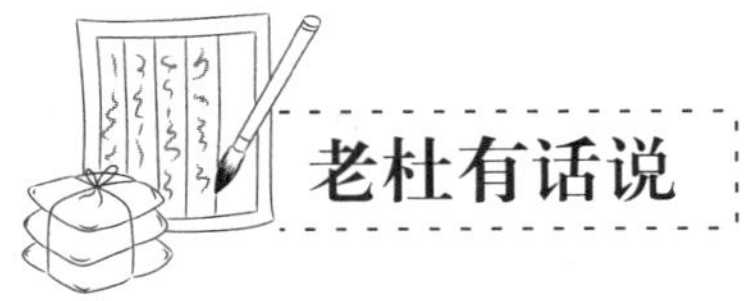

人为什么会失眠?

祖国医学自古就认为充足的睡眠对于维持人体健康是非常重要的，常称睡眠为“眠食”，为日常养生之关键。那么，人们为什么会失眠呢?

引起失眠的原因非常多，主要有以下几种：

其一，心理因素。长期精神紧张或压抑，生活和工作的压力，人际关系紧张等因素是造成人们失眠的一个重要原因。

其二，起居失常。现代生活的一个重要变化，就是所谓的“夜生活”丰富了，尤其是在一些大中城市。人们在该睡觉的时候，还在看电视、上网，与朋友一起吃宵夜、跳舞、泡KTV等。

古语常言：日出而作，日落而息。从中医养生角度来看，这句话还是有现实意义的。中医学认为，夜晚属阴，白昼属阳。夜晚阴气渐盛，阳气渐消，人们就应该尽早去睡觉，来充分养阴；旭日东升，阳气渐长，人们就应该及时起床活动、工作来充分养阳。这样才能保证我们人体的阴阳平衡。长期熬夜，人体的阴阳必然失调，就很容易造成失眠，并且会进一步损害人体健康。现代医学也认为，长期熬夜很容易导致人体内分泌失调，“生物钟”紊乱，而致失眠。

其三，身体因素。由于身体的一些疾病而影响睡眠，例如风湿性关节炎、胃病、咳嗽、心脏病，以及女性生理期等因素都会影响睡眠，导致失眠。

其四，环境因素。如噪音、过冷、过热、蚊虫叮咬等均会影响睡眠。一些城市夜晚灯光照明过多过强，也会造成所谓的“光污染”，影响睡眠。

其五，一些食物、药物因素。例如白天喝浓茶、咖啡过多，其内所含的茶碱、咖啡因等成分容易让人兴奋而造成失眠。

其六，其他因素。如年龄因素，一些老年人因年老体衰、气血不足而致失眠，正如中医学所言：“年老人阳衰不寐。”睡前剧烈运动、过饥、过饱等原因，都有可能造成失眠。

第三讲

小儿养生与健康

孩子的每一个笑容都沁人心脾，孩子的每一声哭喊都纠结心肺，这是每个为人父母的切身感受。

孩子的健康，关乎孩子的未来、家庭的希望、民族的振兴，特别是当前大多家庭都是一孩、两孩。

在小儿形体稚嫩、脏腑未充（脏腑功能尚未发育完全）的情况下，祖国医学中的精华，“治未病”，即未病先防的思想更适合于儿童的日常养生保健。

与孩子朝夕相处的父母如果了解一些生长发育的基本规律和小儿常见病的防治常识，掌握一些中医小儿养生保健的知识和技能（如小儿药膳、小儿推拿等），就可以更大限度地减少小儿患病，让孩子少遭些罪，成为维护孩子身心健康的真正的第一守护者。

从这个意义上讲，好父母胜过好医生。

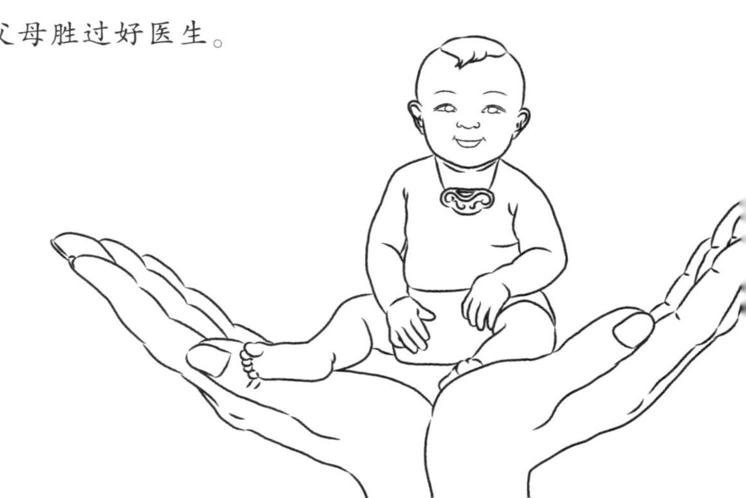

增强小儿体质的方法

菊与竹：我今年28岁，我从小体质很差，成天生病，可以说我的整个童年就是在看病吃药中度过的。我的孩子现在3个月了，虽然我和我爱人现在的身体素质都还不错，可是我还是很担心孩子会像童年的我一样体弱多病，我该怎么办呢？

老杜：一个人的体质好与坏，与先天父母的体质有密切的关系，但是后天的保养更重要。你现在注意自己的营养，给孩子高质量的母乳（坚持母乳喂养好），在孩子五六个月添加辅食时，注意添加辅食的质量。你有时间的话，可以每天早或晚，给孩子做一点小儿推拿。

具体操作可以按照以下方法进行：

第一，现在每天早或晚，用指腹围绕孩子神阙穴（脐正中）做逆时针摩腹，动作可轻柔，每次做3~5分钟。

第二，然后用大拇指揉按孩子的丹田和足三里2个穴位，每个穴位1~3分钟即可。

第三，在孩子6个月大后，每天早或晚，可再加上背部推脊法，即用食指和中指指腹自上而下在脊柱两侧（大约在膀胱经的位置）向下推，每次30~50次，力度以能忍受为度。

（现在菊与竹的孩子已经6岁了，身体很健康，很少生病。）

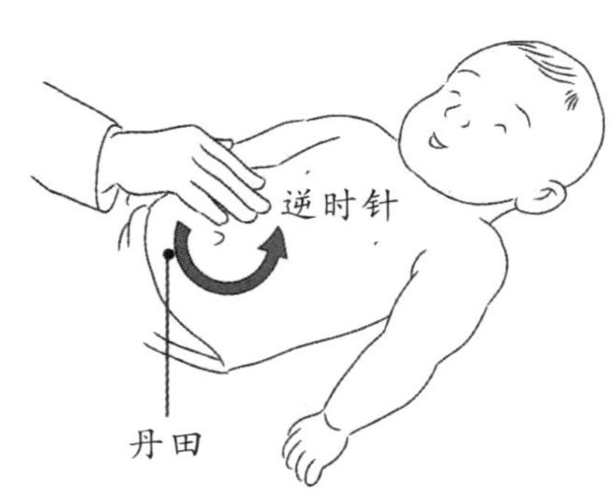

逆时针摩腹图

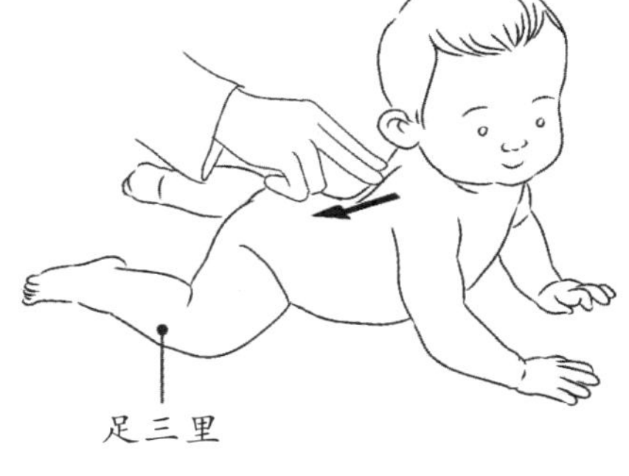

自上而下推脊法图

温馨提示

丹田穴　在小儿脐下 2~3 寸处。可以扶正，提高抵抗力。

足三里穴　与成人足三里穴位置一致，即在犊鼻穴下 3 寸，胫骨嵴外一横指处。可以扶正，健脾胃，提高抵抗力。

助力小儿身高发育

紫花小鱼：我的孩子今年5岁了，是男孩。他在幼儿园班上是最矮的孩子，长得瘦瘦小小的，感觉他长得很慢。带他到医院检查，大夫说缺钙和锌，我买了好多补钙补锌的药，服用了一段时间，感觉效果不太大。心中焦急，不知该怎么办？

老杜：你和你爱人身高有多高？平时孩子吃饭怎么样？睡觉怎么样？喜欢运动吗？

紫花小鱼：我们的个子应该算偏高吧，我身高1.67米，我爱人1.79米。孩子很挑食，不吃葱，不喜欢吃蔬菜和肉，特别喜欢喝饮料，有时一天喝好几瓶。睡觉还好，倒在床上就睡。孩子不太喜欢到户外活动，喜欢在家自己玩变形金刚。

老杜：孩子的生长发育与很多因素有关，比如遗传、是否有充足的睡眠和营养，以及运动情况等。在中医上，认为与先天之本肾和后天之本脾胃关系最密切。你的孩子应该与后天之本脾胃关系更为密切，也就是说主要在喂养、饮食上出现了问题。

孩子在儿童时期，是生长发育最旺盛的时候，当然需要大量的营养，这个营养主要就是需要每天的饮食来提供，主要由脾胃将其转化成气、血、津液，来维持他生长发育的需要。孩子现在挑食，爱喝饮料，长期这样，他体内的气、血，也就是说他生长发育所需营养物质肯定是不够的，光靠保健品、药品是不够的。好好吃饭，加强营养才是根本。

所以，关于你的孩子问题，我有以下几点建议：

其一，把主要精力放在改善孩子的饮食，加强孩子的营养上。要千方百计想办法让孩子正常饮食，不要挑食，荤素搭配，瓜果蔬菜营养全面，让孩子能有充分的气、血来维持他生长发育的需要。我在后面介绍的“黑米大枣养血粥”每天给他吃。也可以给他口服一段时间儿宝颗粒（按说明书服用），养养脾胃。

其二，每天尽量多带他到户外活动，既可以促进发育，增强体质，又可以增进食欲。

其三，按摩导引。每天晚上睡前可以用手小鱼际推孩子的足阳明胃经（向下）的腹部和下肢段，足少阴肾经（向上）的腹部和下肢段，各 30 遍，力度以孩子能忍受为度。然后分别揉按三阴交、足三里、脾俞、胃俞、肾俞 5 个穴位，每个穴位 1~3 分钟即可。

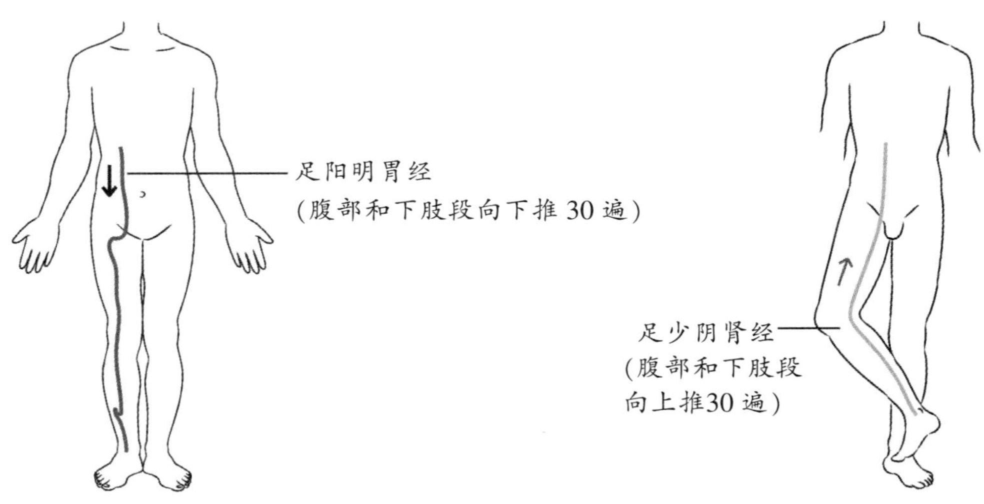

足阳明胃经、足少阴肾经图

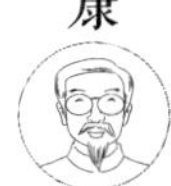

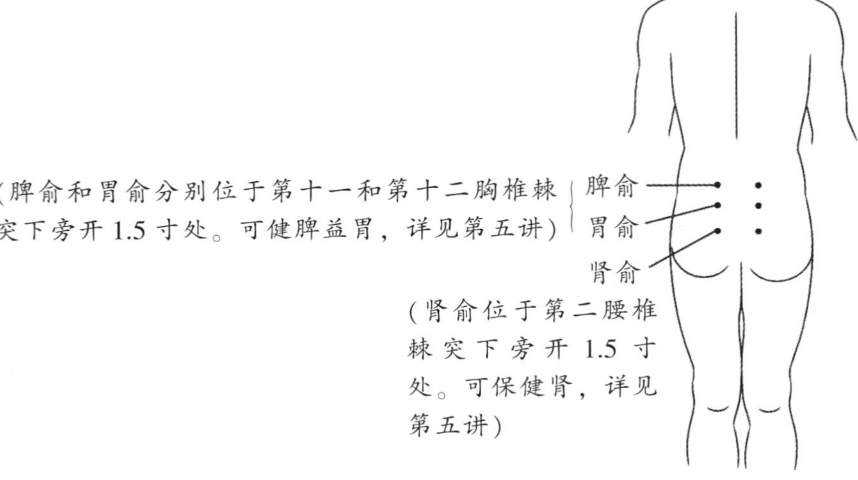
(脾俞和胃俞分别位于第十一和第十二胸椎棘突下旁开 1.5 寸处。可健脾益胃，详见第五讲)
脾俞
胃俞
肾俞
(肾俞位于第二腰椎棘突下旁开 1.5 寸处。可保健肾，详见第五讲)

脾俞、胃俞、肾俞穴位图

小儿推拿——预防感冒的好方法

飞天莲花：我家儿子今年3岁了，老感冒，听说小儿推拿能预防感冒，效果不错，不知如何操作？

老杜：小儿推拿对于提高小儿抵抗力，预防感冒确实效果不错。先简单给你介绍几种方法，你先试试看。

每天早晚可以按以下程序操作：

其一，捏脊法。先让孩子平趴在床上，用双手的无名指和小指握成半拳状，食指和中指半屈，拇指伸直对准食指和中指的前半段，然后顶住小孩的皮肤，拇指、食指、中指前移，提拿皮肉。从腰骶部开始，一直提捏到颈部，算做捏脊1遍，一般先捏左侧，再捏右侧（注意：由于捏脊法操作起来，孩子会感觉疼痛，所以每次捏脊后，都用手掌向下做安抚动作至腰骶部）。每次捏脊3~5遍即可。

其二，摩腹法。再让孩子仰卧位（即仰面躺在床上），用单掌或叠

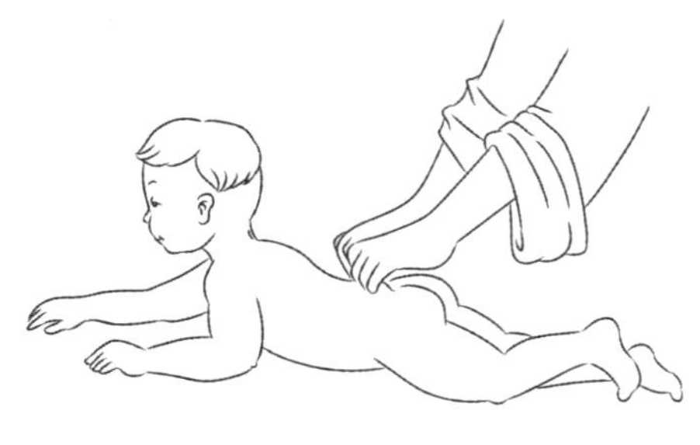
捏脊法图

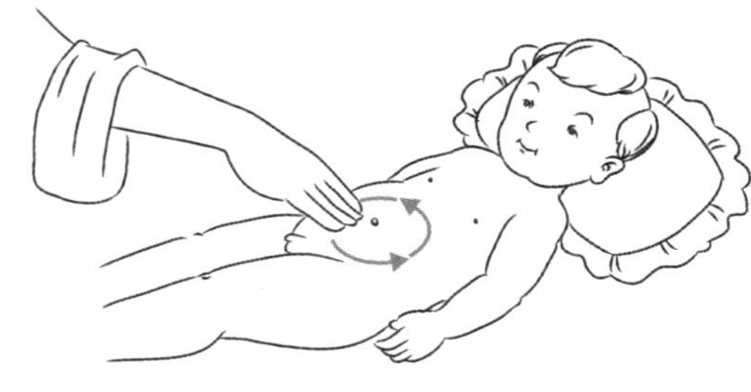
摩腹法图

掌围绕脐部做逆时针环形移动，摩擦腹部，注意动作力度不可过大。每次摩腹3~5分钟。

其三，推三关法（或推手太阴肺经法，参阅第五讲“手太阴肺经”篇）。用食指、中指面，自小儿前臂桡侧（即大拇指侧）从腕部推至肘部，每侧推100~300次，速度要快。

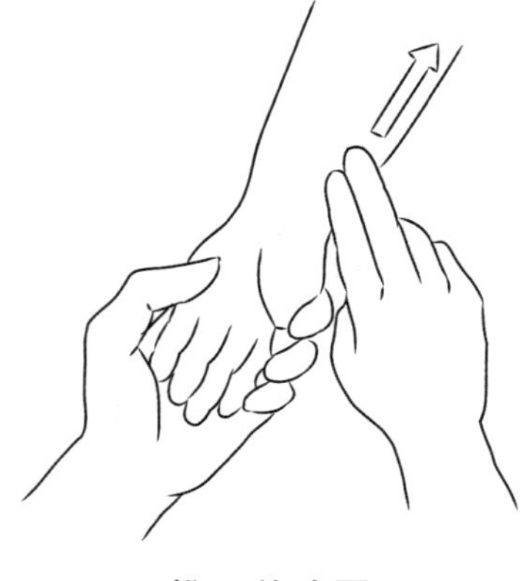

推三关法图

其四，揉按太渊穴、足三里穴，掐少商穴（应一掐一放，反复操作），每穴1~3分钟。

小儿感冒调理良方

所谓感冒，就是指人体受了风寒、风热等外邪（中医术语，指的是致病原因）而出现的一系列外感症状，如怕冷、鼻塞、流鼻涕、打喷嚏、咳嗽、发烧等，所以感冒也称为“伤风”。如下图所示：

我感冒了！
病因
风热
侵入
（如：洗澡、出汗、受凉、平时营养不足、抵抗力差等）
风寒
侵入

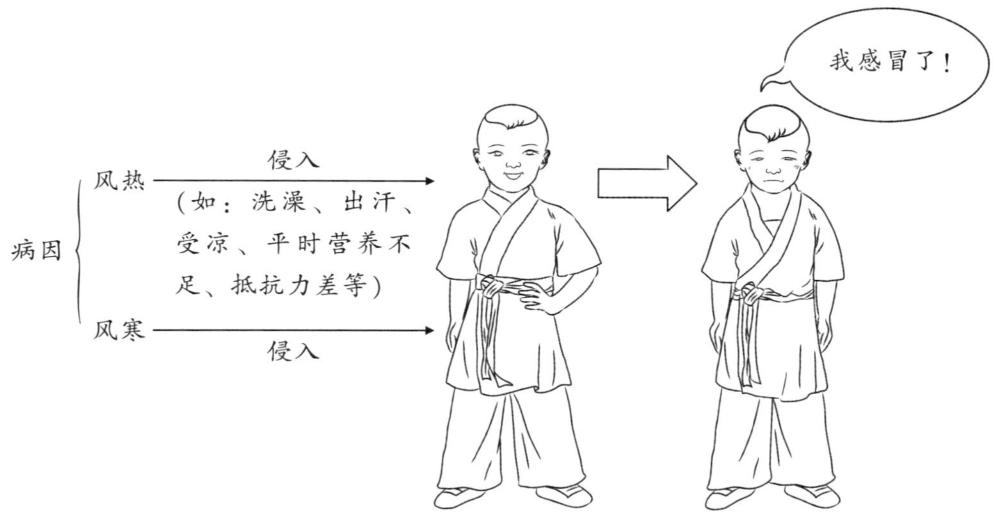

按此原理，治疗感冒的过程，就是想办法把侵入小儿体内的坏蛋（风热、风寒）赶出体外，感冒就会康复，市场上治疗感冒的中成药大多数为清热解毒（如抗病毒冲剂，板蓝根冲剂等）和散寒祛风（如荆防颗粒等）药品。

这样看来，预防小儿感冒的最根本原则，就是提高小儿抵抗力，特别肺脏的功能，加强对小儿日常起居、饮食等的养护，这样就可以预防小儿感冒。

小儿感冒有对策：安全的药膳和自然疗法。

孩子正处于身体发育的关键阶段，给孩子全面、均衡的营养，尽量避免孩子挑食、偏食。在此基础上，可以适当多食大枣、小米、南瓜、藕、香菇、山药、银耳、梨、竹笋、鸭肉、鲫鱼、虾等益气养肺的食物。

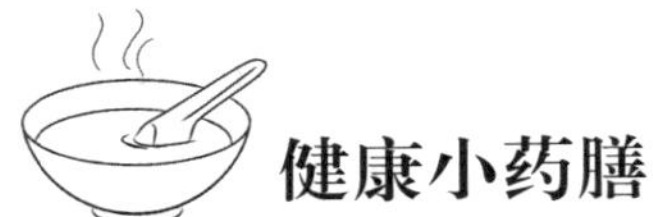

健康小药膳

龙眼猪肺汤

取猪肺 200 克，龙眼肉 10 克，大枣 5 枚，姜、葱、糖、盐等少许。先把猪肺切成小片，用沸水过 1~3 分钟以去其腥味，换水后，把龙眼肉、猪肺、大枣等一齐煮入沙锅煲汤即可。

功效与适用人群：益气补肺，适用于肺虚感冒的小儿。

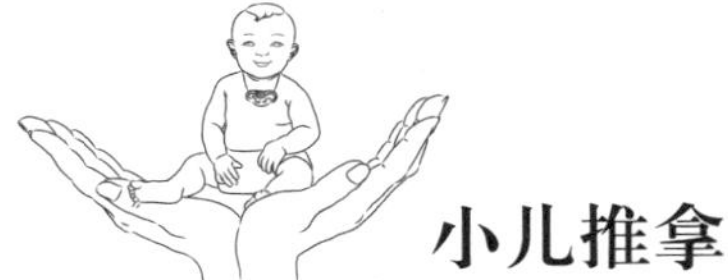

小儿推拿

祖国医学的小儿推拿对预防小儿感冒，提高身体抵抗力，有很好的保健效果，可以朝夕操作，简单方便。具体操作方法如下：

1. 推三关 100~300 次（用食、中指指面自小儿腕部，在前臂外侧即大拇指一侧快速推向肘，称为推三关），两侧都要推。

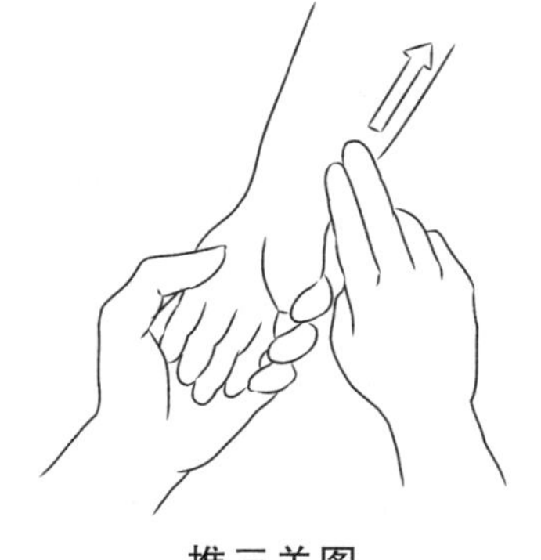

推三关图

2. 补脾经 3~5 分钟（用大拇指面螺旋推小儿拇指末节指面，从指尖推向掌根方向）。

3. 补肺经 3~5 分钟（用大拇指面螺旋推小儿无名指末节指面，从指尖推向掌根方向）。

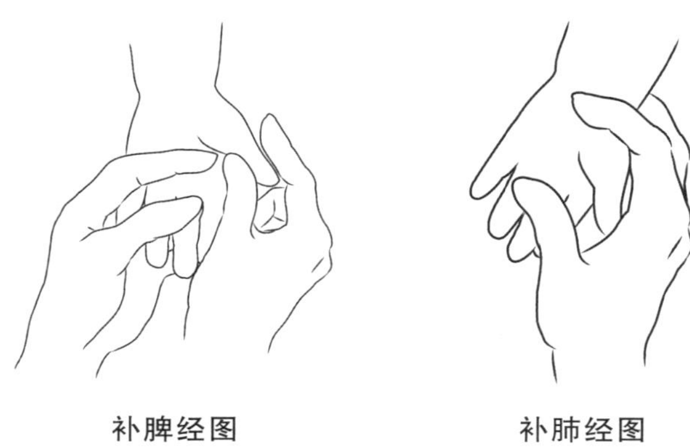

补脾经图　　补肺经图

4. 擦大椎穴 1~3 分钟（用侧掌来回擦大椎穴）。

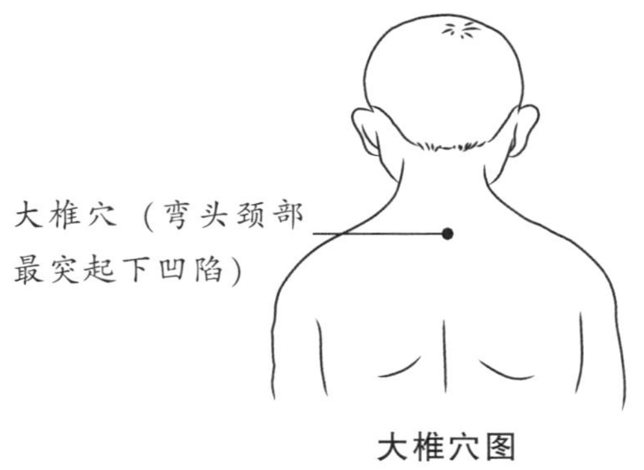

大椎穴图

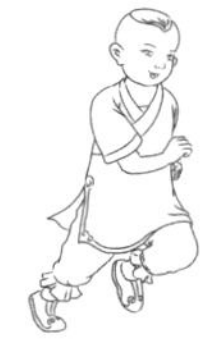

运动养生

多带孩子在户外活动，陪孩子每天做一做运动、游戏。

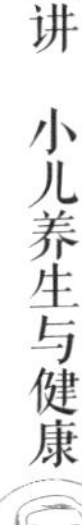

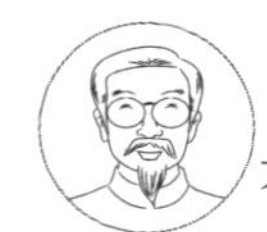

老杜点评：小儿经常感冒，不但影响孩子上学，加重家长看护负担和经济负担，而且由于经常地吃药、打针、使用抗生素，也大大增加了药物对身体产生毒副作用的机会，特别是孩子脏腑稚嫩，功能还未发育完全，用药后孩子的身体就会更差，很容易形成一种恶性循环。

祖国医学认为："正气存内，邪不可干。"意思是说，只要我们身体抵抗力好，各种致病因素就不容易侵入人体使人患病。因此，只要我们日常采用一些恰当的养生保健方法，来补肺益气、提高身体抵抗力，从而减少感冒，就能彻底阻断这种恶性循环。

孩子的身体你了解吗

在社会进步、科技发达、物质极大丰富的今天，孩子吃饱穿暖那是没有问题。但是孩子们整体的身体健康状况却并没有想象得那么好，身体素质并没有大幅提高，许多常见病的患病率仍然居高不下，以西安市为例，据有关资料的不完全统计，儿科每天门诊量在 1 万人次（注：西安市常住人口约 1 千万）左右，且大多数为呼吸系统（如：感冒、气管炎等）和消化系统（如急性胃肠炎等）等常见病。另外根据我国一些相关资料显示，儿童的营养问题约占 30%~50%。

为什么会这样呢？

我在一次“中医育儿经”健康大讲堂中，提了个简单问题：“人一辈子有几组牙齿？小儿第一组牙齿（乳牙）从什么时候开始萌发？”随机问了到场听课的 10 位父母，回答正确的只有 3 位。我又接着问：“孩子的乳牙该怎么保养？”能回答出来的更是寥寥无几。其实，这种情况在我的讲座中经常遇到。

这个事例从一个侧面反映了当今儿童身体健康状况不容乐观的一个主要原因，那就是许多父母对于孩子生长发育基本常识的缺乏，日常育儿保健知识的不足。孩子一旦生病就很容易六神无主，极度依赖医院和大夫。导致不该发生的疾病频发，小病发展成大病。

对此，笔者认为，在小儿形体稚嫩、脏腑未充（脏腑功能尚未发育完全）的情况下，祖国医学中的精华，“治未病”，即未病先防、既

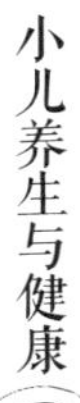

病防变的思想更适合于儿童的日常养生保健。

与孩子朝夕相处的父母如果了解一些生长发育的基本规律和小儿常见病的防治常识，掌握一些中医小儿养生保健的知识和技能（如小儿药膳、小儿推拿等），就可以更大限度地减少小儿患病，让孩子少遭些罪，成为维护孩子身心健康的真正的第一守护者。

小儿最常见的疾病就是肺系疾病，尤其是感冒（医学上称之为急性上呼吸道感染）。

邻家小孩才 3 岁，刚上幼儿园不到 2 个月就已经感冒 3 次，每次生病总是要去医院打吊瓶才能好，上学只能上上停停，孩子的爷爷奶奶非常着急，后来就带着孩子来找我，看看中医能有什么好办法。

我仔细查看了孩子的身体状况之后，说："祖国医学认为'小儿肺常不足'，意思是说，婴幼儿时期是其一生中身体生长发育最快的时期，相对而言，小儿肺脏的发育往往跟不上身体其他方面发育的需要，肺脏抵抗外界各种致病因素的能力还比较差。孩子在短时间内生活环境发生巨大变化时，比如上学、外出旅游等，就很容易出现感冒发烧等问题。你们的孩子现在就是这种情况，孩子本身没有什么，所以你们不要太着急，你们孩子的这种现象比较普遍，作为家长，这个时候最关键的是在日常饮食起居中采取一些恰当方法，提高孩子肺脏的抵抗力，减少疾病，让孩子顺利度过这一时期。"

第四讲

疾病，其实就是人体气血失和

人只要活着，不管你是在行走、运动、工作、学习，还是在休息、睡觉，都需要一刻不停地消耗能量。而这些能量正是由人体的三大营养物质气、血、津液来提供的。

也就是说，气、血、津液是构成人体最基本的营养物质，也是维持生命活动的最基本物质。人体的内脏、骨骼、肌肉、皮肤和毛发等无一不需要气、血、津液来营养。当气、血、津液失调时，它们的形态和生理功能都会出现问题，少儿的生长发育也会受到影响，甚至会危及生命。例如，当一个人大量失血，又不能及时补充，就有可能导致死亡。

从这个角度讲，疾病，其实就是人体气血失和。

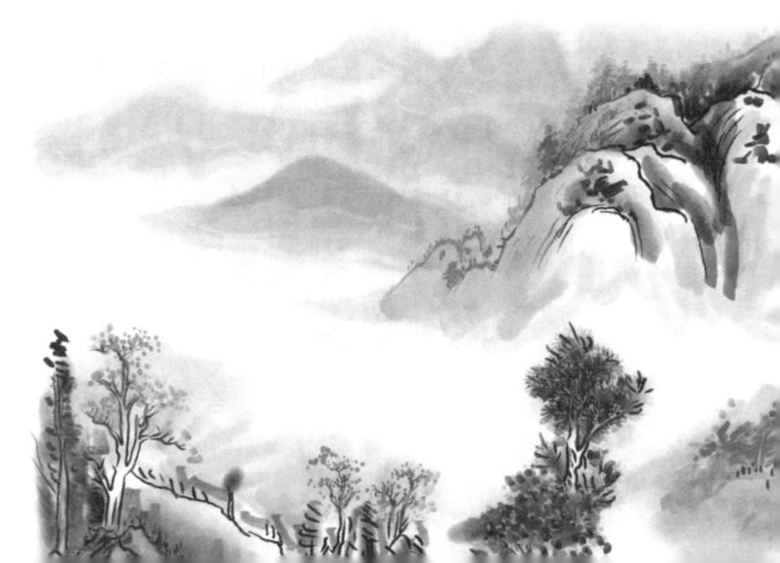

盲目吃补药吃出的问题

山外青山：我今年39岁，我的一个同事，吃了一段时间的蜂王浆，感觉气色很好，简直是白里透红，而且整个人看着精力旺盛。于是，我也买了两瓶蜂王浆来吃，谁知吃了一周后，早晨起来有时流鼻血，刚开始我没在意，后来流鼻血的次数越来越多，我就把蜂王浆停了，结果就不流了。过了两天后，我又开始吃蜂王浆，结果又开始流了，吓得我再也不敢吃了。而且我这些天便秘更重了，脸颊有些红，舌体上有好几条深的裂痕，晚上经常盗汗，有时候鼻子出气像喷火一样，尤其是在下午。请问我这是怎么回事？该怎么办？

老杜：你可以试着按以下方案调理一段时间。其一，停用蜂王浆。其二，买金银花、菊花、生决明子各50克，每次各取少许（5~10克），再加一勺蜂蜜，每天泡水喝，喝得没味了就倒掉，重新再

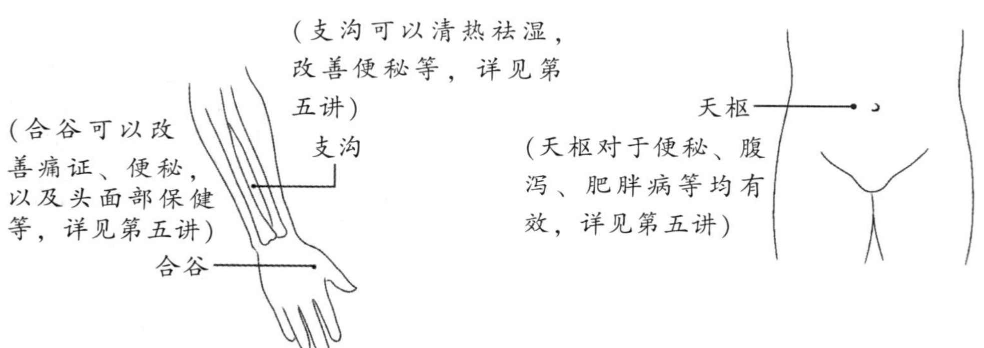

支沟、合谷、天枢穴位图

取再泡再喝。其三，每天取一个梨、银耳3~4朵(20克左右)、麦冬少许(10克左右)，熬汤来喝。其四，每天睡前揉按支沟、太溪、三阴交、天枢、合谷5个穴位，每个穴位1~3分钟。

山外青山：这几天，再也没有流过鼻血，呼吸的时候，鼻子也没有喷火的感觉，大便也好多了，感觉浑身上下舒服多了。可是为什么贵的蜂王浆同事用非常好，我怎么越用越难受，还不如后来买的几十块钱的东西管用？

老杜：我们每天都在穿衣服，但是怎样才能穿得漂亮、得体？显然是根据自己的身高、胖瘦、年龄、气质等去选择，穿出来的衣服才漂亮。一味地跟潮流去买、去穿，有时花了很多钱，穿出来后别人还觉得很奇怪，甚至很难看，更谈不上什么美。

那么，我们养生保健也一样。重视保养身体，本来是件好事情，但是如果养生不得法，简单模仿，尤其在食用一些保健品、药品的时候，有时会适得其反。中药到目前为止，发现有1万多种，在我看来，中药本身是没有高低贵贱之分，更不是越贵越好，关键在于用得是否恰当，是否适合你的身体。

根据你提供的信息，可以初步判断你身体本来就阴虚内热，而蜂王浆可以健脾补肾，但是它偏温性。当你食用蜂王浆，就好比火上浇油，当然是越烧越旺了，而血热则妄行，你出现流鼻血就是很自然的事情了，同时热灼肠内津液，便秘也就会加重了。而金银花、菊花性凉，善降火，生决明子既能泻火又能通便；银耳、梨、麦冬善滋阴，加上蜂蜜的润燥；再加上支沟、太溪、三阴交、天枢、合谷等穴位调理。这样，你的身体在这些滋阴降火方法的共同调理下，自然就不会流鼻血，有水就能行舟，大便也就慢慢好转了，体内阴阳也就逐渐平衡，身体也自然就舒适了。

一句话，自我养生也应该个性化（即辨证论治），才能真正受益于养生。

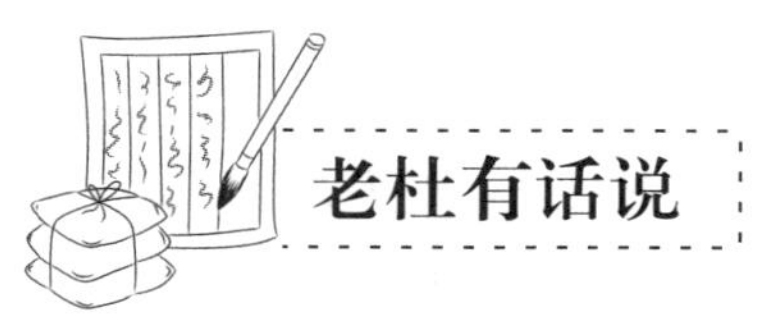

老杜有话说

辨证论治是中医养生的立法之本

辨证论治，是中医养生的立法之本，是在诊断和制订治疗方案（或养生方案）时必须遵守的原则。它最早是由汉代名医张仲景在其医学巨著《伤寒杂病论》中明确提出的。

辨证论治，辨，就是分辨、辨析的意思；证，就是某个病发展到某个病理阶段；论治（施治），就是制订治疗（或养生）方案。辨证论治，综合起来说，就是指我们诊疗一个患者（或顾客）时，首先要通过详细的望、闻、问、切等方法收集患者（或顾客）健康状况的资料，然后根据这些资料进行分析，得出一个对于患者（或顾客）总的判断，再根据这个判断制定出完全适合这个患者（或顾客）的治疗（或调理）方案，就叫辨证论治。

再说得通俗些，就是说我们在制订养生方案时，要应尽量个性化，要因人而异，切不可生搬硬套，人云亦云。

在日常生活中，对自己进行的养生保健行为，其实也应该遵守辨证论治的法则。也就是说对自己的身体健康状况有一个比较全面的认识后，再选择适合自己的养生保健方法，包括在选择食用一些保健品时也应如此。否则，这种养生保健行为，可能起不到良好的效果，甚至会给身体带来一些危害。

认识气、血、津液

气、血、津液这么重要，它们又是从哪里来的呢？简单地说，一小部分是由先天父母给予的（精气），大部分是由每天摄入的饮食（水谷精微）和吸入的新鲜空气（清气），经过内脏（尤其是脾胃）转化而来。

所以，人只要活着，就得一刻不停地呼吸，就得每天都吃饭，为人体制造三大营养物质源源不断地输送原料。正如俗语所说：人是铁，饭是钢，一顿不吃饿得慌。

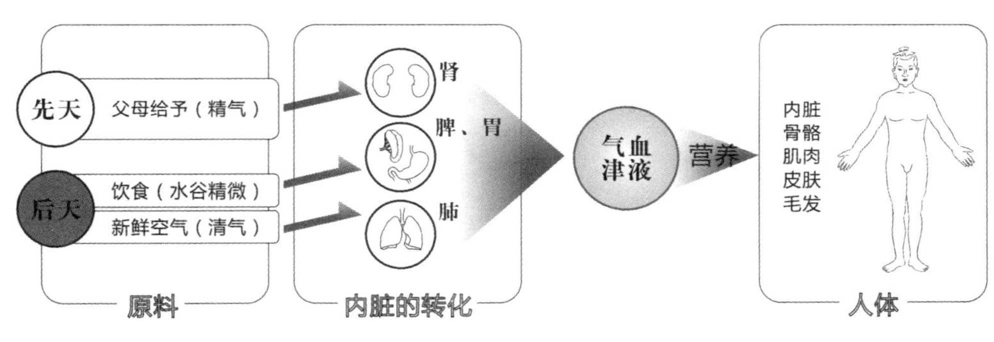

气、血、津液的生成图

具体来讲，气、血、津液还各不相同，各有特色。气是三大营养物质中最活跃的营养物质，是首领。气可以推动血和津液在体内运行，来营养全身。气还可以促进血和津液在体内新陈代谢。例如，当气滞时，血的运行也会不畅，即血瘀。对于女性来讲，如果血瘀于胞宫（子宫）就会导致痛经或月经不调等；如果血瘀于颜面，就会形成面部片状呈黄褐色的斑块，影响容貌。当气虚时，也可以造成津液在体内代谢失调，湿浊内停，一些人可能形成肥胖，而这一类肥胖还属于虚胖，不好减肥。如下图所示：

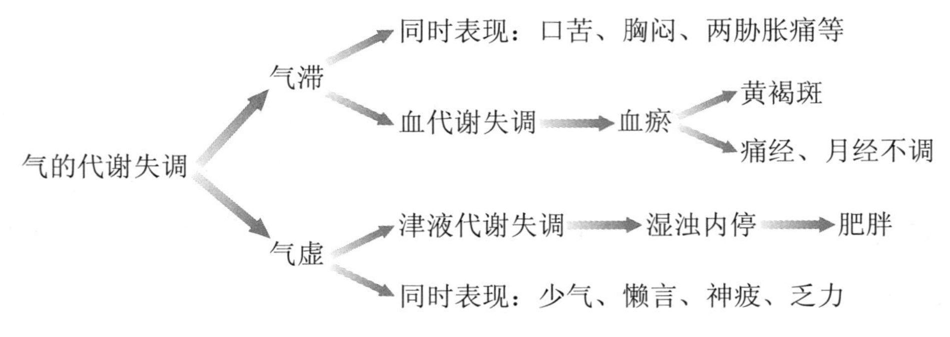

气与血、津液和亚健康关系图

关注气滞和气虚

日常保养中，“养”气是很重要的。当经常有口苦、胸闷、两胁胀痛等现象时，要考虑体内是否“气滞”了，可以取玫瑰花、陈皮、青皮（可以理气的药食同源中药）各少许泡水代茶饮，可以多食木瓜、白萝卜、芹菜、佛手瓜、菠菜等理气、顺气的食物，同时揉按合谷、足三里、阳陵泉、太冲等穴位。而不要等到出现黄褐斑、月经不调等疾病，或者更严重的疾病时，那就很麻烦。这正是我们养生要做的：预防或早期调理，往往可以事半而功倍。如下图所示：

气滞（可以）
- （泡水）喝：玫瑰花、陈皮、青皮等。
- 吃：木瓜、佛手瓜、白萝卜、芹菜、菠菜等。
- 揉按：合谷、足三里、阳陵泉、太冲等穴位。

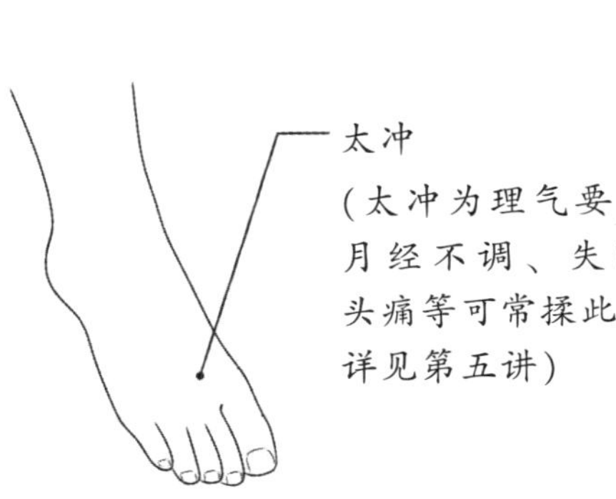

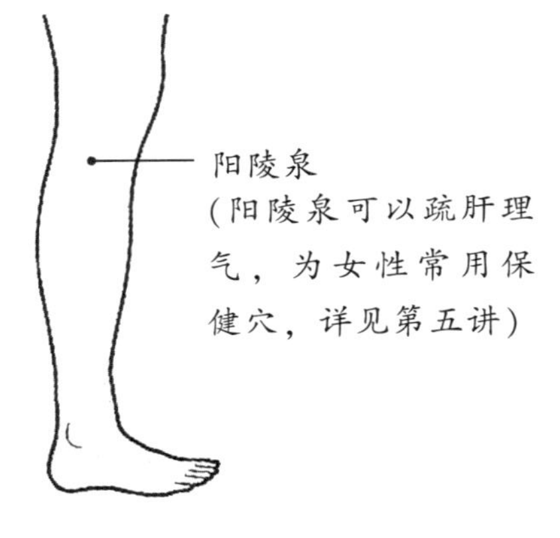

阳陵泉、太冲穴位图

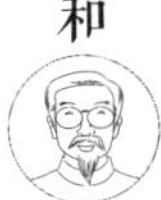

当人体“气虚”时，常常首先会出现少气懒言、神疲、乏力，稍微活动就易出现气喘、出虚汗等现象。这时候，你要重视了，可以多食羊肉、狗肉、甲鱼、乌鸡、鲫鱼、大枣、桂圆（龙眼肉）、荔枝、山药、蜂王浆、西洋参、人参、黄芪等补气的食物或是（药食同源的）中药。食用这一类食物或中药时要注意，这一类食物或中药大多偏温性，食多易“上火”。在食用过程中如出现咽痛、牙痛、口舌生疮、牙龈出血、流鼻血等“上火”现象时，应该减量食用或者停用即可。同时可以每天艾灸足三里、关元两个穴位。如下图所示：

气虚（可以）
- (泡水)喝：人参饮片、西洋参饮片、黄芪饮片、大枣等。(温馨提示：选其中一种即可)
- 吃：羊肉、狗肉、甲鱼、乌鸡、鲫鱼、桂圆(龙眼肉)、荔枝、山药等。
- 艾灸：足三里、关元穴(可以参阅第五讲的相关文章)。

注意：要防

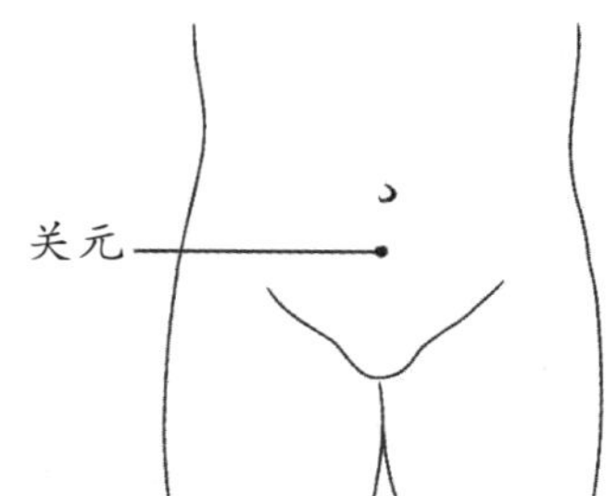

(关元位于脐正中直下3寸。为常用强壮穴，自古就有“灸必关元”的说法)

关元穴位图

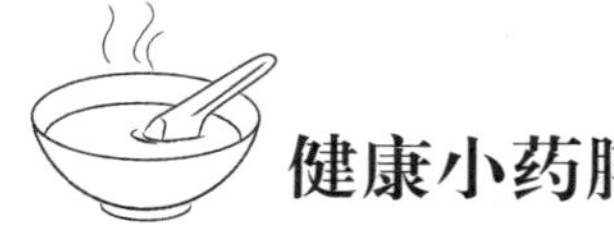

健康小药膳

乌鸡黄芪补气汤

食材：（宰杀好的）乌鸡1只，黄芪15克，党参10克，当归10

克，生姜、葱、大蒜、料酒、白糖、盐各少许。

做法：把乌鸡洗好，剁成小块，放入锅中，加入适量的水，然后分别放入黄芪、党参、当归，再分别加生姜、葱、大蒜、料酒、白糖、盐后，先武火（大火）烧开，再换文火（小火）慢炖，到肉烂汤香即可。

功效：能补气养血。适用于气血亏虚、身体虚弱者，如产后、大病初愈者等。

关注血虚和血瘀

血作为人体必需的营养物质，大家是最容易理解的。当血虚时，常会出现头晕、健忘、乏力、面黄、手指甲苍白等现象。有个简单实用的方法，一定要学会，就是把下眼睑（即下眼皮）翻起来看是苍白的，一般大多为血虚（类似于西医讲的贫血）。可以多食大枣、花生、黑米、乌鸡、阿胶、桂圆、当归、何首乌等可以补气养血的食物或（药食同源的）中药。在服用阿胶保健品时，要注意：平时脾胃就比较弱的同时一定要健脾胃（如服山楂丸或健脾丸等），因为阿胶太滋腻，不好吸收，容易加重脾胃负担，导致效果不好。同时可以常灸（或常揉按）足三里、关元、三阴交等穴位。如下图所示：

血虚（可以）
- （泡水）喝：大枣、黄芪等，或复方阿胶浆直接喝。
- 吃：花生、黑米、乌鸡、桂圆等。
- 艾灸（或按揉）：足三里、关元、三阴交等穴位（可以参阅第五讲的相关文章）。

当气滞时，血的运行也会不畅，即血瘀。对于女性来讲，如果血瘀于胞宫（子宫）就会导致痛经或月经不调等；如果血瘀于颜面，就会形成面部片状呈黄褐色的斑块，影响容貌。如下图所示：

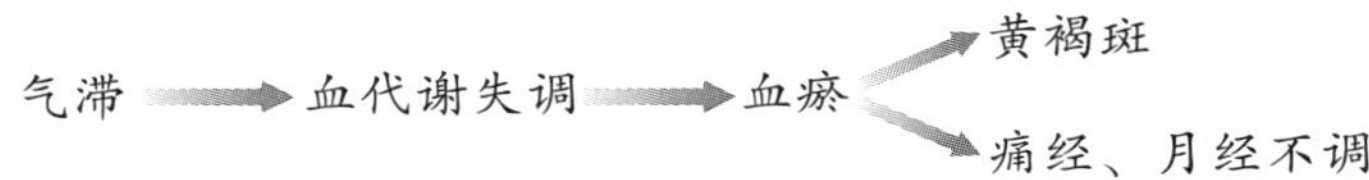

气与血和亚健康关系图

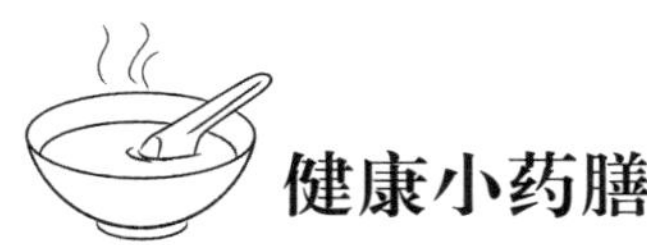

健康小药膳

黑米大枣养血粥

食材：黑米 100 克，大枣 6 枚，花生 20 克，大米 50 克，枸杞子 10 克，冰糖少许。

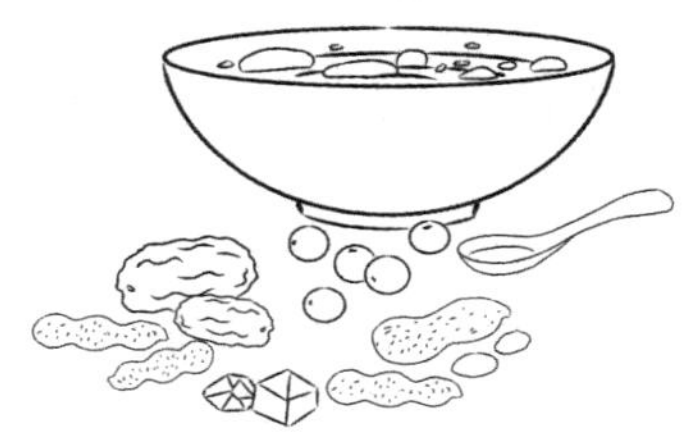

做法：分别把黑米、大枣、花生、大米淘洗干净备用，先把黑米、花生、大米放入锅中，加入适量水，先用武火（大火）煮，等沸腾了，再加入大枣和枸杞子，改为文火（小火）慢熬，等到米烂汤稠即可关火，然后加入冰糖适量搅匀即可食用。

功效：补血，养肝肾。适用于血虚（贫血）者。

津液能滋养

津液，大家一般不太熟悉。其实津液也很好理解，它是人体内一切正常水液的总称，包括唾液、胃液、肠液、精液、关节腔里的润滑液等。它们都是人体内正常的营养物质，起到滋润、濡养等作用。

有些人经常喜欢吐唾液，这样不好，因为它是有用的津液，而且中医上本来就有“咽唾可以养肾”的说法。

当人体津液不足时，会出现口干舌燥、唇干裂、眼睛干涩、皮肤干燥、皱纹增多、小便少而黄、大便干燥，甚至便秘等现象。我们可以多食梨、藕、银耳、桑椹、黑芝麻、枸杞子、麦冬、黄精、玉竹、百合等食物或（药食同源的）中药。同时可以常揉按手三里、足三里、三阴交、涌泉等穴位。如下图所示：

津液不足（可以）
- （泡水）喝：麦冬、百合、枸杞子等。
- 吃：梨、藕、银耳、黑芝麻、桑椹等。
- 按揉：手三里、足三里、三阴交、涌泉等穴位（可以参阅第五讲的相关文章）。

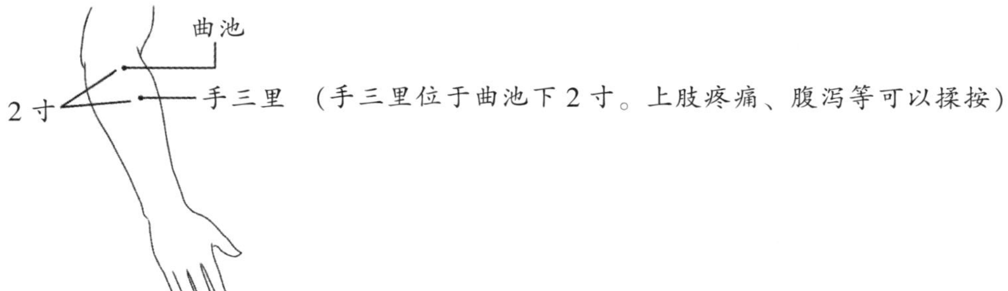

曲池、手三里穴位图

当气虚时，也可以造成津液在体内代谢失调，湿浊内停，一些人可能形成肥胖，而这一类肥胖还属于虚胖，不好减肥。这样看来，女性要想皮肤水润、光滑、有弹性，减少皱纹，甚至实现“肤若凝脂，指若削葱”的梦想，一定记得要好好养养津液了。

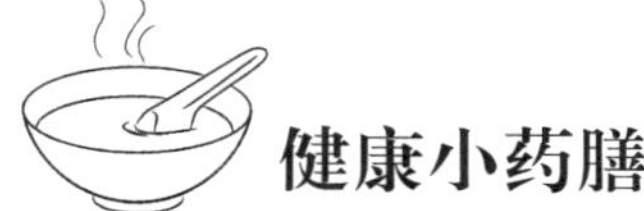

健康小药膳

百合银耳生津美肤汤

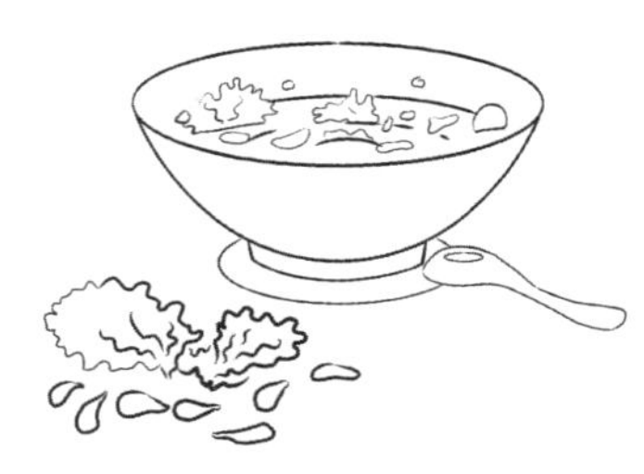

食材：百合 20 克，银耳 20 克，麦冬 10 克，藕 100 克，大枣 5 枚，冰糖少许。

做法：先把百合、银耳、麦冬、藕、大枣分别洗干净备用，再把银耳撕成小片，把藕切成小薄片。把它们分别放入锅中，加入适量的水，先用武火（大火）烧开，再改为文火（小火）再煲 30~40 分钟即可关火，加入冰糖少许，搅匀，即可食用。

功效：生津止渴，养心润肺。常食可有润肺养肤靓颜之效，慢性咽炎、经常感冒者，以及教师等均可常食用。

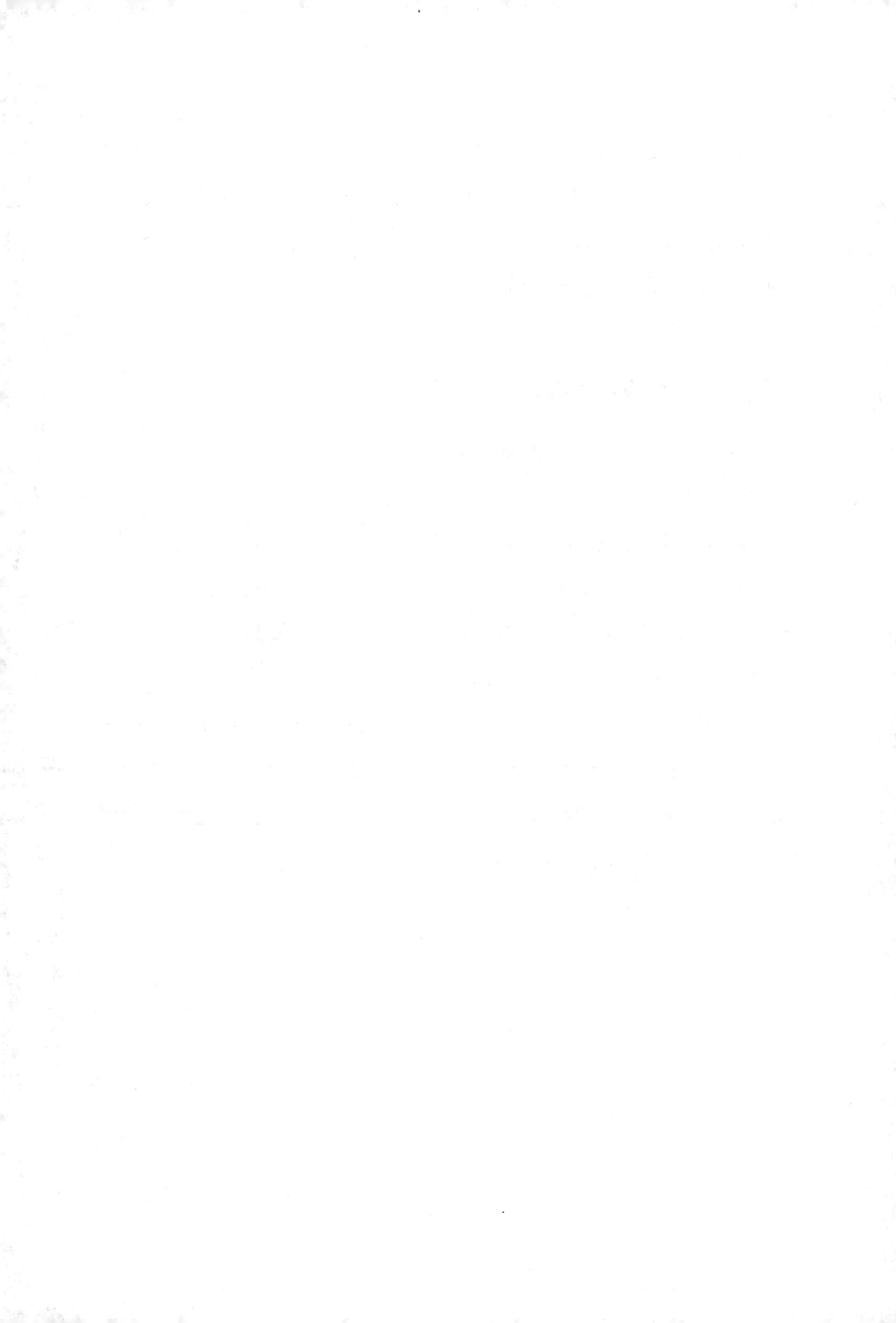

第五讲

自然疗法的法门——经络养生

经络理论，是祖国医学中特有的理论。不管是在理解人体生命活动的规律方面，还是在诊断人体的健康状况方面，以及在调理疾病、养生保健方面，都离不开经络。

正如《黄帝内经》中所言："经脉者，所以决死生，处百病，调虚实，不可不通。"

我们将会在学习和应用经络知识过程中，逐渐感悟到中医养生文化的精妙所在。

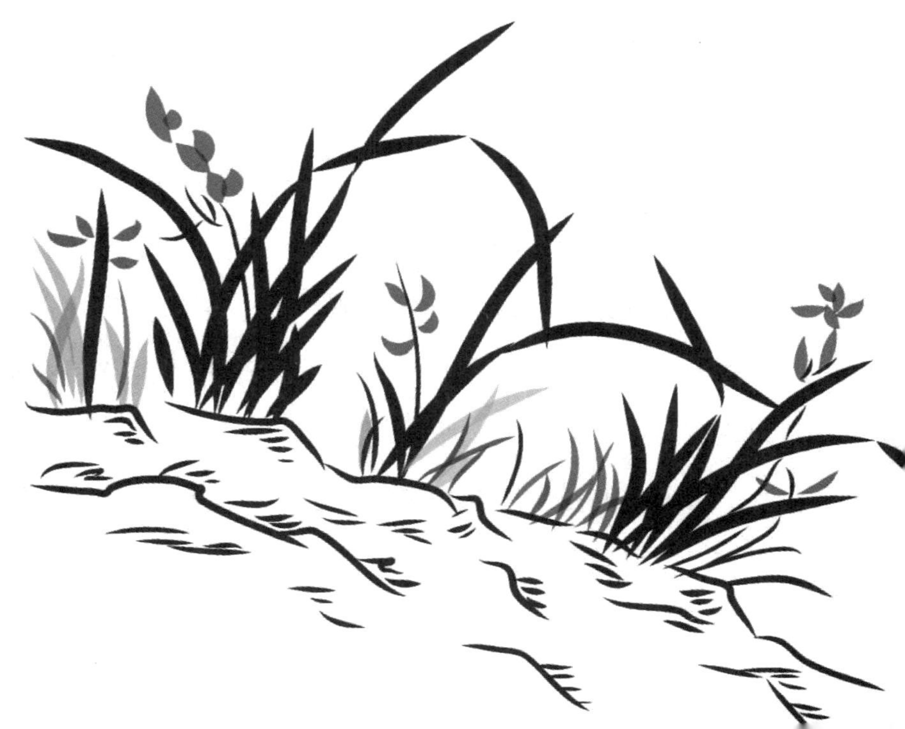

经络如何养生

经络养生，在目前很盛行，在很多养生书籍和养生讲座中也常谈到。这可能与经络养生本身所具有的方便、安全且有效的特性有关。

但是，在经络养生的实践过程中，由于种种原因，经络养生到现在为止，并没有统一的教材，没有统一的操作规范。所以在理解经络养生的实质和经络养生的一些操作上，经常会遇到一些困惑我们的问题，尤其对于一些（没有中医学背景的）中医养生爱好者而言，更是如此。

到底什么是经络？追根溯源，经络理论的出现可以推到2000多年前，甚至在中医巨典《黄帝内经》之前，就已经出现了（在1973年长沙马王堆帛书所记载的《足臂十一脉灸经》就是例证）。

经络理论应用也很广泛，不仅在中医，而且在中华武术、气功等领域均有应用。

在中医方面，经络不仅用在外治法如针灸、按摩、刮痧、拔罐、足道等方面，也用在中药、食疗等方面。

简单地来讲，经络，经即径，是大通道的意思；络，即网络，小分支的意思。所以，经络从字面意思来看，经络就是通道，即人体内的通道而已，只是人肉眼看不到。

这个“通道”就像在现实社会中的道路一样，具有三个重要功能：其一，经络具有运输的功能，即运输人体内气、血、津液等营养物质，以营养人体的五脏六腑（内脏）、皮肤、毛发、四肢等，来维持它们的形态和生理功能。如下图所示：

经络{经，即径——大通道；络，即网络——小分支}（人体内的）通道 —功能→ {运输、联络、调节}

经络涵义图

当经络通畅时，人体的各个部位和器官就会得到充分营养，来维持正常的生命活动，人体就健康。反之，当经络不畅，气血不通时，人体就会出现各种亚健康现象或产生疾病。正如中医中所说："通则不痛，痛则不通。"

从这个角度去理解，中医治疗，就是用一些方法把阻滞的经脉再疏通，就可以解除病痛，恢复健康。中医养生，就是用一些方法来维持人体经络通畅，来维护人体健康。如下图所示：

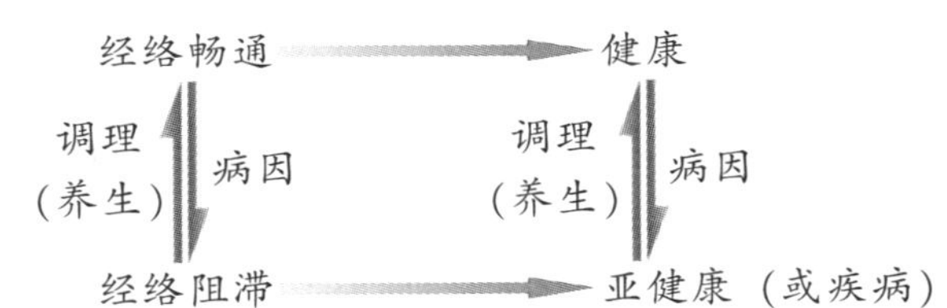

经络与调理（养生）、健康、亚健康、疾病的关系图

其二，经络具有联络功能，即具有把人体各部位和器官联络成一个有机整体的功能。

我在本书第一讲中就谈到，中医养生的首要观念就是整体观念，现在看来，这个整体观的重要理论支撑就是经络。

人体各部位和器官分别具有不同的生理功能，同时它们之间密切配合、协调来共同完成一个有机整体的活动，即人体的生命活动。这个过程就是完全依靠经络的联络功能来实现的。

这样，人体就不是一盘散沙，而是一个有机整体。

但是，也正是这种复杂的联系，使得人体疾病的表现与病因之间的关系也就比较复杂，给正确诊断带来一定的困难。

例如，当一个人经常耳鸣，他的真正病灶可能是他的耳朵（如中耳的鼓膜内陷所致），也可能是他的肾出现了问题（肾开窍于耳），通过经络的传导，而表现在耳部。如下图所示：

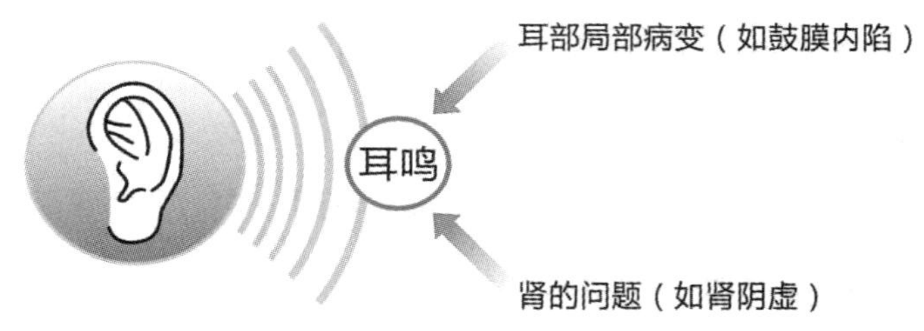

“耳鸣”病因图

再例如，当一个人经常脚后跟痛，可能是脚后跟的局部病变（如局部骨质增生，或穿鞋不合适）引起的，也可能是产后气血亏虚或房劳过度，伤及肾精所致（在足道穴位中，足跟为肾区九宫的位置）。如下图所示：

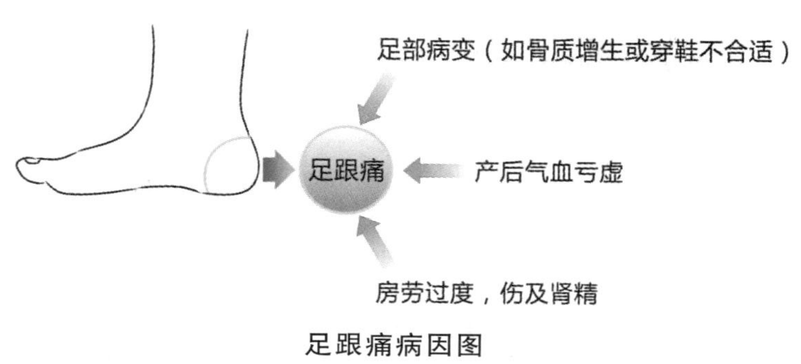

足跟痛病因图

另外，也正是由于经络的联络功能，使得中医养生或治病的方法可以是多样化（有内调、有外治、有近治、有远治等）的。

例如，当一个人吃饭不合适，导致胃部疼痛，我们如果用经络养生的一些方法去缓解其疼痛，取穴位时可以近取中脘，也可以远取内关和足三里，更常用远近结合取穴，效果更好。如下图所示：

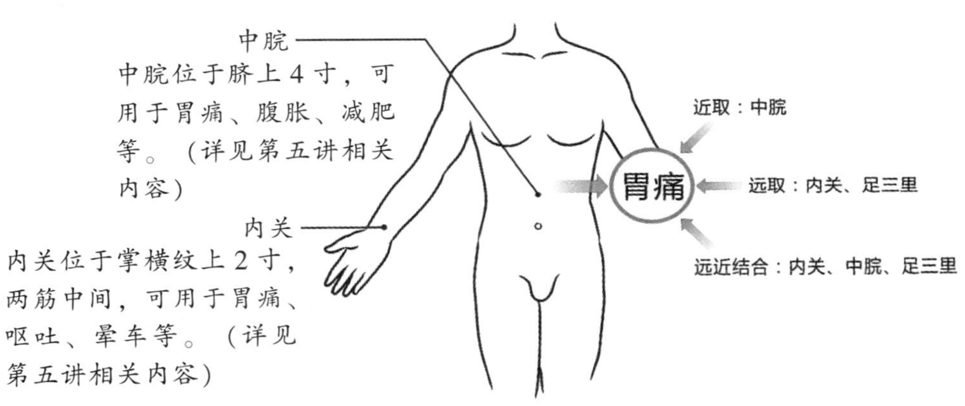

胃痛的取穴图

其三，经络还具有感应各种体内、体外的信息，进而调节人体各种机能，维持人体阴阳平衡的功能。

人体处在不同的生存环境中，体内、体外在不停地发生着各种变化。经络系统作为人体的信息系统，可以感受来自人体内外环境的各种变化，并传导给相应的内脏、四肢、皮毛等各种器官，做出不同的反应，以维持人体内动态的阴阳平衡，从而保持健康。

也就是说，只要人体经络保持通畅，人体就具有一定的自愈能力。这样看来，经络养生的本质，就是要维持经络的通畅，经络养生的最大意义，就是维持或激发人体的自愈潜能。

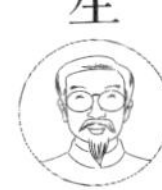

·经络与穴位的关系（经络养生的原理）·

祖国医学认为，经络和穴位密不可分。

我们一谈到“穴位”，很多人马上就想到武侠小说和武侠电影中的“点穴神功”。其实，在中华武术中，点穴功是存在的，只是没有小说、电影中那么神奇，而且其所用到的穴位大都来自中医针灸中的穴位。

穴位，也称为腧穴，腧，即输，运输的意思；穴，即空隙，凹陷之意。一谈“运输”，我们就会想到经络——人体内的通道。这说明经络与穴位关系密切，穴位可以理解为经络上的关键点、枢纽点，就像在交通道路上的十字路口、三岔路口一样。因此，应用各种方法（如针灸、按摩、刮痧等）刺激穴位，就可以有效调节经络，调节气血，而经络又联络着脏腑（内脏），进而又可以调节脏腑功能，从而可以起到调理疾病、养生保健之效果。这就是经络养生的基本原理。如下图所示：

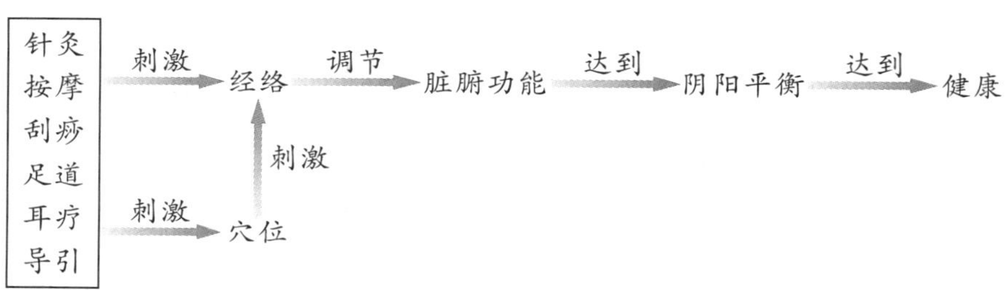

经络养生原理图

·养生需要掌握哪些经脉·

在经络的学习和运用过程中，经常会遇到两个难题：一是由于经络是肉眼看不见的，因此在人体上查找有一定困难；二是经络系统比较复杂，经脉比较多，记忆有一定困难。

其实，这两个所谓的难点，都是可以通过恰当的方法来攻克的。

经络系统比较复杂，但是当我们简单给它们分一下类，知道哪些常用，就重点学习和掌握哪些，那就不复杂了。如下图所示：

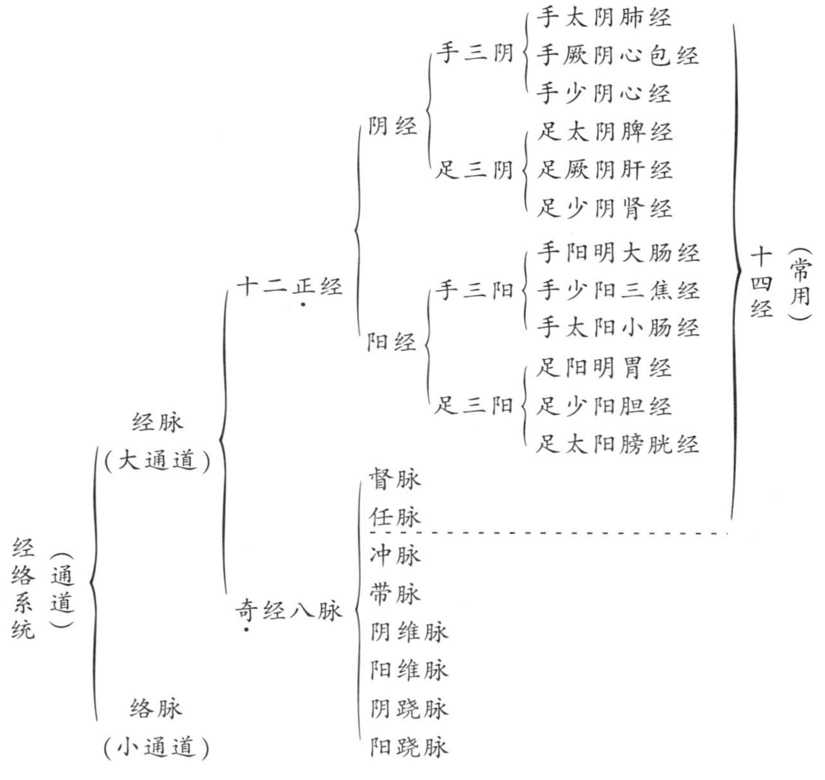

经络系统简图

从上面的“经络系统简图”中可以看出，人体的经络系统主要包括两大部分，即经脉和络脉，就好像道路可以分为大路和小路一样。

经脉又可以分为十二正经和奇经八脉两部分。理解十二正经和奇经八脉这两个概念，关键是理解“正”和“奇”两个字。“正”在这里就是规律的意思，“奇”在这里就是不规律的意思，所谓奇行别属。这就是说，十二正经就是在人体内有十二条经脉，循行很规律，是联络脏腑、运行气血的主要通道；而奇经八脉，就是指在人体内还有八条经脉，它们循行“不拘于常”，是运行气血的辅助通道，可以起到统率、调节十二正经的作用。

在十二正经中，每一条经脉都分别联络着一个脏或一个腑，而人体作为一个复杂的有机整体，其领导核心就是五脏六腑（即内脏）。根据“本经治本病”的基本原理，要想调理、保健脏腑，当然就要用到十二正经。因此，十二正经理所当然是我们中医养生应该学习和掌握的经脉。而奇经八脉中的督脉，中医认为其是人体所有阳经的统领，任脉是人体所有阴经的统领，故也应该掌握。这样，在中医养生中常用的经脉就只有十四条了（十二正经加任、督二脉）。

再具体来说，在中医养生中，重点掌握这十四经每条经的位置、方向和功能，以及每条经脉上的一些常用养生保健穴位。这样，我们在研习经络养生时，就不容易乱了，也就不觉得复杂了。

在其后的一些文章中，我将会按照这个思路，逐一谈谈我们常用的养生经脉和穴位。

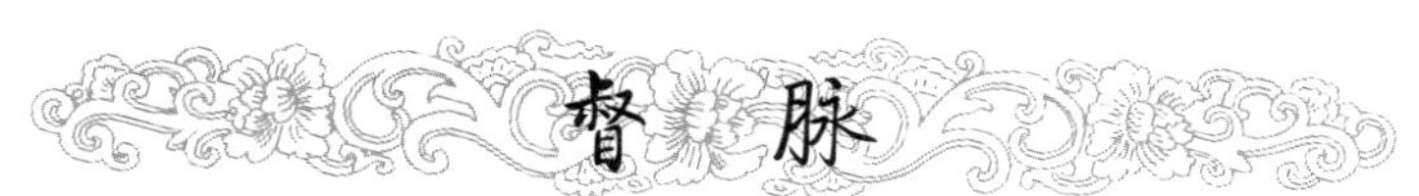

督　脉

——主一身之阳气的经脉

督脉养生歌：

督脉养生重养阳，
生殖保健和脊梁。
养生六穴要记牢，
长强命门腰阳关，
大椎百会与人中。

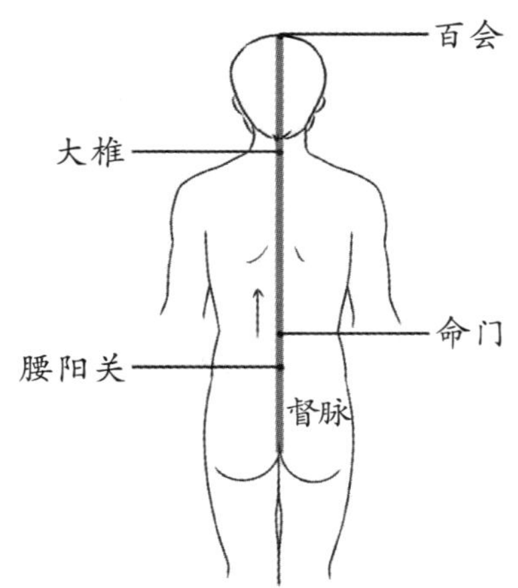

督脉及督脉常用保健穴位图

老杜点评：督脉，是人体奇经八脉之一，是常用的养生保健经脉。督，即总督、统率的意思，也就是说，督脉具有统率全身

（六条）阳经的功能，故中医称督脉为“阳脉之海”，主一身之阳气（阳气，可以理解为抵抗力。当阳气充足，人体抵抗力就好，不易生病，反之，阳气不足，人体抵抗力差，就易生病）。

督脉最擅长解决三个方面的问题：一是提高人体的抵抗力；二是改善生殖功能，可用在生殖保健中；三是保健脊柱。

长强穴养生歌

长强防痔与壮阳。
早晚揉按一两分，
外加提肛①五十次，
难言之隐就可防。

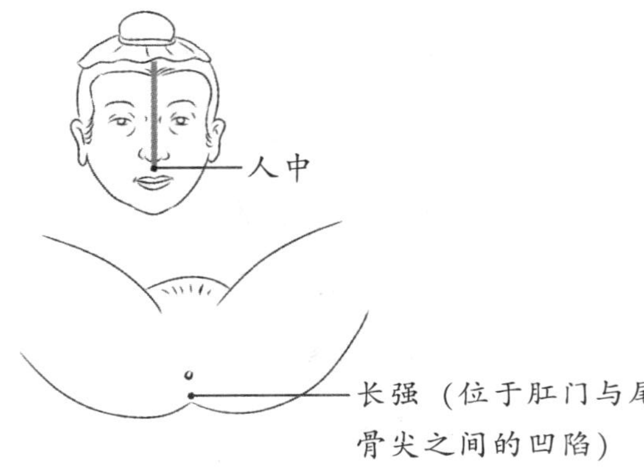

温馨提示

①提肛　即提肛运动，详见第七讲“养生小动作”。

腰阳关穴养生歌

常灸常擦①腰阳关，
灸可红，擦要热。
中老年人常坚持，
能防腰病身体壮。

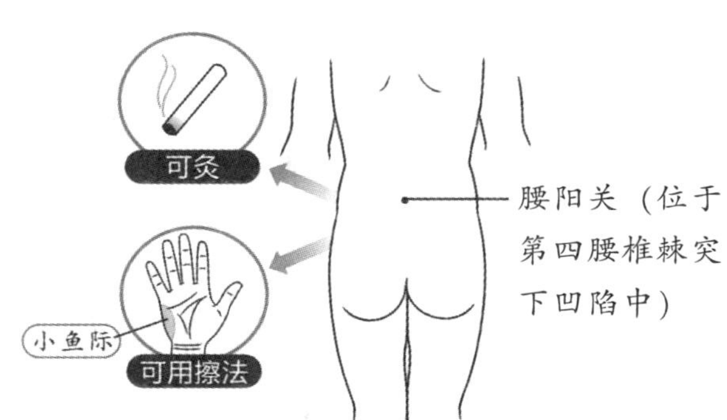

腰阳关穴保健图

温馨提示

①由于腰阳关穴在脊柱间，位置深，用点按方法没有什么感觉，故常用手掌小鱼际用力擦热，其保健效果更好。

命门穴[①]养生歌

腰痛怕冷找命门，
阳痿尿频亦可寻，
配合长强与阳关[②]，
功效就可百倍强。

温馨提示

①命门穴的操作方法可同腰阳关。

②阳关　即腰阳关。

大椎穴养生歌

六条阳经交大椎。
头痛落枕颈椎病，
身体虚弱都可灸，
唯有热证要放血，
大椎保健亦当强。

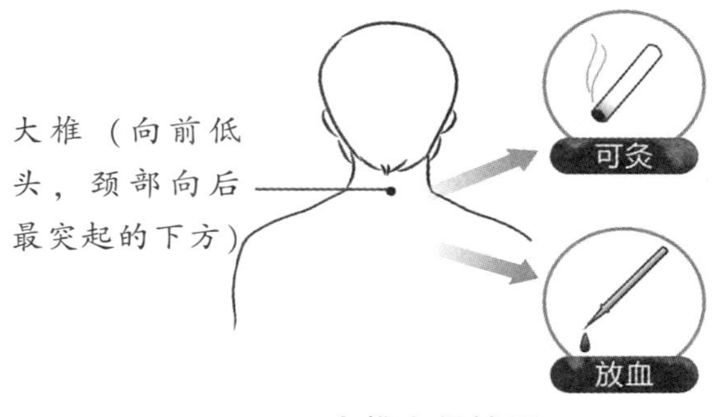

大椎穴保健图

百会穴（位于两耳尖连线中点处）养生歌

头痛失眠找百会，
揉按此穴脑清爽。

人中穴养生歌

要急救，找人中，
中点偏上不要慌。

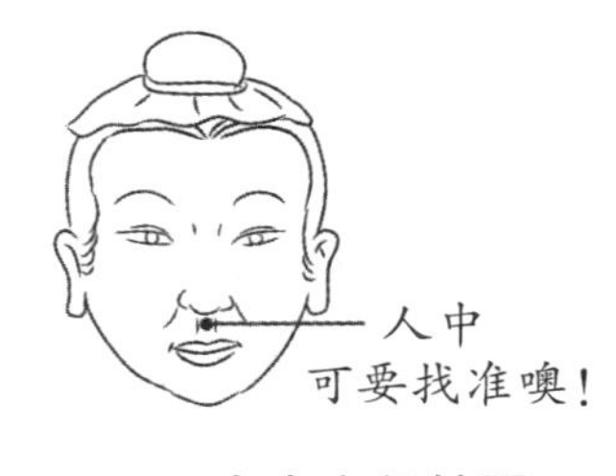

人中穴保健图

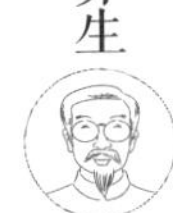

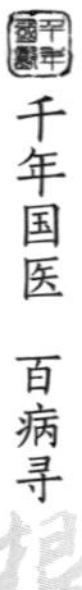

·督脉养生的简单操作方法·

水中花花：督脉养生，怎样操作，简单有效？

老杜：根据“实则泻其有余，虚则补其不足”的养生原则和“顺经为补，逆经为泻”的操作原则，督脉养生常可分为以下两种方法。

其一，一般养生保健（如用于提高抵抗力、生殖保健或脊柱保健等）。顾客俯卧位（即趴在床上），可在督脉（腰背段）上涂一些润肤油或润肤膏之类可以起润滑作用的东西，用掌根沿督脉（腰背段）向上推到颈部，30~50次即可，力度以能忍受为度。并可以根据具体情况再配合一些穴位，如腰阳关、命门、大椎、肾俞、足三里等穴点按，或艾灸更好。

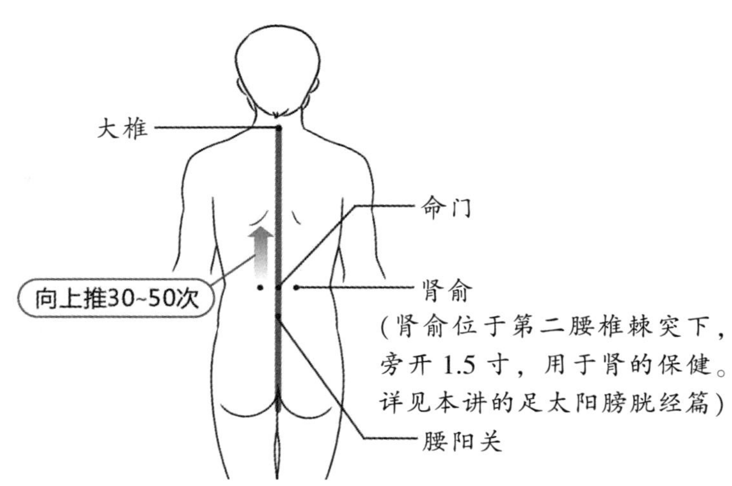

督脉一般养生保健操作图

其二，如果本人易“上火”，属热性体质。可以按照下面的方法操作：顾客俯卧位（即趴在床上），可在督脉（腰背段）上涂一些润肤油或润肤膏之类的东西，用手掌根向下推（或用刮痧板与皮肤呈45°夹角，向下刮，则更好，刮痧则每隔 1~3 天刮 1 次）30~50 次即可，力度仍以能忍受为度（如会放血疗法，可酌情选大椎穴处放血 3~5 滴，每隔 1~3 天操作 1 次，泻火排毒效果更佳）。

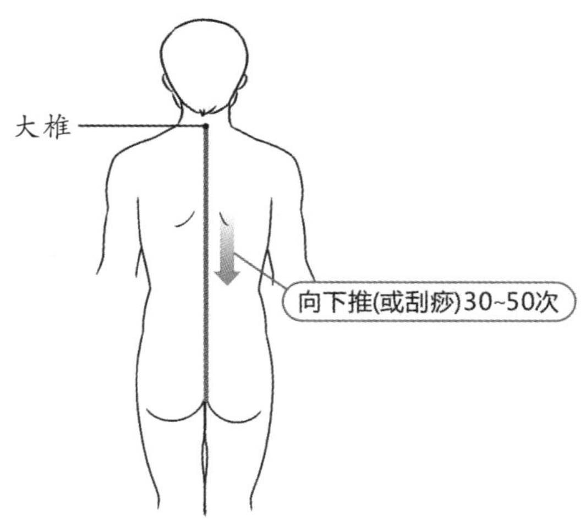

督脉泻火操作图

•腰椎病不要乱按摩•

腰椎病，尤其是腰椎间盘突出症的发病率非常高。它是一组以腰段椎管狭窄、小关节退变和增生，或者腰椎间盘突出后压迫附近的神经和血管，引起的以腰部疼痛，甚至向下肢放射性疼痛为主的综合征，是引起人们腰腿痛的常见原因。而且青年、壮年发病率也很高，值得我们注意。

在这里，我要讲的是，如果已经在医院查明是腰椎病，尤其是腰椎间盘突出症，最好不要在腰部乱按摩，以防加重椎间盘的损伤，而进一步加重病情（规范专业的医疗按摩除外）。

这种病，在其居家养生保健中，我有四点建议：

其一，注意加强运动保护，尤其是在弯腰时（如果大夫允许下床活动的话）。

其二，多平卧硬板床，忌睡软床。

其三，可早晚吊一下单杠或门框（在可以下床活动后），具体方法可查阅本书第七讲“养生小动作”篇。

其四，可以常灸腰阳关和委中穴，每次灸到发红充血即可（灸时注意安全，如果灸后出现小水疱，可用烧红的针挑破并用消毒干棉签挤出其分泌物，外涂烫伤膏或红霉素软膏即可）。

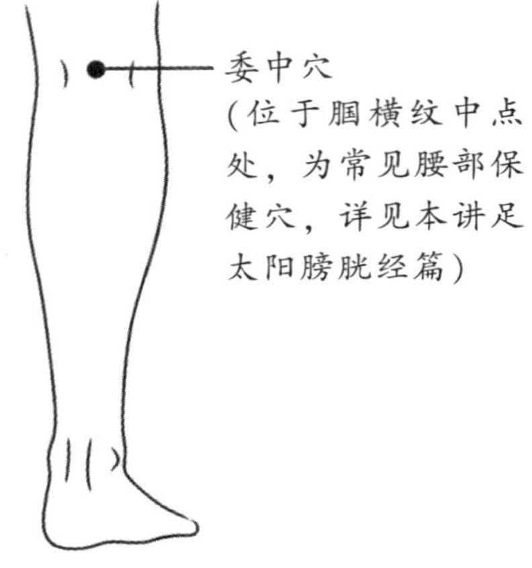

委中穴保健图

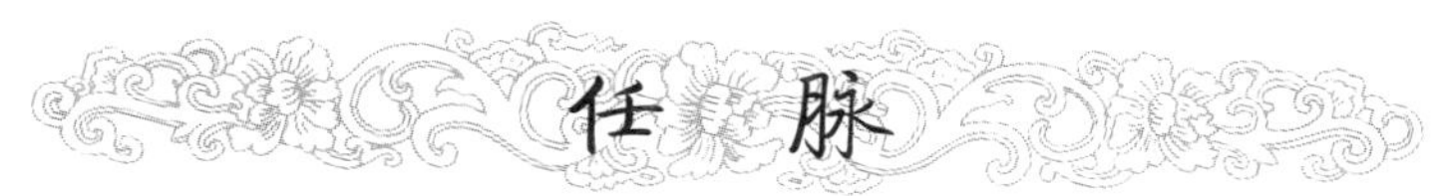

任脉

——女性养生之要脉

任脉养生歌：

妇女养生养任脉，
月经血证当数强。
养生五穴要记牢，
气海关元强壮穴，
神阙脐疗疗百病，
中脘养胃能减肥，
膻中理气健乳常。

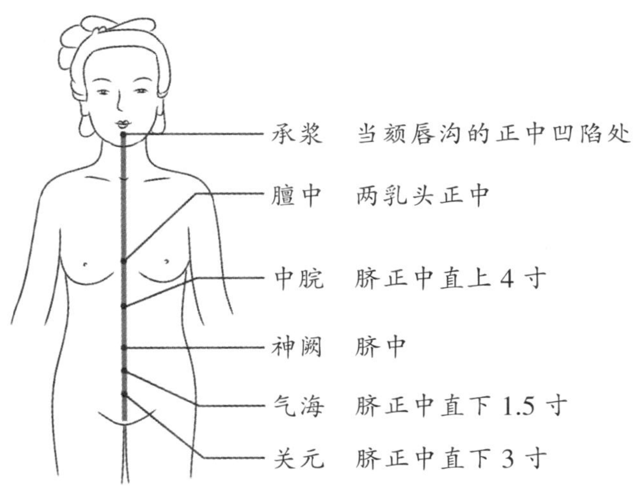

任脉图

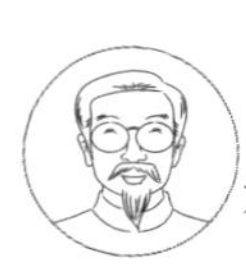

老杜点评：任脉，是女性养生之要脉。

任脉，任即担任，妊养之意，与女性生殖、妊娠、月经等有密切关系，同时可以调节人体（六条）阴经的气血运行，故中医也称之为“阴脉之海”。

任脉起于胞中，出会阴，沿前正中线向上，绕口唇，进入目眶下（承泣穴）。任脉上常用的保健穴有关元、气海、神阙、中脘和膻中五穴。

·晕车的调理·

车在天上行：我经常晕车，尤其是害怕坐空调车。又不想天天吃晕车药，中医养生能有什么好办法帮帮我，既不伤身体，又简单易行，谢谢啦！

老杜：既简单有效，又无副作用，当属脐疗了。你可以在每次出门前半小时，取一块鲜姜切碎，放入脐中，外贴上风湿止痛膏，同时，在坐车的时候，反复揉按双侧的内关穴。下车后揭起风湿膏扔掉即可，可以反复使用。

有些人还会晕电梯、晕船、晕飞机等。现代医学认为这一类疾病与内耳的前庭蜗神经不能很好地调节人体平衡有关。祖国医学一般认为，是肝

内关
（位于掌横纹上2寸，两筋之间的凹陷。详见本讲的手厥阴心包经篇）

内关穴位图

气不舒、脾胃不和上扰心神所致。故要从根本上缓解你的晕车问题，你可以每天坚持以下操作：

其一，每天在睡前，用手掌根从上到下推手少阳三焦经（上肢段）30~50次，力度以能忍受为度。然后再从上到下推手厥阴心包经（上肢段）30~50次。

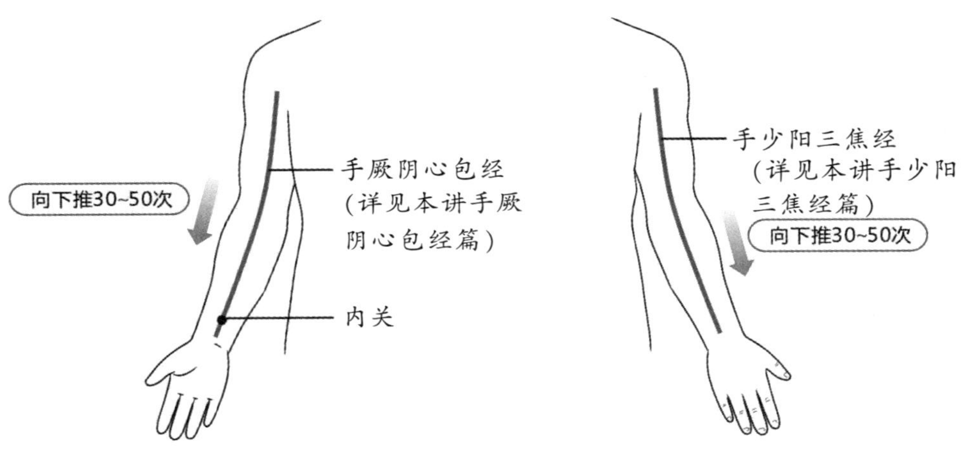

晕车调理图一

其二，分别按揉心俞、膈俞、肝俞、胆俞、肾俞（可以让家里人帮你按揉）、足三里和内关共7个穴位，每个穴位1~3分钟。

其三，每次在坐车的时候做腹式呼吸（详见第七讲“养生小动作”篇）。

最后，祝你早日康复。

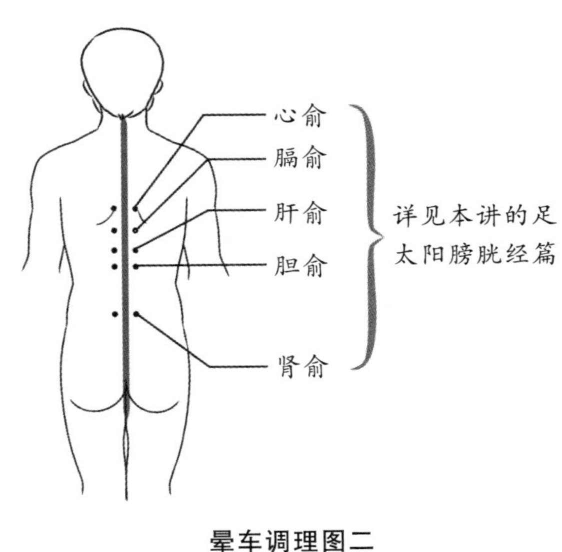

晕车调理图二

•灸关元，健妇科•

常言“针必三里，灸必关元”。也就是说灸关元穴，具有很好的保健效果。关元（脐下 3 寸，就是气功中所说的下丹田的位置），元，即元气。经常在武侠小说、武侠电影中所说的“大伤元气”就是说的这个元气，它是生命的原动力，“大伤元气”会危及生命。

大病、久病或妊娠、生孩子常会伤及元气。而一旦伤及元气，身体再想要康复起来，就会特别慢，正所谓“病来如山倒，病去如抽丝”。所以，我们中国人在妊娠、生育之后，讲究“坐月子”“过百天”是有意义的，在此期间母亲的保养对于其身体的康复显得尤为重要。这时候，灸关元是个不错的选择。

常灸关元穴，可以培元气，扶正气，提高身体的抵抗力，减少疾病的发生，进而达到延年益寿的效果，对于女性还具有延缓衰老、美容之效。

并且，古代医书亦有记载，常灸关元，还可以增强性功能。

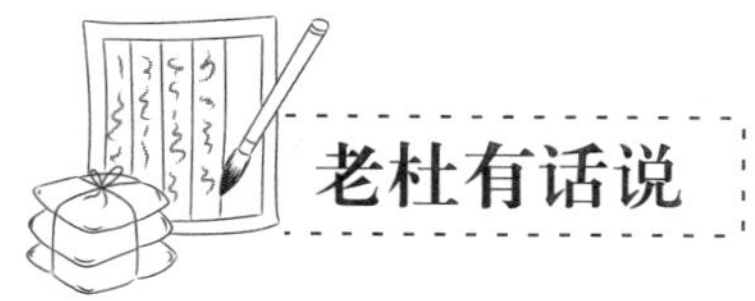

月经是女性身体健康的信号灯

很多女性朋友经常把来月经叫作“倒霉”了，这说明平时“来月经”这个生理现象让她很烦心，可能深受一些如月经没有按时来，月经淋漓不尽好多天不完，以及痛经等有关月经的一些不舒服现象的困扰。

其实，对于女性来说，月经也不全是麻烦事，也有好处。女性朋友每个月周期性地排经血，使得她们身体内的血液每个月都很规律排去一些陈血，补充一些新血，也使她们的造血系统始终保持着一种旺盛的工作状态。

我们国家现在女性平均寿命在73岁左右，男性在71岁左右。在很多国家，尤其是在发达国家其女性的平均寿命一般要比男性的长一些，这其中一个原因，可能就与女性周期性排经血有关。

另外，刚好趁来月经这几天，多休息，少洗点衣服，少干点家务，加强点营养，可以让身体有一个简短的休息。所以一些女性朋友把来月经也称为“例假”，我觉得很有道理。

说来月经是“倒霉”的一些女性，恰好也说明平时疏于对身体的保养，疏于经期的保养。时间长了，月经出现了一些问题，月经也就真成了一件“倒霉”的事、烦心事。如果有一天，你的月经真没有了，再也不来了，那你该真的伤心了，烦心了。因为那意味着你已经开始步入更年期或老年期了，你的花一般的岁月彻底结束了。

所以，女性爱美，想要美得时间长一些，衰老得慢一些，一定要加强保养。而你们的月经恰好是你们身体健康状况的一盏信号灯。把看到你们的“信号灯”当成一件快乐的事情，并且根据你们“信号灯”的变化，对身体进行恰当地保养，“岁月无痕”对你们来讲，将不再是一种奢求。

手太阴肺经

——人体最脆弱的经脉

手太阴肺经养生歌：

肺脏娇嫩要常养，
一般保健向下推，
热证感冒反方向。
肺经养生有五穴，
中府尺泽和列缺，
太渊少商五穴全。

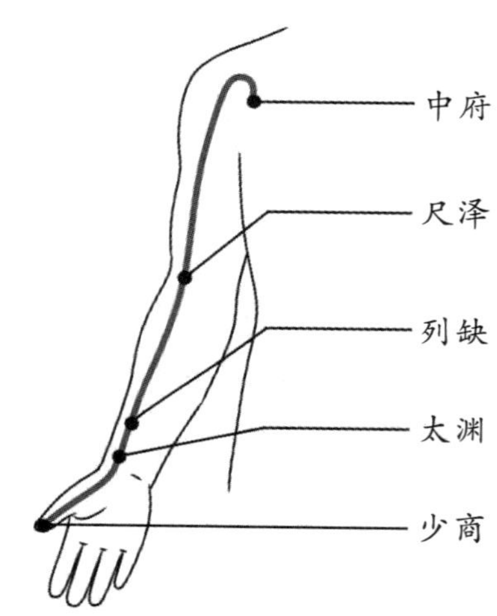

手太阴肺经常用的养生保健穴图

老杜点评：对于呼吸系统疾病与皮肤类疾病，最有预防意义的就是手太阴肺经了。

肺，在祖国医学认为，其在五脏中位置最高，故曰“华盖”；又因肺叶娇嫩，易受外邪侵袭，故也称为“娇脏”。因此，手太阴肺经是人体最脆弱的一条经脉，也是经常需要呵护的一条经脉。

中府穴养生歌：

中府就在——
锁骨下窝下一寸，

平常养肺要按揉。

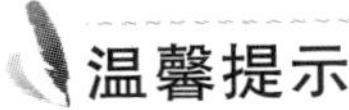

温馨提示

中府是肺的募穴，保健必取之。

尺泽穴养生歌：

肘窝筋外取尺泽，
咳嗽咽痛用之良。

列缺穴养生歌：

列缺穴，可巧取，
两侧虎口相交叉，
食指尖下是列缺，
颈项保健不可少。

温馨提示

列缺为四大总穴之一，有“头项寻列缺”之说法。

太渊穴养生歌：

太渊穴在掌横纹，
外侧动脉搏动处。
平常养肺不可少。

温馨提示

太渊穴是肺的原穴，保健必取之。

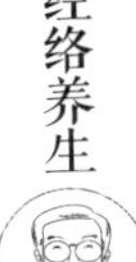

少商穴养生歌：

大指甲角取少商，
热证中暑不可少，
用时可掐可放血。

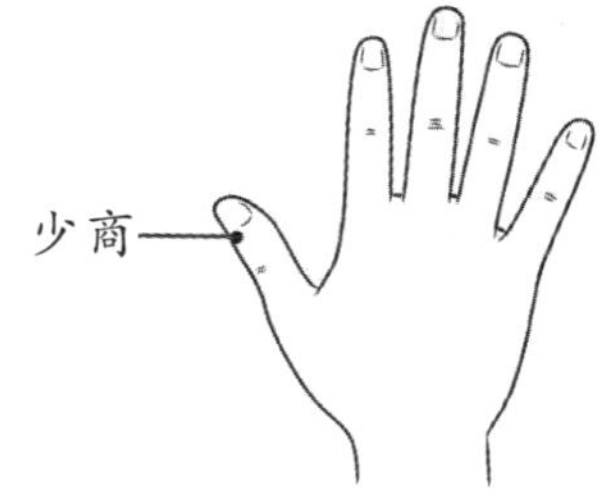

少商穴位图

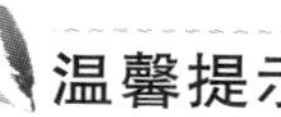

温馨提示

少商穴是肺的井穴，善于泻热。

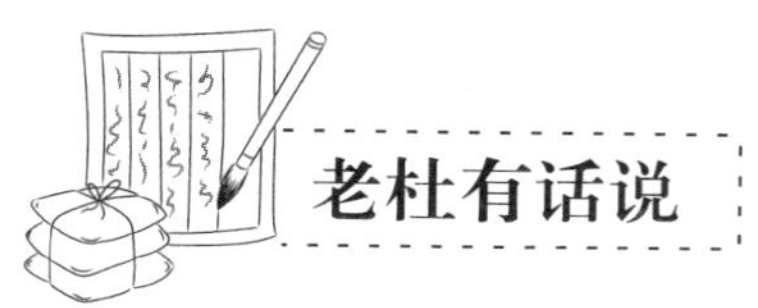

老杜有话说

呼吸系统疾病与皮肤类疾病的预防

在当今社会，有两大类疾病比较高发：一类是呼吸系统疾病（如感冒、慢性咽炎、哮喘、气管炎、老慢支等），另一类是皮肤类疾病（皮肤过敏、黄褐斑、痤疮、湿疹等，尤其是皮肤过敏，甚至有报道称其有递增的趋势）。

究其原因，可能与生态环境恶化，空气污染，饮水和食物等的污染，以及生活方式的改变等有密切关系（可参阅第一讲“人为什么会生病”篇）。对于呼吸系统疾病与皮肤类疾病预防，可以通过每天对肺经和其上穴位的刺激，来达到保健作用。

手太阴肺经的循行（即位置）可以简单地描述为，其从胸部（肺脏）出来，沿上肢内侧前缘向下，到大拇指外侧缘（少商穴）处。

手太阴肺经常用的保健方法有以下两种：

其一，一般性保健（儿童、老人、体质偏弱者），可以每天早上或晚上睡前，用手掌根沿手太阴肺经向下推30~50次即可，左右上肢都推。

其二，热性体质或感冒期间，可以在每天早上或晚上睡前，用手掌根（或用刮痧工具，刮痧每隔1~3天刮1次）沿肺经向上推（或刮）30~50次即可，同样左右上肢都推（或刮）。

其三，每天早晚分别按揉中府、尺泽、列缺、太渊和少商五个穴位。

手阳明大肠经

——人要无病，大肠常清

手阳明大肠经养生歌：

促进排泄大肠经，
还有五官与热证。
大肠养生有六穴，
商阳合谷手三里，
曲池肩髃与迎香。

老杜点评：手阳明大肠经的功能主要表现在三个方面：一是可以促进传化排出人体糟粕和毒素；二是解决五官，尤其是鼻的问题，以及皮肤的问题（大肠与肺相表里，而肺主皮毛）；三是上焦（膈以上即为上焦）热证的问题。

商阳穴养生歌：

食指甲旁商阳穴，
咽痛便秘与热证，
可掐可揉可放血。

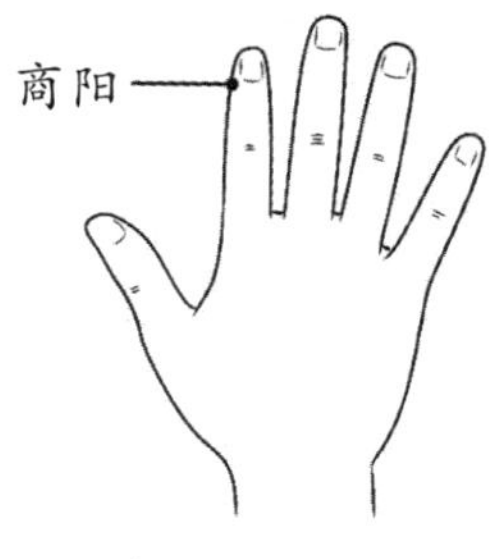

商阳穴位图

温馨提示

商阳穴为大肠经的井穴。

合谷穴养生歌：

合谷穴，有神功，
一切痛证揉之轻，
头面保健少不了，
失眠便秘亦可求。

温馨提示

合谷穴为四大总穴之一，有“面口合谷收”之说。

手三里养生歌：

曲池下二①取三里，
手足三里一齐上，
胃肠保健当数强。

温馨提示

①指的是曲池穴下2寸取手三里穴。

曲池穴养生歌：

曲池穴，
曲肘横纹外端取，
手臂疼痛与热证，

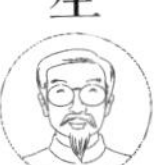

常按降压头脑清。

温馨提示

曲池穴常认为有一定的降压作用，故高血压患者可作为保健穴，而低血压患者慎用。

肩髃穴养生歌：

平伸胳膊取肩髃，
肩峰前下凹陷处。
肩周保健肩三穴。

温馨提示

肩髃穴与其前 1 寸和后 1 寸处合称为肩三穴，可作为肩周炎的保健穴。

迎香穴养生歌：

鼻翼两旁取迎香，
感冒鼻炎面保健，
按揉迎香不可忘。

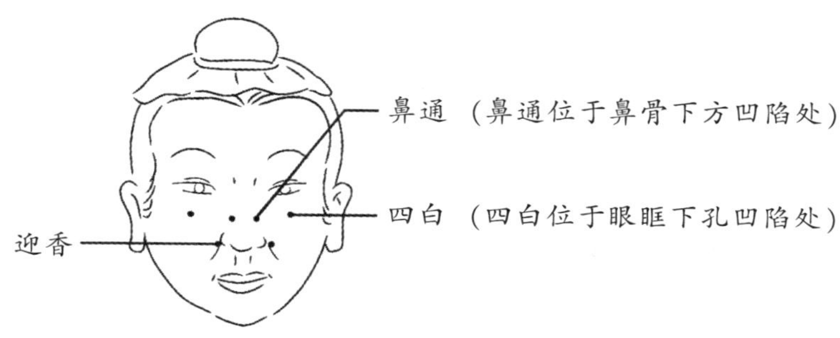

鼻塞、鼻炎调理的面部穴位图

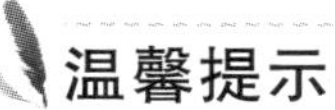

温馨提示

鼻塞、鼻炎，常可按揉迎香，配合鼻通穴、四白穴和合谷穴。如果还会艾灸与刮痧，那么先刮痧，后艾灸，其效显著。老杜嘱。

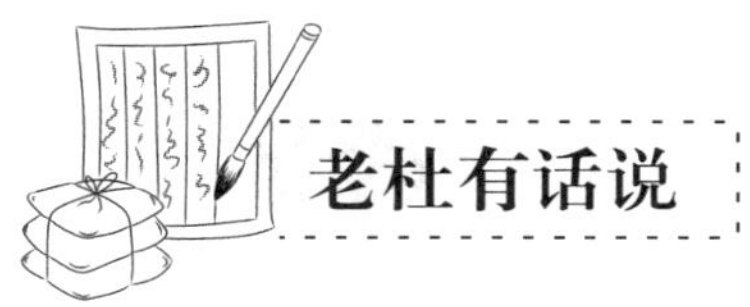

老杜有话说

大肠清，人无病

手阳明大肠经，顾名思义，这是一条主要分布在上肢，联络六腑中的大肠的经脉。

其循行，可以简单地描述为，起于手的食指，沿上肢外侧上行到锁骨上窝，分了两支，一支入胸经腹联络大肠，另一支上行至面部鼻孔旁（即迎香穴）。

实际上，手阳明大肠经的功能主要取决于它的第一个功能，即大肠能否正常传化和排出人体内的糟粕和毒素，没有代谢的淤积，我们的皮肤自然就好，我们的上焦自然就不会出现热证。

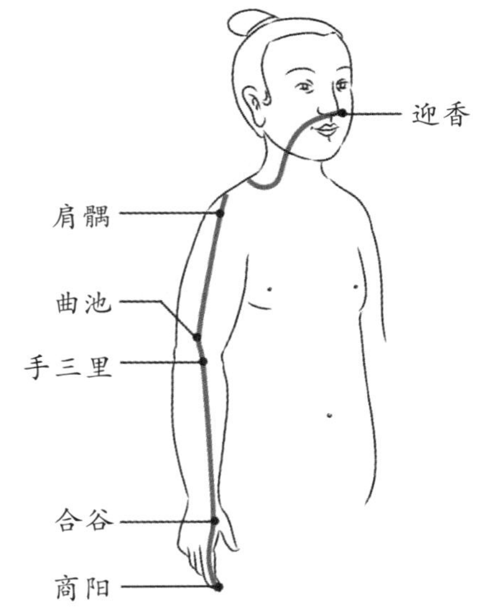

手阳明大肠经图

人体，每天都需要正常饮食和呼吸，以提供人体的生命活动所需要的营养，同时每天也需要及时排出体内代谢所产生的废物，以维持

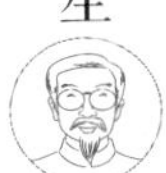

人体的阴阳平衡，即保持人体内环境的稳态。

人体排出体内代谢废物的途径主要有三种：一是通过大肠，传化排出饮食代谢中的废物和毒素（即大便）；二是通过膀胱，排出血中的代谢废物（即小便）；三是通过口、鼻和皮肤等，排出人体其他代谢废物（如痰、汗液等）。如下图所示：

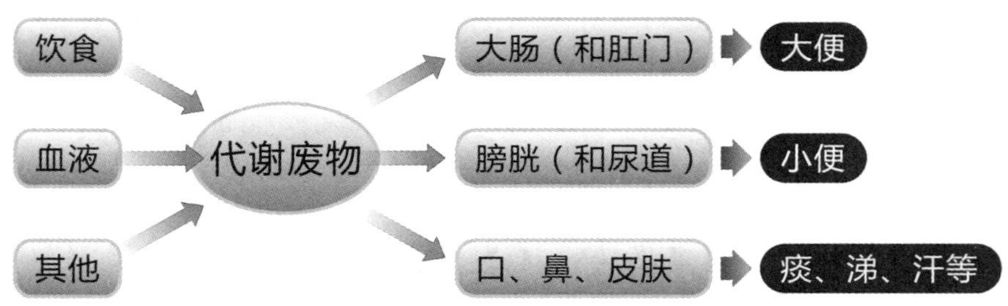

人体代谢废物的排出途径图

从上图可以看出，大肠的传化排泄是人体排出代谢废物的重要途径之一。

就像一个家、一个小区、一座城市一样，每天必须按时清理各种垃圾。如果有一天由于各种原因导致垃圾不能正常清理，家、小区和城市就会显得脏乱，如果长期不能正常清理垃圾，这个家、小区和城市就会秩序大乱，甚至崩溃。

人体也一样，所以在这个意义上讲：人要无病，大肠常清。而经常对手阳明大肠经进行养生保健，可以促进大肠的排泄功能，这也是经络养生的意义所在。

足阳明胃经

——人体多气多血的经脉

足阳明胃经养生歌：

多气多血是胃经，
从头到脚经气长，
所经所治功能多，
头面胸腹和下肢，
养生保健十七穴。

老杜点评：脾胃为气血生化之源，后天之本，故胃经为一条多气多血之经脉，为养生保健的重点经脉。

胃经头面部穴位养生歌：

面部养生有五穴，
眶下孔处取四白，
口角旁开是地仓，
咬牙隆起取颊车，
张口颧弓凸下关，
额角发际里头维。

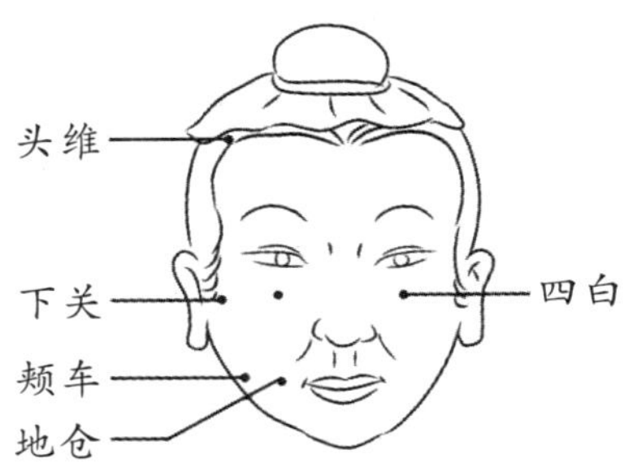

胃经头面部养生保健穴位图

常按面部这五穴，

防皱抗衰头脑清。

胃经乳房保健穴位养生歌：

女性朋友要记住，

胃经养乳有四穴，

正中线旁四寸列，

屋翳膺窗乳中①根。

早晚揉按五分钟，

活血通经把胸健。

若想提升又丰胸，

再灸膻中与关元②。

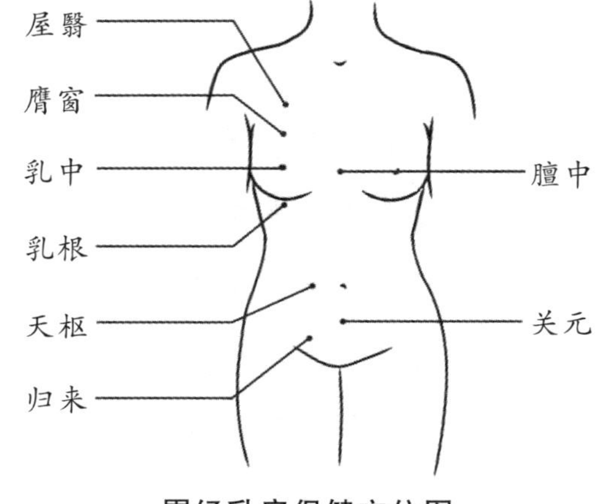

胃经乳房保健穴位图

温馨提示

①由于乳中穴就在乳头正中，位置特殊，揉按时要轻揉，以防伤到乳腺。

②灸膻中和关元穴时，可用纯艾条或药艾条，顾客坐位或平卧位，艾条距穴位 1~2 厘米，直接灸，灸至发红充血即可。切记注意安全，防止烫伤，灸的时间也不要太长，以防起水疱。

胃经腹部穴位养生歌：

腹部养生有两穴，

脐旁两寸取天枢，

便秘腹泻能减肥。

直下四寸找归来，

调经止痛妇科健。

胃经下肢穴位养生歌：

下肢养生有六穴，

髌外上二取梁丘①，

犊鼻下三足三里②，

再下三寸上巨虚，

外膝眼与外踝中，

就是祛湿丰隆穴。

脚脖正中取解溪，

二三趾间内庭求。

常按六穴腰腿健，

祛湿止痛有神效。

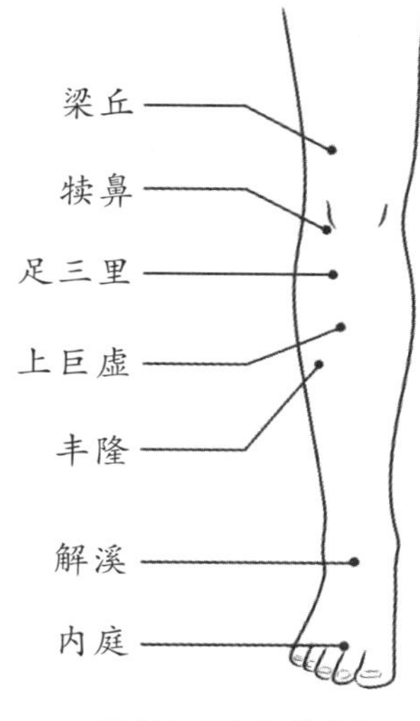

胃经下肢穴位图

温馨提示

①指的是髌骨外上2寸可以取梁丘穴。

②指的是犊鼻穴下3寸找足三里穴。足三里为四大总穴之一，有“肚腹三里留”之说。它又是公认的保健穴，“要想身体安，三里常不干”。所以，男女老少（孕妇除外）均可常点按或艾灸足三里做保健，功效显著。

•头痛的按摩方法•

山顶红人：我经常头痛，医院说是神经性头痛，很痛苦，不知中

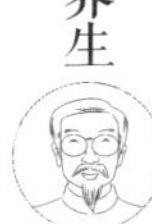

医按摩有什么好办法？

老杜：头痛可以根据其主要的疼痛部位，简单地判断是什么经脉的问题，然后再根据其经脉配穴，效果会更好。

具体来讲：

前额痛（阳明经）配穴：头维、阳白、印堂、鱼腰、神庭、合谷。

两侧痛（少阳经）配穴：上关、太阳、瞳子髎、头维、合谷、阳陵泉。

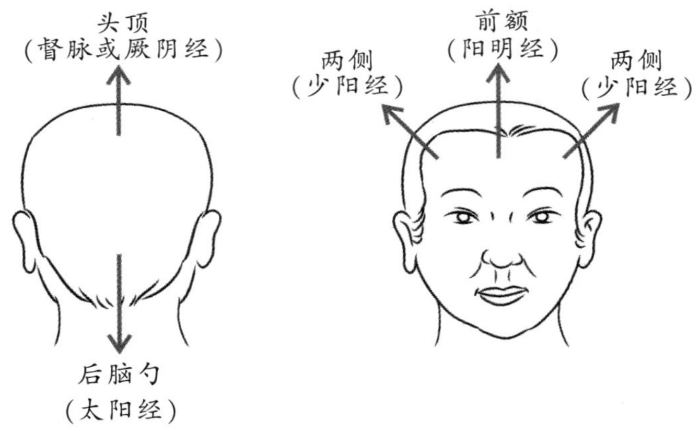

头痛部位归经图

头顶痛（督脉或厥阴经）配穴：百会、神庭、风府、合谷、太冲。

后脑勺痛（太阳经）配穴：风池、风府、玉枕、合谷、涌泉、至阴。

温馨提示

相关穴位可查阅本讲相关各篇。此法仅适用于神经性头痛。由于引起头痛的病因复杂，如果经常头痛，建议先去医院查清楚，再决定处理方案，以防耽误病情，切记！

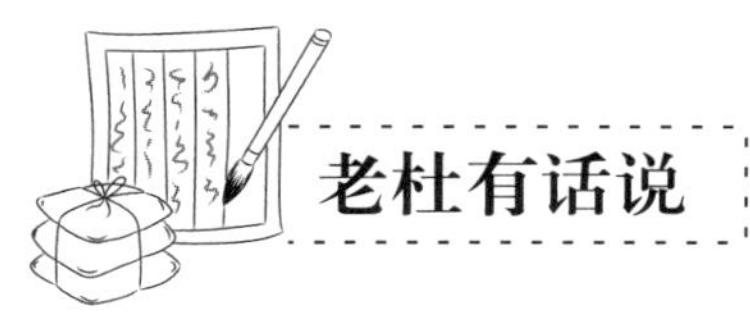

胃经是养生保健的重点经脉

根据“经脉所过，主治所及”的原理来推，足阳明胃经从头到足，是一条很长的经脉，它经过头（鼻、口、咽喉），颈，乳房，胃，腹，下肢等器官或部位，这些都可以认为是胃经所防治的范畴。

又由于脾胃为气血生化之源，后天之本，故胃经为一条多气多血之经脉，为养生保健的重点经脉。

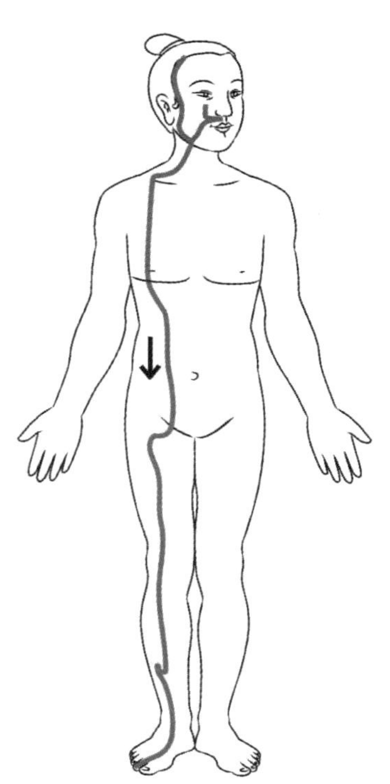

足阳明胃经图

胃经比较长，其循行复杂，简单地说：胃经起于鼻翼两侧（即迎香穴），向上到目下（即承泣穴），再向下在面部呈“√”形，经颈、胸、腹（脐旁开2寸）下行，经下肢外侧前缘，到足第二趾外侧缘。

足阳明胃经的养生保健穴比较多，共有17穴：（头面部有5穴）四白、地仓、颊车、下关和头维，（胸腹部有6穴）屋翳、膺窗、乳中、乳根、天枢和归来，（下肢有6穴）梁丘、足三里、上巨虚、丰隆、解溪和内庭。

足太阴脾经

——脾健人安康

足太阴脾经养生歌：

妇科脾胃病，
脾经有良方。
养生有六穴，
隐白公孙三阴交，
血海大横阴陵泉。

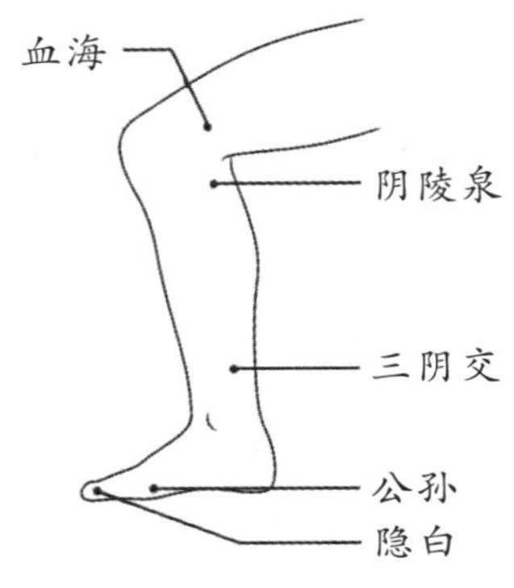

脾经下肢段养生保健穴位图

老杜点评：脾能健运（水谷精微），则人体的气血来源有本，能营养所有内脏、四肢、肌肉、皮毛等，人体就健康，不易生病。

隐白穴养生歌：

大趾甲旁隐白穴，
腹泻便秘月经多，
可揉可灸可放血。

温馨提示

隐白穴为脾经的井穴。如果女性月经量过多，或淋漓不尽，在行经期后 2~3 天，再配合大敦穴（肝经）连灸 3 天，连续灸 2~3 个月，效果不错！平时保健可以向上推揉脾经下肢段。

公孙穴养生歌：

公孙穴，
第一跖骨底下方，
腹痛腹泻能祛湿，
按摩减肥有公孙。

温馨提示

公孙穴常配地机、阴陵泉、血海、足三里、天枢、大横、中脘、合谷等穴位，可用于按摩减肥。

三阴交养生歌：

肝脾肾经交三阴，
内踝尖上三寸旁，
闲来常揉三阴交，
养阴健脾神安康。

温馨提示

三阴交为肝经、脾经、肾经的交会穴，为养生保健之要穴。

阴陵泉养生歌：

胫骨内侧髁后下，

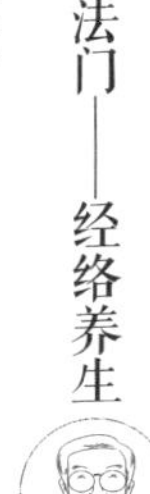

健脾祛湿阴陵泉，
阴痛风湿不可少。

血海穴养生歌：

髌骨内上二寸取，
血海调经祛风湿，
又可止痒荨麻疹。

温馨提示

女性常揉血海穴，可以活血化瘀，防长斑，具有一定的美容功效。

大横穴养生歌：

脐旁四寸取大横，
腹痛腹泻与便秘，
常揉大横亦塑形。

•风湿性关节炎的按摩方法•

树上松鼠：我今年38岁了，得了风湿性关节炎已经好多年了。每逢阴天下雨是我最难受的时候，尤其是膝关节酸痛得都不知放在哪里，不知按摩哪些穴位能好一些？——痛苦的松鼠

老杜：很同情你。风湿性关节炎这个病在中医属于“痹证”的范畴，大多是由于风、寒、湿这几个坏蛋侵入人体，导致人体经脉不通，气血不畅引起的。多以四肢关节疼痛为主，严重者会导致

四肢关节变形。

其发病经常有寒冷、潮湿、劳累、阴雨等诱因，而且经常反复发作，迁延不愈。而中医针灸、按摩、刮痧等最善疏通经脉，调畅气血，进而缓减疼痛症状，效果显著。

你可以按照以下方法试试：其一，先俯卧位（即平趴在床上），在足太阳膀胱经（腰背段）上涂上麻油（最好是活络油或红花油），用手掌根（请别人）分别向上推30~50次，力度以能忍受为度（或用刮痧）。

其二，再仰卧位（即仰面躺在床上），用掌根分别从下向上推足太阴脾经（下肢段）和足少阴肾经（下肢段），推前仍先涂上麻油（或活络油或红花油），30~50次，两侧都推。

其三，分别点按太冲、公孙、阴陵泉、足三里、丰隆、血海、内外膝眼、合谷穴等，每穴1~3分钟即可。最好是灸，每穴灸至发红充血即可，千万不要烫伤。

其四，每天抽时间可做一两遍“151”经络养肾功（参阅本讲“足少阴肾经”篇）。

其五，每天适当多参加体育锻炼也有益处。

最后，其病易反复，贵在坚持，其效愈显。切记！

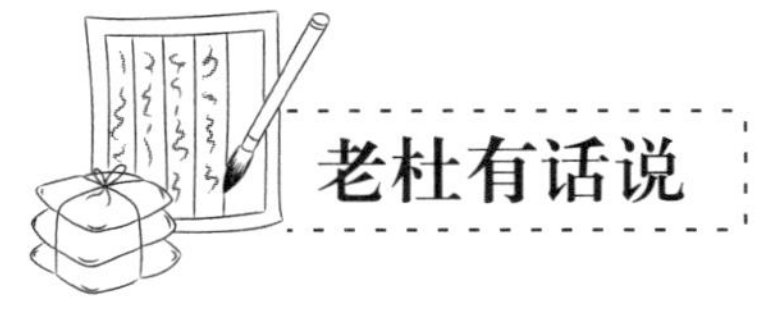

脾健运，则人体的气血来源有本

俗话说，“家和万事兴”，是讲家庭和睦是所有事业成功兴旺的基础。同样“脾健人安康”，说的是脾能健运（水谷精微），则人体的气血来源有本，能营养所有内脏、四肢、肌肉、皮毛等，人体就健康，

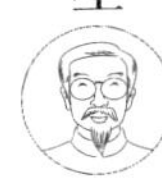

不易生病。

足太阴脾经是一条从足第一趾内侧出发，沿下肢内侧前缘上行，入腹联络脾脏的经脉。因此，对脾经和其上的一些穴位进行良性刺激（如针灸、按摩、刮痧等），可以增强脾胃功能，从而起到祛病强身的目的。

脾经本身尤其擅长防治脾胃病和妇科疾病，其常用养生保健穴有隐白、公孙、三阴交、阴陵泉、血海和大横6个穴位。

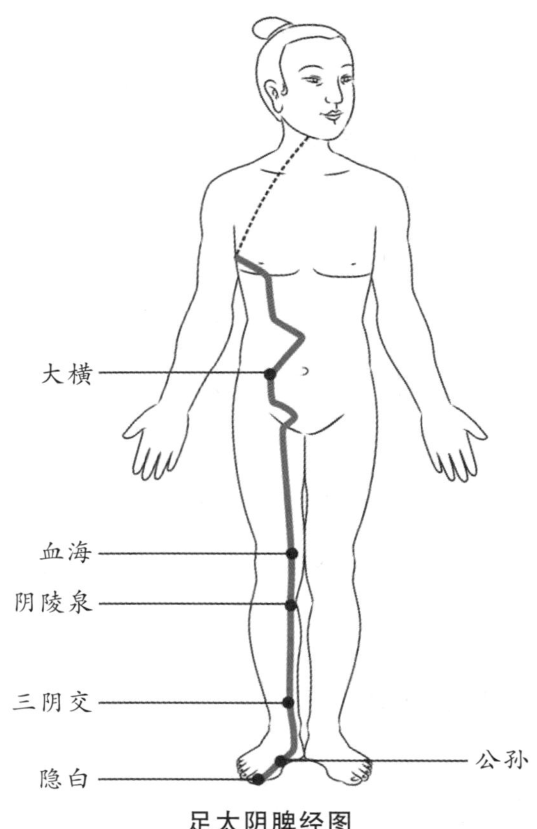

足太阴脾经图

手少阴心经

——养心安神的经脉

手少阴心经养生歌：

养心安神是心经，
改善睡眠亦所长。
中老年人常按摩，
健康长寿享太平。
心经养生有三穴，
少海神门少冲全。

老杜点评：经常对手少阴心经及其穴位进行良性刺激的养生保健行为，可以促进心功能，进而达到延缓衰老、预防和减少心血管疾病的作用。

少海穴养生歌：

曲肘横纹内侧端，
少海养心不可少。

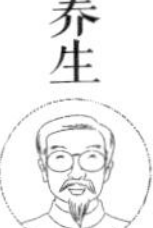

神门穴养生歌：

腕纹内侧筋外取，
神门养心又护手。

少冲穴养生歌：

小指甲旁取少冲，
善清心火不可忘。

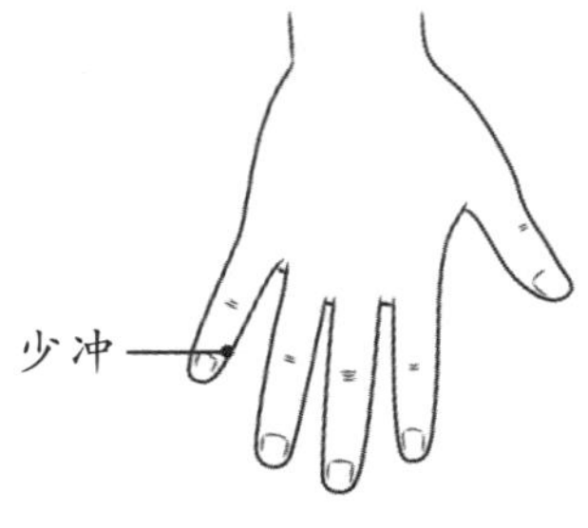

少冲穴位图

·女性手部居家保养的小方法·

俗话说："手是女人的第二张脸。"拥有一双纤纤玉手是许多女性朋友梦寐以求的事情。其实，在生活、工作闲暇时间，搞些"小动作"，对你的手部进行适当保养，实现这个梦想并不难，又可以增加生活的情趣。具体方法如下：

其一，在早晚分别揉按合谷、神门、阳溪、太渊、中渚等穴位，每穴 1~3 分钟。

其二，取少许海藻面膜，用水调好，敷在双手背，停留 30~40 分

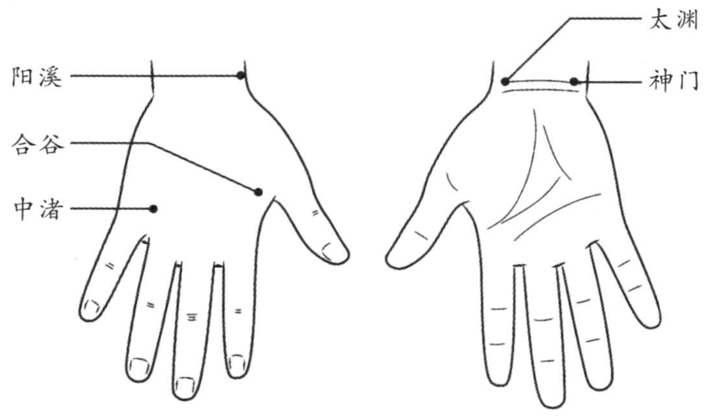

女性手部保养穴位图

钟后洗掉，涂上护手膏即可。

其三，如果不嫌麻烦的话，还可以自制一种手膜，具体方法如下：取益母草50克、绿豆淀粉100克、玫瑰30克，分别把它们打粉混合即可。每次取少许，用水或蛋清调好，敷在双手背，停留30分钟，取下洗净，然后涂上护手膏即可。注意，此手膜重在使双手柔润美白，而海藻面膜重在保湿，故两种手膜一般隔天交替使用。

其四，在平时做家务（如洗碗、洗衣服等）的时候，注意加强劳动保护，如戴橡皮手套等。

其五，可以多食猪蹄、猪耳朵、鱼、鸡皮、大枣、小米等。持之以恒，那么你的双手也慢慢会变成“纤纤玉手”的。

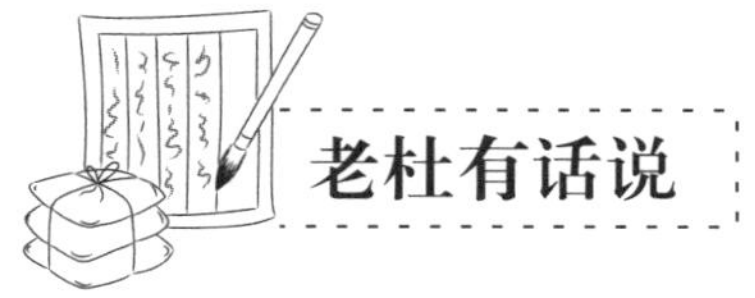

推心经，防心病

生、长、壮、老、死是自然规律，我们很难逆转。在这个过程中，心作为“君主之官”(可参阅第二讲“养心与养生”篇)，五脏之首，心功能的衰退是一个重要因素。

同时，在当今社会，我国心血管疾病正处在高发时期，如何预防和减少心血管疾病也是一个重要的课题。

而经常对手少阴心经及其穴位进行良性刺激的养生保健行为，可以促进心功能，进而达到延缓衰老、预防和减少心血管疾病的作用。

手少阴心经的循行，可以简单地描述为，从心出发，上行肺，出腋窝，沿上肢内侧后缘下行，至小指内侧（少冲穴）。

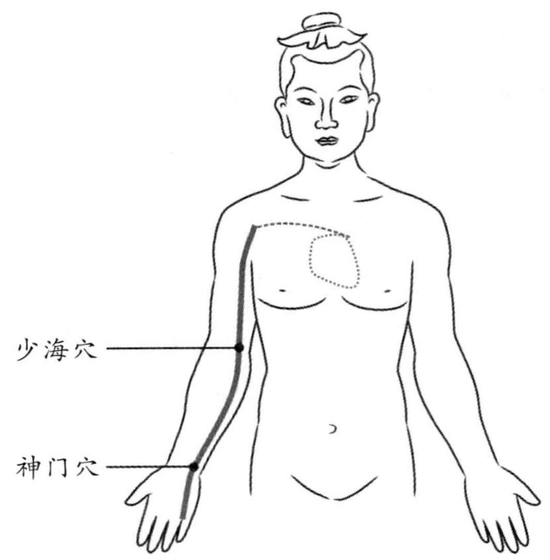

手少阴心经图

手太阳小肠经

——能助消化的经脉

手太阳小肠经养生歌：

能助消化小肠经，
消化不良向上推。
小肠养生有四穴，
丰胸下乳找少泽，
小指尺侧甲角旁。
抗衰养老与支正，
聪耳健脑揉听宫。

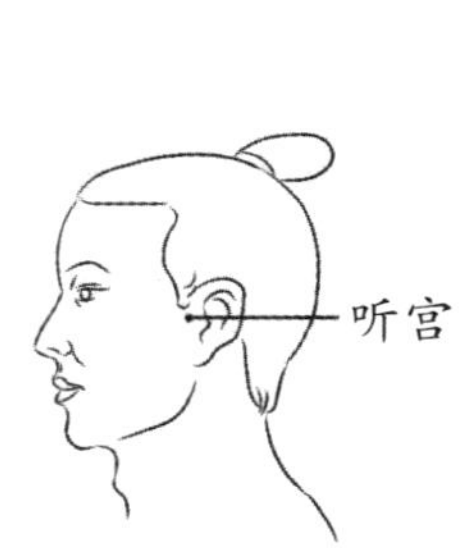

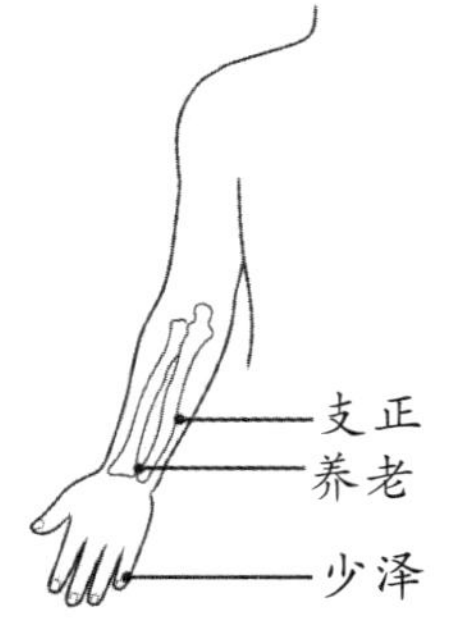

小肠经养生保健穴位图

温馨提示

养老、支正、听宫3个穴位不太好找，可以简单按以下方法取。养老穴，在腕背有明显凸起（即尺骨小头近端）凹陷中。支正穴，在腕横纹上5寸，尺骨旁取。听宫穴，在耳屏前方张口凹陷处取。

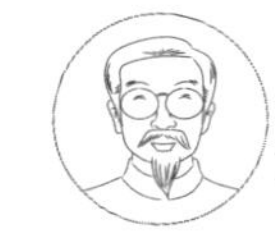

老杜点评：小肠具有分清泌浊的功能，小肠与脾胃一起完成饮食的消化与吸收，为人体提供充足的营养物质以维持生命。

•养生小动作——耳部保健操•

常做耳部保健操，可以聪耳健脑，养生延年。

祖国医学认为耳为“宗脉之海”，不仅肾开窍于耳，人体的心、肝、脾、胆、小肠等内脏（通过经脉）均与耳部有关，可以认为耳与脏腑（即内脏）的生理功能息息相关。

耳部穴位很多，而且是独立于身体普通穴位之外，自成一个系统。在现代针灸学中有明确定位和功能的耳穴就有 91 个，再加上民间散在的一些经验穴，耳部穴位共有 300 个左右，而且耳周围的穴位也有很多。

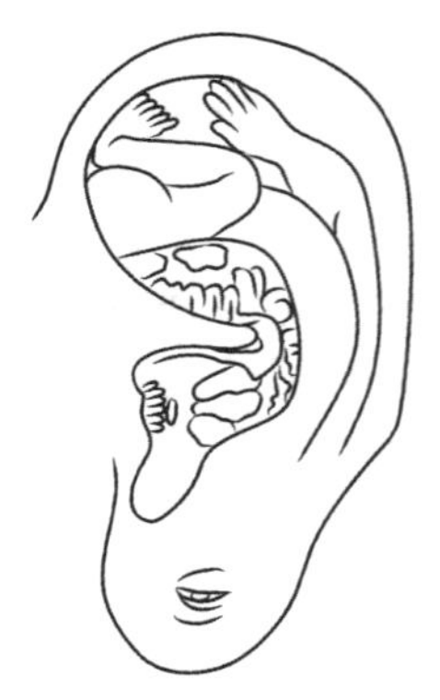

耳部“倒置”胎儿图

现代生物全息论认为，人体的全身部位和器官在耳部均可以找到对应的反射点，其分布规律大致像一个倒置的胎儿（人体四肢在上在外，内脏在中间，头面在耳垂）。

因此，经常对耳部及耳周做一些良性刺激，即耳部保健操，可以起到养生保健目的。

下面是我常做的一套耳部保健操，大家可以参考操作。

第一步，双手先搓热，主要用二三指腹推擦耳周 7 遍。

第二步，双手分别按照从上到下的顺序按摩整个耳部 7 遍，包括耳上各种凹陷处（如耳甲、外耳道等），每做完 1 遍，都要向下提拉 1

次耳垂。

第三步，用小指（注意指甲不宜太长，以防伤耳）伸入外耳道，分别向前、向上提拉7遍。

第四步，用双手掌心向前捂住耳部，然后突然放松，这么一按一松为1遍，共做7遍。

第五步，用双手掌心捂住双耳，手指向后，用二三指弹后枕部（即后脑勺），能听见“嘭嘭”的声音，共做7遍。

第六步，双手五指分开，由前向后干梳头发，结束。

注意，在练习过程中，可用舌尖抵着上颚，双眼平视前方或微闭，自然呼吸或腹式呼吸，意念可以关注于你的呼吸或意守丹田，练习完后，把口中的唾液缓缓咽下，以滋养肾脏（咽唾以养肾）。

持之以恒，受益无限。

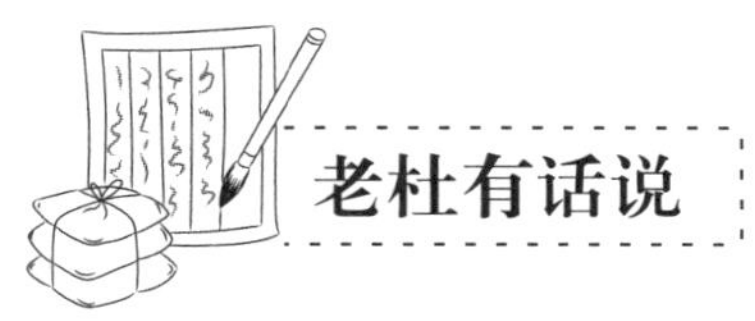

常推小肠经，饮食消化好

中医上认为小肠具有分清泌浊的功能，当饮食到达小肠消化后，把它们分为水谷精微和残渣两部分，将好的水谷精微吸收，把剩下的残渣继续输送至大肠以形成大便。

也就是说小肠与脾胃一起完成饮食的消化与吸收，为人体提供充足的营养物质以维持生命。

因此，在养生保健中，小肠经可以与脾经和胃经共同使用，以促进饮食消化，调节气血。

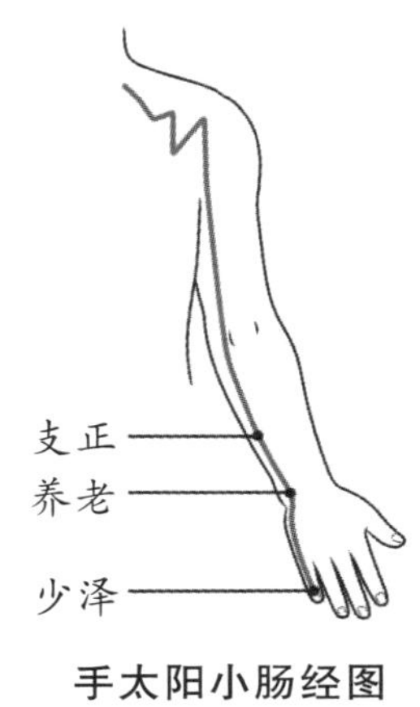

手太阳小肠经图

手太阳小肠经的循行可以简单地描述为，从小指外侧出发，沿上肢外侧后缘上行，到达头面部。饮食消化不好、气血不足的人，可以经常向上推（或刮痧）小肠经（上肢段）。

小肠经常用的养生保健穴有少泽、养老、支正、听宫共4个穴位。

足太阳膀胱经
——人体的“门户”经脉

足太阳膀胱经养生歌：

人体门户膀胱经，
门户常通好处多，
毒素排，阳气旺，
健康长寿身体壮。
膀胱养生穴位多，
背俞穴外有六穴，
睛明攒竹能明目，
承山承筋与委中，
至阴转胎治头痛。

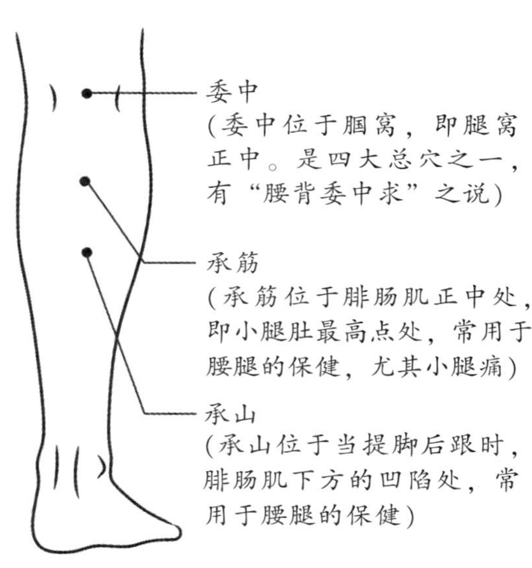

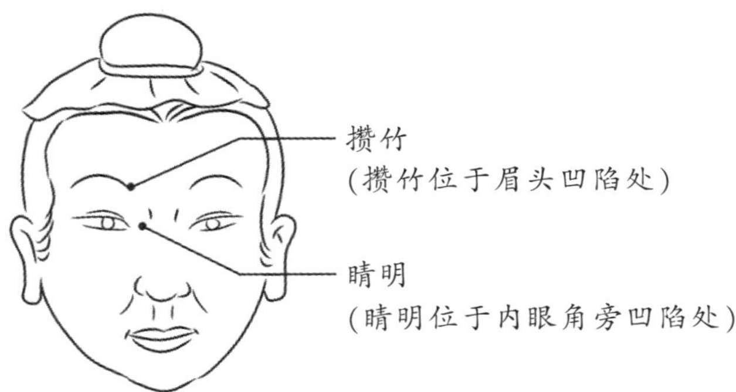

膀胱经养生保健穴位图

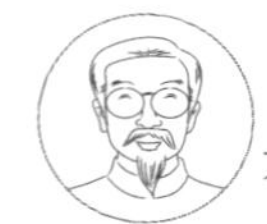

老杜点评：我们可以看出，膀胱经的的确确是人体的“门户”经脉，人体外在的第一道防线，保持其通畅，是维持人体健康的重要条件。

•背俞穴与背诊法•

膀胱经上的俞穴是膀胱经的特色之一。掌握俞穴，既可以提高养生的效果，又可以对人体健康状况做出简单的判断——背诊。

膀胱经上俞穴的含义，俞穴，就是脏腑之气输注于背腰部的腧穴（穴位），故又称为背俞穴。五脏六腑等各有 1 对俞穴，分别位于膀胱经背腰部的第一条线上（即与距脊柱最近的一条线上，距后正中线 1.5 寸），且位置大体上与相应脏腑所在部位的上下排列相接近。如图所示。

背俞穴看起来是比较多，事实上，它们的分布是非常有规律的，它们都分布在人体脊柱正中线（主要在胸椎、腰椎和骶椎）旁开 1.5 寸处，即大都在每个脊椎的棘突下凹陷旁开 1.5 寸处，只要能数清人体脊椎，找到它们并不难。而数人体的脊椎，主要依靠脊柱上的两个标志来数。

但是背俞穴比较多，为了大家更好记忆，我编写了这首背部俞穴歌诀。

背俞穴歌诀：

一大二风三肺俞，

四厥五心六督俞，

七膈九肝十胆俞，

十一脾俞十二胃，

腰一三焦腰二肾，

三四气海大肠俞，

腰五棘下关元俞，

骶一小肠二膀胱，

三四中膂白环俞。

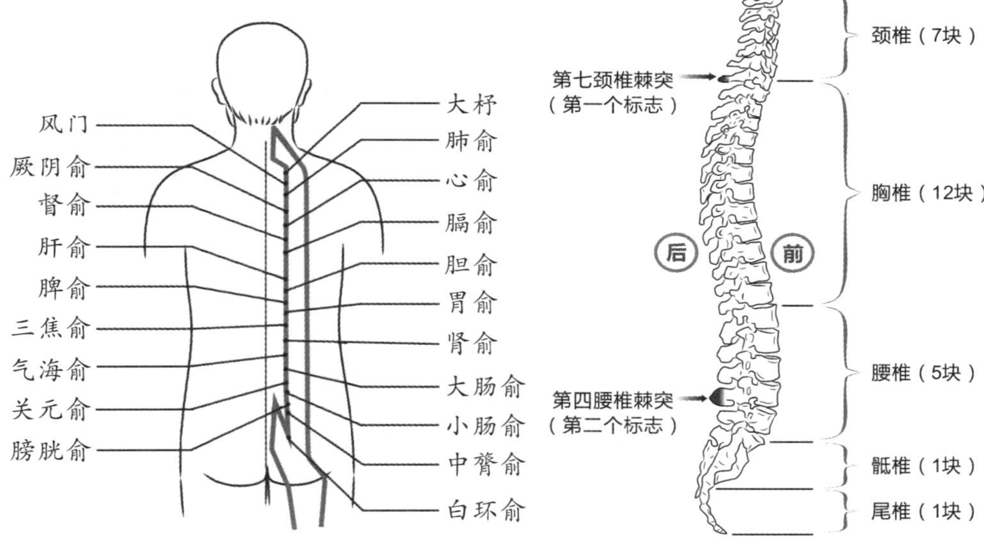

背部俞穴分布图

人体脊柱侧面和其上的两个找背俞穴的标志图

温馨提示

“一大”指的是第一胸椎棘突下旁开 1.5 寸就是大杼穴，“二风”指的是第二胸椎棘突下旁下 1.5 寸就是风门穴，“三肺俞”指的是第三胸椎棘突下旁开 1.5 寸就是肺俞穴，以此类推。

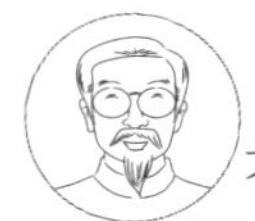

老杜点评：当我们找到这些背俞穴后，对它们施以按摩、艾灸或刮痧等操作，就可以起到调理对应脏腑的功能，从而达到养生保健的目的。

另外，还可以利用这些背俞穴，进行简单的背诊。常用的方法有两种：其一，观察肤色法，指通过观察脏腑对应的背部俞穴位置的皮肤颜色有无异常，来判断其脏腑功能有无异常。可以直接观察，大都是在刮痧或拔罐等之后来观察较容易些。一般认为特定俞穴位置的皮肤有发红或青紫等颜色改变，则可以反映对应脏腑功能的异常，且颜色越深，问题越大。其二，触摸法，指的是用指腹用力触摸背俞穴位的皮肤，如果对应俞穴有明显的疼痛或颗粒状、条索状凸起，则表示对应脏腑功能有问题。

当然，这种背诊法只是对身体状况的一个大概判断，如果发现有明显异常，建议应该到医院进一步进行检查和治疗。这对于一些疾病的早发现、早治疗具有一定的意义。

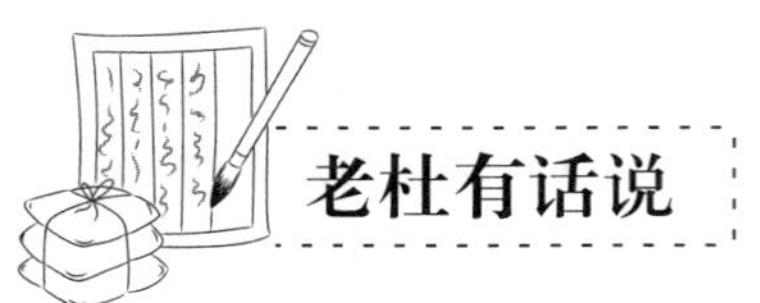

老杜有话说

膀胱经通畅，人体代谢旺

足太阳膀胱经在治病，尤其在养生保健中是使用频率非常高的一条经脉。我认为其主要原因有二：一是膀胱经是人体的一条“门户”经脉；二是膀胱经在背部有许多与脏腑密切联系的俞穴（如肺俞、心俞、肝俞等），所以保健效果好，并由此衍生了简单的背部诊断。

我首先谈谈关于膀胱经是“门户”经脉的看法。

《黄帝内经》中讲："膀胱者，州都之官，津液藏焉，气化则能出矣。"意思是说膀胱的主要功能是储尿和排尿，而尿液又是人体的津液（人体内正常水液的总称）经肾的气化而产生的。也就是说，膀胱主管人体津液的代谢废物（尿液）的排放。

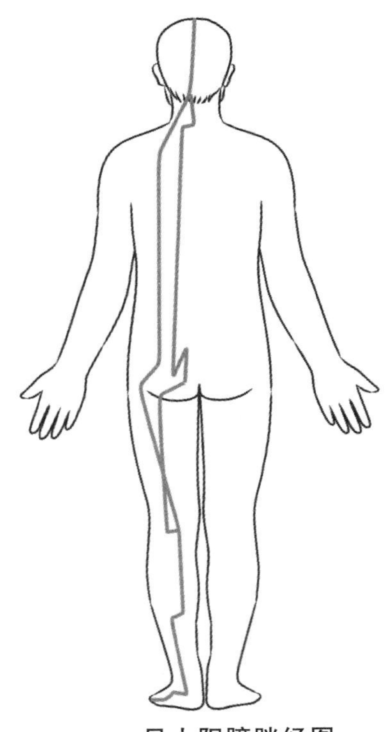

足太阳膀胱经图

现代医学也有类似的看法，认为尿液是人体血液的代谢废物，如果尿液长时间不能正常排放，其蓄积在体内的代谢废物就会伤害肾脏、肝脏、脑等重要脏器，而引起一系列症状，严重者会引发尿毒症，甚至会死亡。

由此可见，膀胱与人体的代谢废物（即尿液）的排放有密切关系，而经常对膀胱经用按摩、刮痧等方法进行良性刺激，可以促进膀胱排泄的功能，使膀胱这道代谢的门户保持通畅，进而维持人体内环境的稳态，维持人体阴阳平衡，以达到养生保健的目的。

另外，足太阳膀胱经，从头到脚，是人体非常长的一条经脉。简单地说，它从人体内眼角旁（即睛明穴）出发，向上到达头顶，再向后向下经背部、下肢，到达足小趾外侧（即至阴穴）为止。如果整条经脉通畅，从头到足阳气充足，那么外邪（即外界的各种致病原因）则不易侵入，人体就不易生病。正所谓"正气存内，邪不可干"。

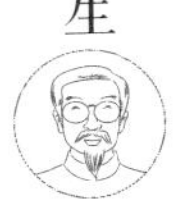

足少阴肾经

——养肾抗衰的经脉

足少阴肾经养生歌：

养肾抗衰找肾经，
儿童养肾助生长，
成人养肾精力旺，
老人养肾赛彭祖①。
养肾穴位有四个，
涌泉太溪上复溜②，
脐旁半寸取肓俞。

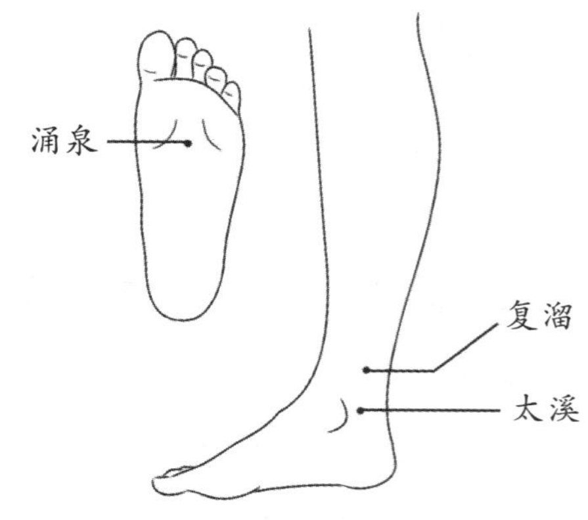

足少阴肾经养生保健穴位图

温馨提示

①彭祖　传说是古代最长寿的人，据说活了800多岁。

②涌泉　位于足底前1/3中央凹陷处。为肾经之井穴，常用于失眠、腰痛、便秘、肾虚等，为保健之要穴。

太溪　位于内踝与足跟腱之间的凹陷，为常用养肾保健穴。

复溜　位于太溪穴直上2寸，常用于阴虚盗汗等，为常用养肾保健穴。

老杜点评：肾精是其他脏腑的总后方、总动力，可以调节整个机体的新陈代谢，我们也就不难理解“人老肾先衰”这句话。另外，肾精与成年人的生殖和性功能，以及儿童的生长发育等均有关系。

•“151”经络养肾功•

“151”经络养肾功，是我编写的一套经络养肾的小功法。成人可以自我练习，儿童可以在父母帮助下练习，每天一两遍，受益无限。

“1”——指的是1条肾经（取其下肢段和腹部段）；

“5”——指的是5个穴位，涌泉、太溪、复溜、足三里和肓俞穴；

“1”——指的是1种呼吸，即腹式呼吸。

具体练习方法如下：

第一步，推肾经。自然站立，双脚与肩同宽，双手搓热，然后缓缓下蹲，分别用左右手掌同时从足踝部开始向上推肾经，并在向上推的过程中，逐渐站立，推至腹部肋弓下（肾经的下肢段和腹部段可以分开推）为1遍，共推15~30遍。

第二步，按揉5个穴位。坐位，用两手分别揉按涌泉穴、太溪穴、复溜穴、足三里穴和肓俞穴，每穴1~3分钟。

第三步，做腹式呼吸。站位（如果体质差者，可以仍用坐位），双手搓热，向后捂住腰眼，双眼微闭，舌尖抵上颚，意守下丹田（即关元穴的位置），做3~5分钟腹式呼吸（吸气时腹部用力膨出，呼气时腹部凹陷，可参阅第七讲“养生小动作”篇）。然后，缓缓睁开双眼，徐徐咽下口中唾液，用意念引导其下行至丹田，同时，双手自然下垂。

第四步，收功。双手依照从上到下、从内到外的顺序，轻轻拍打四肢，做3遍，结束。

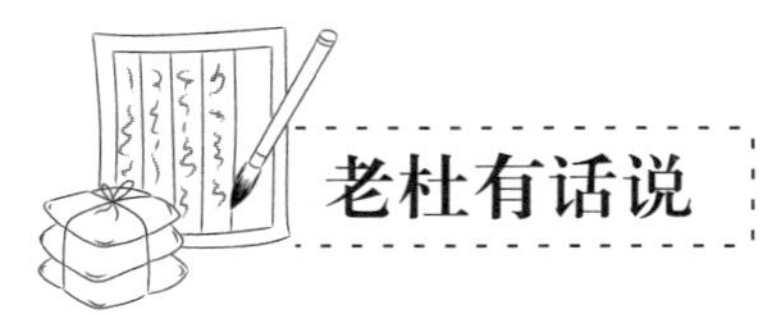

养肾就是抗衰老

《黄帝内经》中说："肾者主水，受五脏六腑之精而藏之。"也就是说，肾精与五脏六腑的功能息息相关（这里，也有经络理论的支撑，肾经在其循行的过程中络膀胱，贯肝，入肺，络心，接心包）。肾精充实，其他脏腑功能则正常，人体阴阳平衡，身体健康；如肾精亏虚，则其他脏腑功能易失调，人体阴阳失调，身体就容易产生各种疾病。

可以认为肾精是其他脏腑的总后方、总动力，可以调节整个机体的新陈代谢，我们也就不难理解"人老肾先衰"这句话。

另外，肾精也与成年人的生殖和性功能，以及儿童的生长发育等均有关系。

所以，养生在一定意义来讲，就是养肾。古代众多抗衰老良方，大多为补肾方，也就不奇怪了。

足少阴肾经是人体养肾抗衰的一条经脉。

其起于小趾之下，斜向足心（涌泉穴），向后向上，经内踝后，沿下肢内侧后缘向上，沿腹（脐旁开 0.5 寸）上行，至锁骨下缘。

在养生中，最常用的是肾经的下肢段和腹部段，可以分开来用。

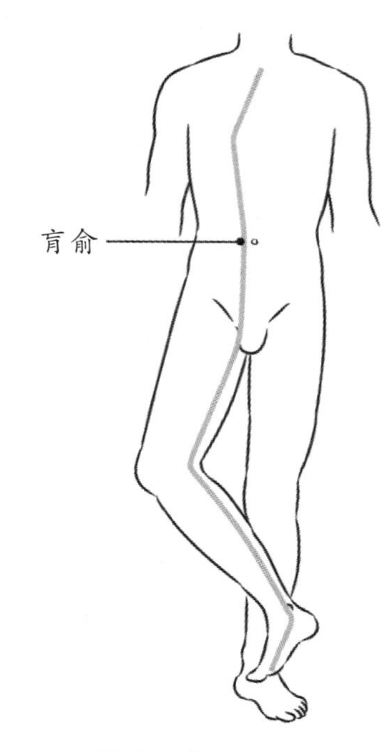

足少阴肾经图

手厥阴心包经

——护心开窍的经脉

手厥阴心包经养生歌：

养心宁神心包始，
尤善醒神能开窍。
心包养生有三穴，
心慌胃痛找曲泽①。
晕车中暑用内关②，
养心安神揉劳宫③。

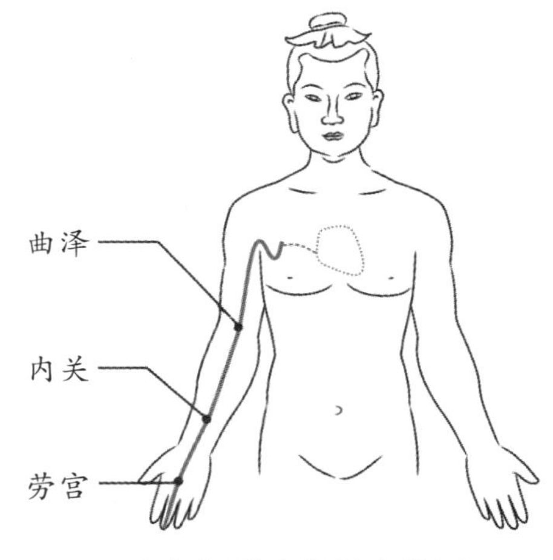

心包经养生保健穴位图

温馨提示

①曲泽　肘横纹中，筋内侧凹陷处。

②内关　掌横纹上2寸，两筋中间。

③劳宫　握拳屈指，中指尖处可取。

老杜点评：心包，在祖国医学中也称为心包络，是位于心脏外的一层包膜，具有保护心脏的功能。养心可以从心包开始，心包是养心的第一道防线。另外，常按摩心包经，具有醒神开窍之效，对于预防晕车、头晕、中暑等有一定的意义。

•夏天易中暑该怎么办•

绿树成荫：我今年28岁，在一家单位做会计工作，大多数时间坐在办公室做账办公。每年过夏天，我是最难受的，经常中暑，只要到太阳底下走一会儿，就感觉浑身不舒服，头痛头晕，恶心想吐，回到单位或空调房子就好多了。而且天越热，这种现象就越多见。因此，整个夏天，只要是晴天，我就很少外出，不是在单位，就是“猫”在家里，空调房子里。这样都有好几年了，我又不愿吃药，不知中医养生能有什么好办法？

老杜：一年四季，寒热变换是自然规律。在这个过程中，人体内脏腑阴阳一般也会随之做出相应的调整，来维持正常的生命活动。也就是说，一般情况下，人体本身是具有相当的适应气候环境变化的能力，而不是气候环境一变人就生病。

但是，近些年来，人们发现长期生活工作在空调环境里的人，这种适应气候变化的能力明显下降了，身体越来越“娇气”了，稍微冷一些就易感冒，热一点就中暑，人只愿意待在有空调的环境中，即出现了所谓的“空调病”。

你的情况当属这种情况。要减少这种痛苦，我有如下建议：

其一，减少使用空调，至少在家里的时候，希望你能从思想认识到，冬冷夏热是自然规律，应该尽量去适应它，而不是拼命去改变它。

其二，每晚睡前，用手掌分别推手厥阴心包经（上肢段，向下推），足少阴肾经（下肢段，向上推），足阳明胃经（下肢段，向下推），每经各30~50次，力度以能忍受为度。

（上述三条经脉请参阅本讲各相关文章）

其三，然后分别揉按太冲、太溪、足三里、合谷、曲泽和劳宫等穴位，每穴1~3分钟。

其四，每天最好能抽出一点时间锻炼身体，增强体质。

其五，可以多食小米、南瓜、冬瓜、绿豆、薏米等健脾祛湿的食物。另有一食疗方法，你可以试试。每天取赤小豆、山药片（到中药店买的淮山药饮片）、薏米各等份，用豆浆机打粥来喝。

坚持上述方法，就可以改善你现在的情况。

绿树成荫：现在好多了，谢谢！（一个多月后）

手少阳三焦经
——人体水液代谢的指挥官

手少阳三焦经养生歌：

运行元气与水液，
三焦常通代谢畅。
三焦养生有四穴，
无名甲角取关冲，
中渚支沟丝竹空。

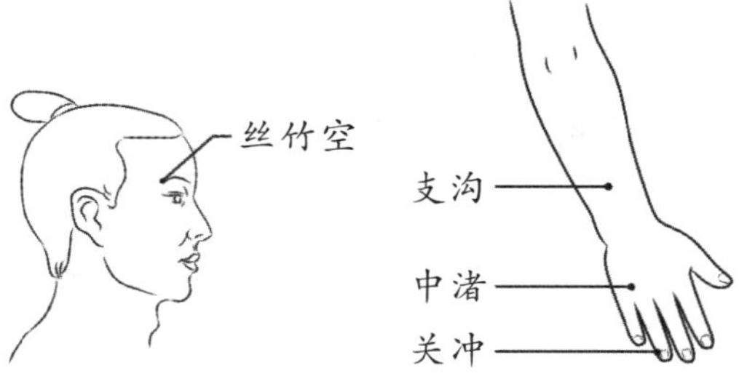

三焦经养生保健穴位图

温馨提示

中渚　微握拳，在第四、第五掌骨之间，掌指关节后的凹陷处。擅长清热祛湿，常可揉按。

支沟　腕背横纹上3寸，两骨之间的凹陷。是风湿、肥胖、便秘等常用保健穴。

丝竹空　位于眉梢末凹陷处。常揉，可预防上睑（即上眼皮）下垂，具有美容功效。

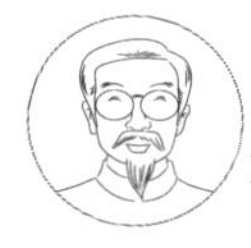

老杜点评：三焦主要具有运行元气和体内水液的功能。元气是人体最重要的一种气，是生命的原动力，来源于肾，主要通过三焦散布于五脏六腑，营养全身。

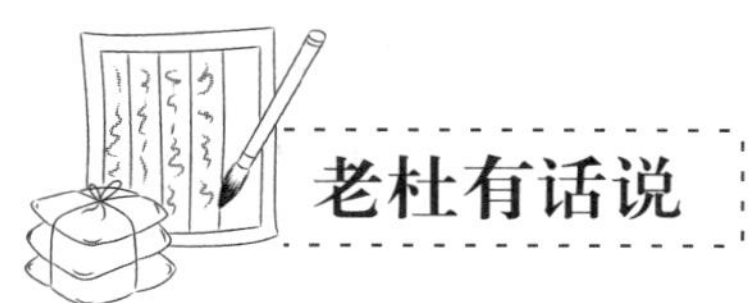

人体水液代谢失常的危害

生活中，肥胖病和风湿性关节炎，这两个病目前发病率非常高，到处可以见到这样的人。肥胖病与家族遗传、内分泌失调、生活习惯，尤其饮食习惯等均有密切关系，而风湿性关节炎，现代医学一般认为是与人体内免疫反应有关的一类疾病。

但是，肥胖病和风湿性关节炎这两个病在中医角度来看，均与人体水液代谢失常、水湿内停有关。而三焦又是人体水液代谢的总指挥官。

手少阳三焦经图

有些人对“三焦”这个腑不太理解，因为它在西医解剖上是找不见的，是中医上特有的一个内脏。如下图所示：

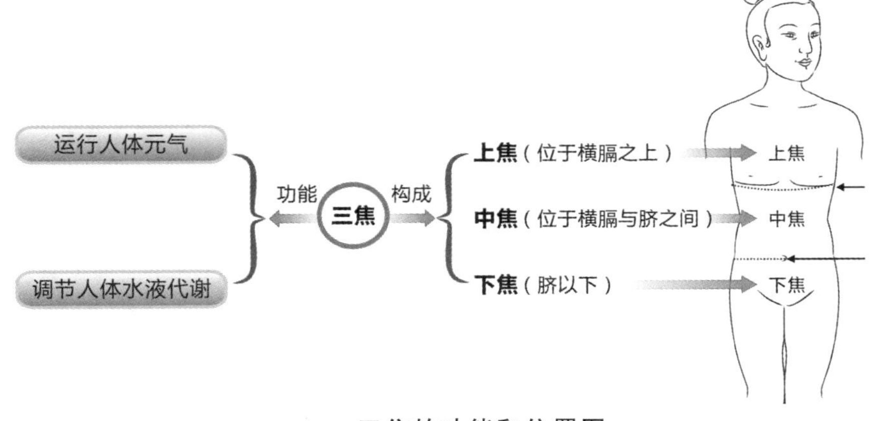

三焦的功能和位置图

三焦主要具有运行元气和体内水液的功能。元气是人体最重要的一种气，是生命的原动力，来源于肾，主要通过三焦散布于五脏六腑，营养全身。我们尤其要注意三焦运行体内水液的功能，正如《类经》中说："上焦不治则水泛高原，中焦不治则水留中脘，下焦不治则水乱二便。三焦气治，则脉络通而水道利，故曰决渎之官。"

所以当三焦运行水液功能失常时就易发生肥胖、风湿性关节炎、便秘等常见病。

三焦经的循行，可以简单地描述为，从无名指出发，向上，经上肢外侧中线，到锁骨上窝外，分两支，一支入胸腹联结三焦，另一支继续上行到面部。在日常养生保健中，我们更常用其上肢段。我们每天可以推推三焦经的上肢段，同时揉揉其上的保健穴位，就可以促进人体水液代谢，从而减少这一类疾病，达到保健的目的。

足少阳胆经

——常需推和敲的经脉

足少阳胆经养生歌：

常通胆经能疏肝，
胁肋部推下肢敲。
胆经养生有六穴，
枢纽悬钟阳陵泉，
防皱阳白瞳子髎，
风池肩井保肩颈。

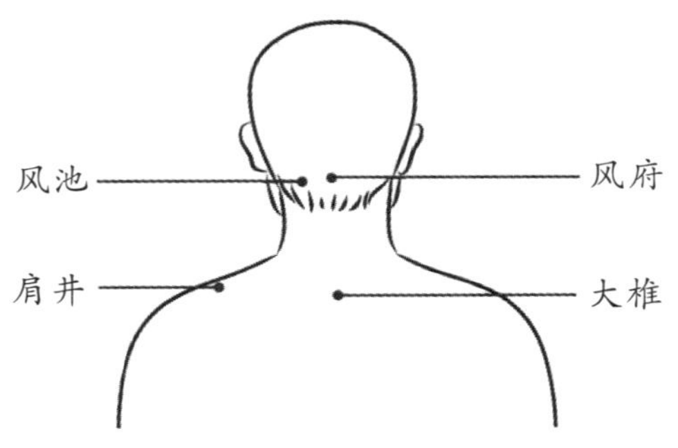

足少阳胆经养生保健穴位图

老杜点评：在经络养生中，我们常常可以通过泄胆（经）而达到疏肝（经）的目的。适用于口苦、胸闷、月经不调，以及风湿性关节炎等的保健。

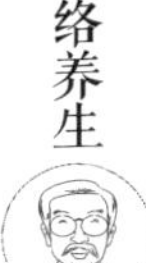

·肩颈的自我保健法·

跳跳糖：我是一名小学教师，经常低头备课和批改作业，时间久了，肩颈时常酸困、疼痛。不知自我保健有何方法？谢谢！

老杜：这可以算是一种职业病了，很多老师、会计等经常伏案工作的人，常有这种痛苦。我向你推荐一套肩颈的自我保健方法，可以在课间或早晚练练，可以改善你的情况。

第一步，坐位或站位，先做颈椎操（参阅第七讲“养生小动作”篇）。

第二步，用一只手的中指和无名指揉按风府穴，再分别用两只手同时揉按两侧的风池穴，然后分别揉按两侧的肩井穴，每穴1~3分钟。

第三步，用一只手的中指和无名指指腹用力擦大椎穴，直到发热发烫即可。

注意，在练习整个肩颈自我保健操的过程中，可以舌尖抵着上颚，待口中唾液满时可以徐徐咽下，既可以养护嗓子，又可以咽唾以养肾。

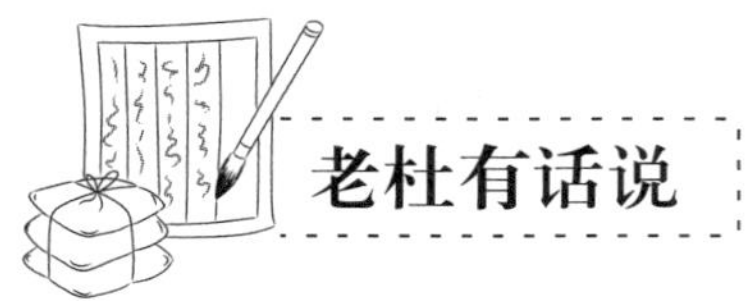

胆健肝安康

“肝胆相照”，这个成语很形象地描述了肝和胆的功能关系密切，相互影响（可参阅第二讲“养肝与养生”）。肝性喜条达、舒畅，主谋虑，且足厥阴肝经为阴经；而胆性喜排泄（胆汁），主决断，且足少阳胆经为阳经。

因此在经络养生中，我们常常可以通过泄胆（经）而达到疏肝（经）的目的。

而且，足少阳胆经循行很长，起于眼外角，在头面部多次绕行后下行，经胁肋部，走下肢外侧中线，到达足部。

故，经常对胆经从上至下的推和敲（胆经的胁肋部用掌根推，下肢段用空拳敲），以保持其通畅。对于头面部和肩颈的保健，以及维持肝的疏泄功能具有重要的保健意义。

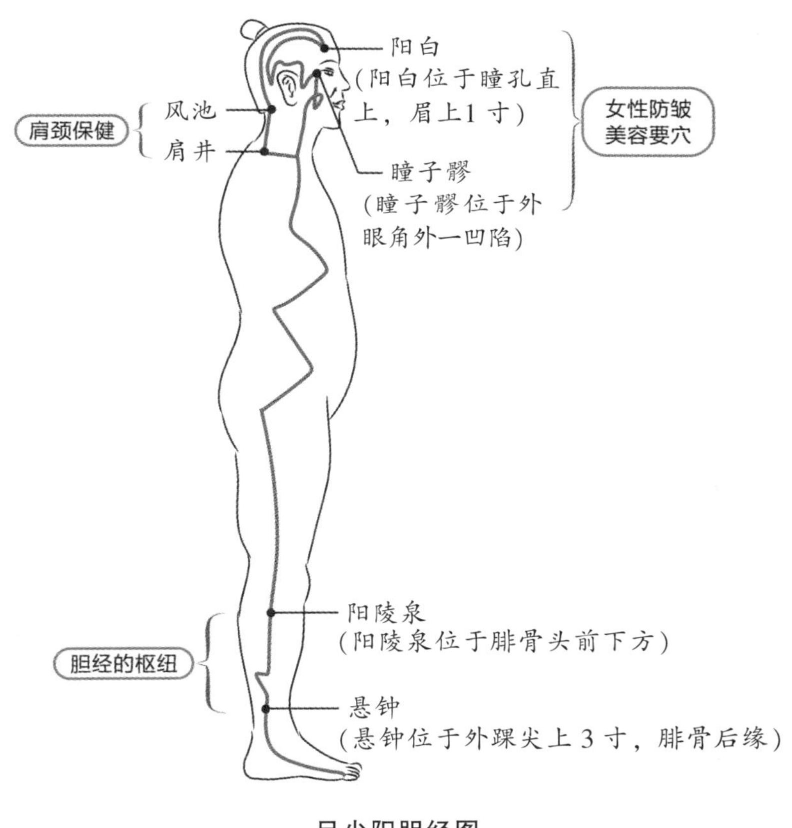

足少阳胆经图

另外要特别注意胆经上的阳陵泉和悬钟这两个穴位，它们可以认为是胆经的枢纽点，在推和敲完胆经之后，一定要记得揉按或敲打它们，往往使胆经更加通利，为胆经养生之要穴，尤其是在口苦、胸闷、月经不调，以及患有风湿性关节炎等情况下的保健。

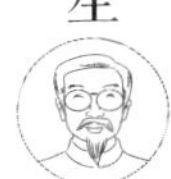

足厥阴肝经

——养肝重疏肝

足厥阴肝经养生歌：

日常生活易“肝郁”，

肝病妇科生殖病，

它们就会找上门。

是故养肝重疏肝，

疏肝常推肝胆经，

肝经养生有三穴，

大敦行间与太冲。

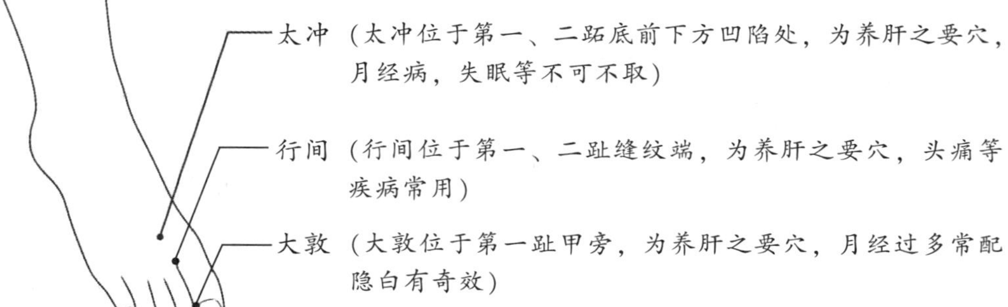

足厥阴肝经养生保健穴位图

老杜点评：养肝的核心应以疏肝为主，保持肝的疏泄功能正常，很多肝病、妇科病、生殖病等就可以离你很远。

·日常经络养肝法·

在日常生活中，肝脏是很容易出问题的一个内脏，尤其常见“肝郁”。因此，掌握一些简单易行的保养肝脏的方法是有意义的，此套经络养肝法很适合大家日常保健。早晚练习，可以达到疏肝理气、保健肝脏的目的。

第一步，向下推和敲胆经（胁肋段用掌根推，下肢段用空拳敲），两侧各 30~50 遍（坐位或卧位），先左后右。

第二步，向上推肝经（下肢段），两侧各 30~50 遍，先左后右。

第三步，分别揉按大敦、太冲、三阴交、悬钟、足三里和阳陵泉等穴位，每个穴位 1~3 分钟即可。

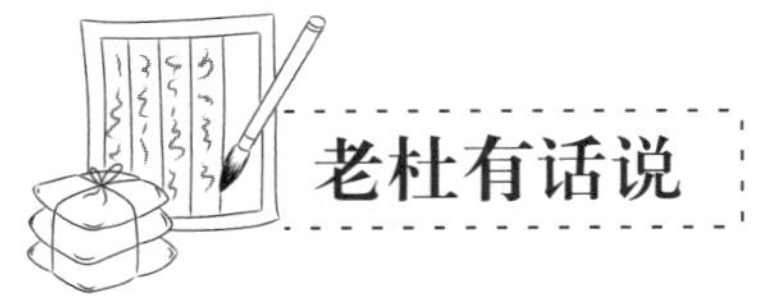

养肝重疏肝

肝最害怕“郁”，而在日常生活、工作中产生的一些不良情绪（如闷闷不乐、生气等）最容易让肝“郁”。因此，养肝的核心应以疏肝为主，保持肝的疏泄功能正常，很多肝病、妇科病、生殖病等就可以离你很远。

所以，养肝重在疏肝。而经常按摩肝经和其上的一些穴位（以及前面讲的胆经和其上的一些穴位），就有这样的功效。

而要按摩肝经应该先知道肝经的位置。肝经的循行，简单地说，是从足大趾内侧（大敦穴）发出，向后，经内踝前方，沿小腿向上，在内踝上 8 寸后转行下肢内侧中线上行，绕阴器（即生殖器），到腹部入肝。

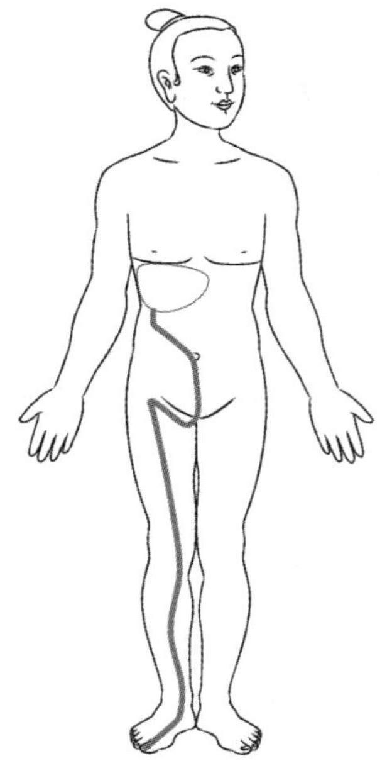

足厥阴肝经图

在经络养生中，最常用的是肝经的下肢段，同时也会用到其腹部段，比如在调理月经不调、痛经等疾病时。

第六讲

实用中老年人健康指南

人在步入中年之后，就会明显感觉精力减退、记忆力下降，动作开始迟缓，睡眠质量变差，甚至罹患冠心病、高血压、糖尿病、腰腿疼痛等慢性病。生活质量开始明显下降，时常有力不从心的感受。

医典《黄帝内经》中有注："今时之人不然也，以酒为浆，以妄为常，醉以入房，以欲竭其精，以耗散其真，不知持满，不时御神，务快其心，逆于生乐，起居无节，故半百而衰也。"

在我们步入中老年以后，身体状况犹如午后的太阳，开始由盛转衰，各脏腑功能开始下降，再加上人到中年工作上、生活上的各种压力加大，这时候，身体健康状况就很容易亮起红灯，甚至患上一些慢性疾病、老年病，从而造成生活质量下降，寿命减少，甚至造成猝死。

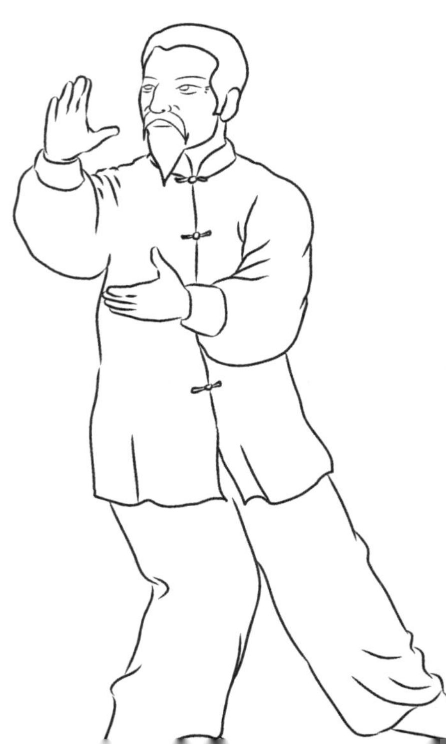

因此，人到中年就更应该注重养生，改掉不良的生活习惯，正如古代医家所言："人于中年左右，当大为修理一番，则再振根基，尚余强半。"

中老年人的饮食健康

民以食为天，对于中老人而言，饮食不光是充饥维持生命，更应该重视其养生价值，因为这个时期的消化系统、脾胃功能均有不同程度地下降，莫让“病从口入”。而已经患有慢性病的患者，一些食物也有一定的辅助治疗作用，可以作为食疗。

饮食有节

这个“节”有两层含义：一是指饮食尽量要规律，按时饮食。这是维护人体脾胃功能正常的基础。我经常说：是什么时间就干什么事情。现代医学的人体生物钟（指的是人体内有一种无形的“钟”，实际是由于人体的神经内分泌系统周期性调节，而出现的人体生命活动的内在节律性）和祖国医学中的“子午流注”理论（指的是人体内十二经的精气会随着十二时辰的流转而发生周期性变化）都讲的就是这个道理。错过这个点，就很难再补回来。如下图所示：

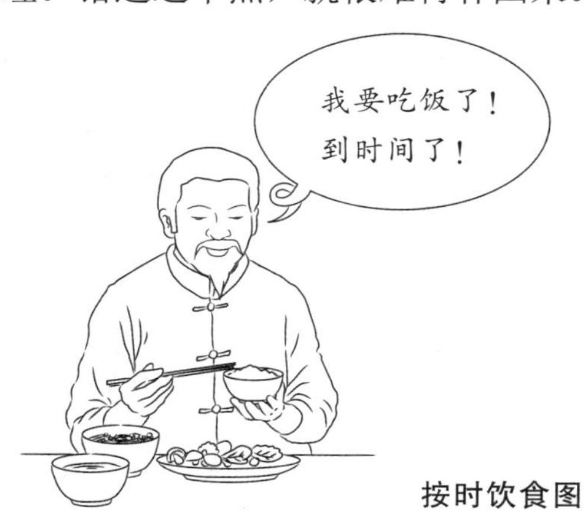

最佳进食时间
早：7:00~8:00
午：11:30~12:30
晚：17:00~18:00

按时饮食图

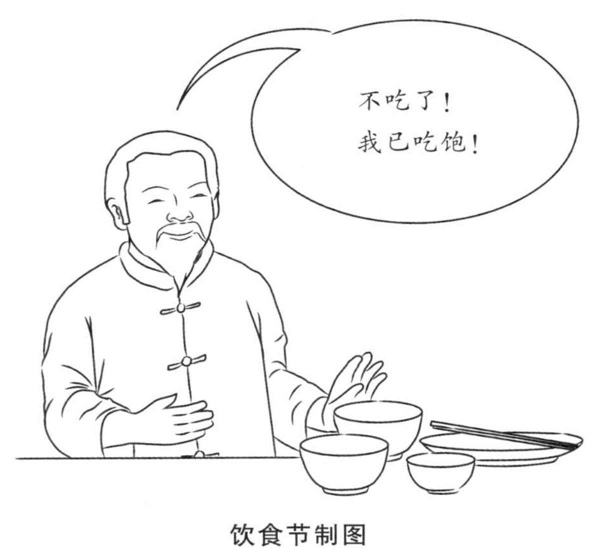

饮食节制图

二是这个“节”也指饮食应该有节制，尤其对于中老年人而言。过量地饮食酒和含糖高、油腻的食物是诱发心脑血管疾病的重要致病因素。

食宜均衡

要维持人体各脏腑的正常功能，就需要均衡饮食，尽量不要挑食、偏食。早在《黄帝内经》中就讲：“五谷为养，五果为助，五畜为益，五菜为充，气味和而服之，以补精益气。”不同的脏腑分别与不同颜色、气味和性质的食物相关，如下图所示：

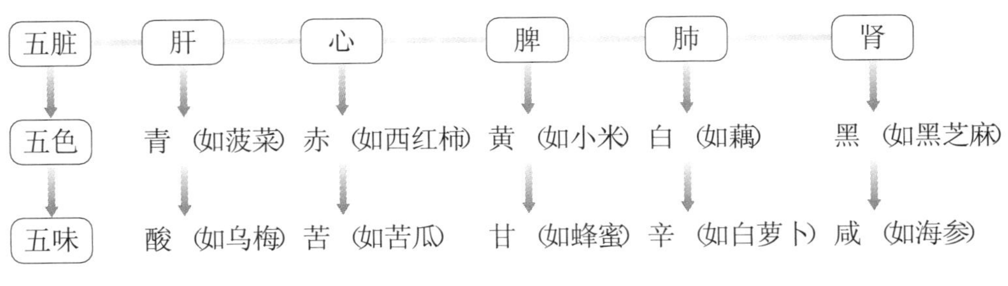

五脏与五色、五味关系图

如果长期偏食、挑食，会造成脏腑功能失调，阴阳失衡，乃至患病。当前中老年人心脑血管疾病、糖尿病等“富贵病”高发，与长期高糖、高脂饮食有密切的关系。建议中老年人适当增加高粱、玉米、燕麦、荞麦、黑豆、薏米、小米等粗粮，改变仅以大米、小麦面粉为单一主食的状况。

晚饭宜早，且易消化

晚饭尽量早，最好在 18:30 之前进食，且尽量食用一些有助于消化的食物，如小米粥、南瓜粥、山楂、山药等食物。这样既有益于减少脾胃的负担，又有益于维持身材，减少肥胖。

食用坚果

每天可以坚持食用一定量的坚果，如葵花籽、南瓜籽、松子、花生、板栗、开心果等。这些坚果大多有补脑壮骨、延缓衰老之效。现代营养学也认为这些坚果含有丰富的钙、铁、锌等微量元素，以及卵磷脂等对人体有益的营养物质。同时，每天进食一定量的坚果也利于锻炼面部的咀嚼肌，预防牙龈萎缩，锻炼牙齿，进而延缓人体的衰老。

中老年人的日常养生

中老年人的起居养生

总体上来讲，中老年人的精力和脏腑功能处在相对平衡或者有衰退的状态。在这段时期需懂得养精蓄锐、细水长流的道理，不可再像年轻人一样起居无规律，肆意逞强。中老年人的起居养生可以参照以下几点建议：

其一，起居规律，保持充足的睡眠。

中医认为："静，则养阴；动，则养阳。"只有每天保证充足的睡眠、充分的养阴，第二天才能有足够的精力来工作、学习、运动，保持人体阴阳平衡，维护身体健康。

对于中老年人来讲，要特别注意避免两个不良的起居习惯：一是熬夜，二是睡得太多。如下图所示：

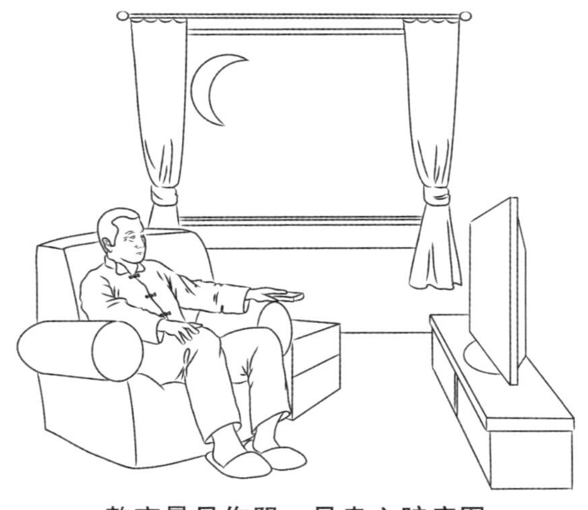

熬夜最易伤阴！易患心脏病图

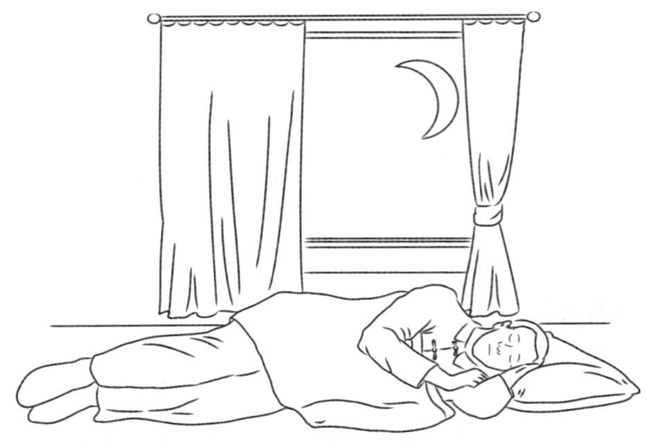

坐卧太多伤气！身体素质下降图

因为熬夜最伤阴，经常熬夜就容易口干舌燥、大便干、小便黄，甚至出现心慌气短等现象，最终导致阴阳逆乱，疾病丛生。而睡得太多，又易伤气。一些中老年人每天户外活动极少，经常喜欢坐卧在家里。长期这样，极易伤气，导致体质整体下降，更易患病。

其二，提倡午休。

中医学认为中午 11 点至 13 点是心经精气最旺盛的时候。因此，对于中老年人而言，在午餐后（12 点半至 13 点半之间）适当午休半小时到一小时，可以起到养心安神、预防心脑血管疾病的作用。如下图所示：

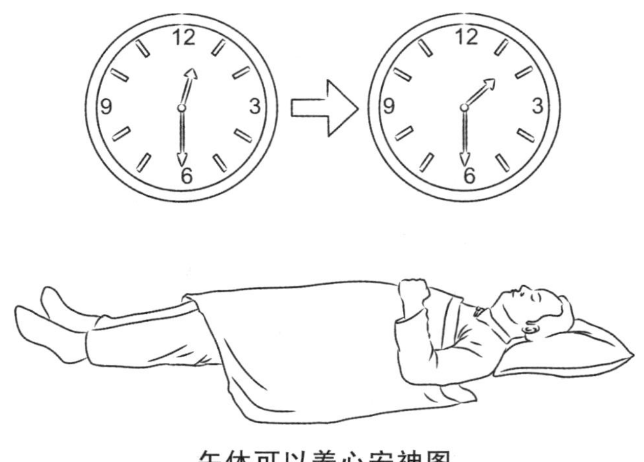

午休可以养心安神图

其三，室内尽量少用空调。

在现代社会，居家或工作单位室内使用空调很普遍，这在一定程度上确实改善了我们生活、工作的小环境，使得温度适宜。但是，我还是建议大家，尤其是中老年人少用空调，除非在特别冷或特别热的时候。

如果我们频繁使用空调，依赖空调调节室温，人体随着季节变化而调节自体的能力就会被削弱，自我调节的节奏就会被打乱。也违背我们中医提倡的尊重自然、顺时而养的养生基本原则，我们的整体抗病能力就会下降，更易患病。尤其对于已经步入中老年的人而言，整个身体已经开始由盛转衰。因此，该冷的时候就让冷一点，该热的时候就让热一些，总体来讲，对我们的身体是有益的。

中老年人的情志养生

常言道：四十而不惑。人到中年，在事业上，往往处在关键的上升期，而且多为单位的骨干，工作压力会很大；在生活上，也处在上有老人要赡养，下有幼子要抚养的阶段，家庭负担也很重。因此，在这个时期，中年人的精神状态，就很容易出现郁闷、烦躁、易怒、失落等不良情绪。

这些不良情绪的长期刺激，会演变成重要的致病原因。对于这一点，中医学很早就认识得很清楚，并进一步把人的“喜、怒、忧、思、悲、恐、惊”七情列为人体致病的内因，会直接伤害对应的脏腑。

现代医学家也有类似的认识，认为长期精神紧张、压力过大等不良情绪的刺激与高血压、冠心病等疾病有密切的关系。我们也经常在新闻媒体中听到或看到一些中年人猝死的报道，其中有一个重要的诱

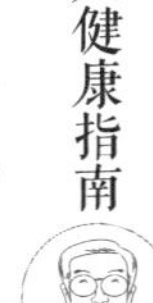

因就是突然而强烈的精神刺激。

而对于老年人而言，由于离退休、患病、亲人离异等客观原因，使得生活状态发生了很大的改变。如果不能及时调整，也很容易出现孤独、寂寞、失落、空虚、悲伤等不良的情绪。

因此，对于中老年人而言，其日常生活中的情志养生就显得尤为重要了。所谓“情志养生”，就是指通过自我调整使我们的情绪保持乐观、向上、开朗的状态，从而保持身心健康，减少疾病。

我们可以通过多读一些古典文学，多与人交流，多参加公益活动，多到户外踏青、旅游，多参加集体舞、太极拳等体育锻炼，多培养一些写大字、绘画、摄影等兴趣爱好等，达到陶冶情操、开拓视野、开阔胸怀的目的。

中老年人的运动养生

随着我们年龄的增长，逐渐步入中老年时，往往进行运动的想法和时间也都少了。生命在于运动，正如“流水不腐，户枢不蠹”的道理一样，经常参加一些力所能及的体育锻炼，尽可能地多运动是有益于身心健康的。

这一点，老年人相对做得比较好。一大早公园草坪等地方大多是白发苍苍的老人在锻炼身体。相比较而言，由于工作和心态等各种因素，中年人经常运动、锻炼身体的人就少多了。这种现象应该引起我们的重视。

如果确实没有时间和条件专门运动和锻炼，我们也可以通过一些简单的、容易办到的方法进行。例如利用上班、下班和回家的机会进行“爬楼梯”运动，就是一个不错的选择，这个不仅对于防治风湿性关节炎等疾病大有裨益，还可以增强心脏的功能。再如上下班多走路，少坐车，以及跳绳、踢毽子、练五禽戏、做工间操等均可以选择。

我的体会是：真正完全没有时间和条件去锻炼和运动的人是凤毛麟角的，大多数人还是理念和心态上的问题，是能否从心里认识到多运动锻炼对我们的身体确有好处。

管理身体，健康血压

祖国医学很早就认识到与高血压类似的疾病，多归入“眩晕”“头痛”等疾病的范畴，积累了丰富的对该病的防治理念和方法。近些年来，临床上采取了中西医结合的办法，对于降低高血压甚至治愈高血压，减少长期服用降压药的副作用，减轻高血压对心、脑、肾、眼等重要脏器的损害等，取得了重大的进展。

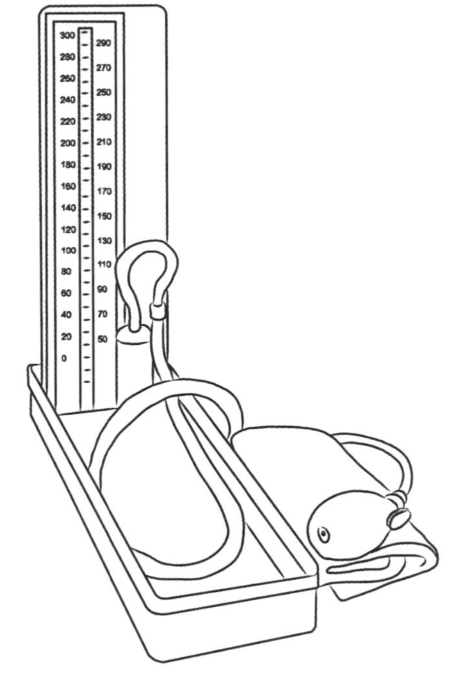

因此，下面我将介绍一些高血压的日常养生的理念，以及一些操作方便、安全有效的方法，供大家参考使用。但是鉴于本书的科普性质，我还是特别补充一点：在日常养生过程中，血压即使有明显下降，也不能随意停掉降压药（注：如果是已经服用了降压药的前提下），应该定期复查，咨询大夫。

具体高血压患者的日常养生，在此分成高血压的一般性日常养生和高血压的分型养生两部分来讲。

高血压的一般性日常养生

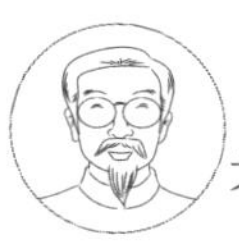

老杜点评：高血压的饮食原则：

①高血压患者应以低糖、低脂、清淡而营养丰富的饮食为主。多食一些粗粮、杂粮，如高粱、玉米、燕麦、荞麦、小米、豌豆、绿豆、红小豆、黑豆等。多食海带、菠菜、芹菜、油菜、白菜、西红柿、苦瓜、冬瓜、南瓜、红薯、梨、苹果、猕猴桃等果蔬。

②多食葵花籽、南瓜籽、开心果、蜂胶、松花粉等坚果或保健品。

③限盐，每人每天控制在5克左右。

④戒烟！现代医学发现烟草中的烟碱等成分有可能升高血压。

⑤限酒！适量饮酒，可以活血化瘀、促进血液循环，尤其是红葡萄酒。但是过量饮酒对血压、对肝脏有害。建议如有饮酒习惯，应限制在每天50克以内，且少饮高酒精度的酒。

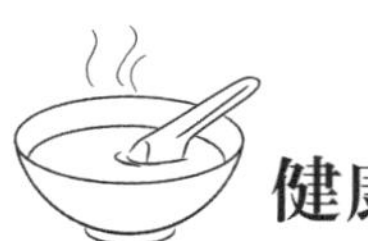

健康小药膳

醋泡花生降压方

取生花生500克，加食用红醋适量，浸泡7天后，即可食用。可以与其他食物一起进食。此方可以作为高血压患者的食疗方，有胃溃疡、十二指肠溃疡者禁用。

芹菜小米大枣粥

取新鲜芹菜茎段200克、小米100克、大枣5枚。先用小米、大枣煮粥，把芹菜剁碎在关火前10分钟加入。此方为高血压患者食疗方，适用于任何体质。

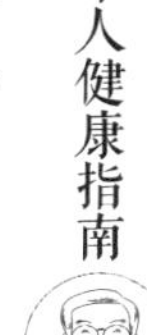

养生茶

菊花山楂茶

取菊花 30 克、生山楂 15 克、枸杞子 15 克混合，每次取 5~10 克泡水代茶饮，此方可用于高血压、冠心病等患者和肥胖者的日常养生。

二子茶

取生决明子 50 克、枸杞子 30 克、青皮 10 克混合，每次取 5~10 克泡水代茶饮，此方适用于高血压等患者和便秘者的日常养生。

绞股蓝茶

绞股蓝若干，每次取 5~10 克泡水代茶饮，此方可用于高血压、冠心病、高脂血症等患者的日常保健。

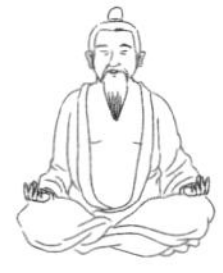

经络养生

早晚分别用掌根向下推足厥阴肝经（下肢段）30~50 遍，用空拳向上敲足少阳胆经（下肢段）30~50 遍，分别揉按支沟、曲池、三阴交、太冲等穴位，每穴 1~3 分钟。

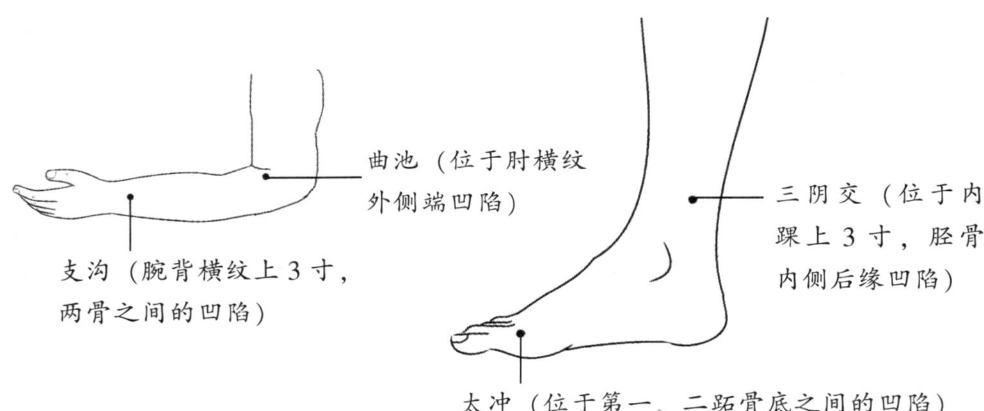

音乐养生

不管中医学还是西医学都认为长期精神压力过大、烦躁易怒等不良情绪的刺激，对于高血压的发生、发展有重要影响。而音乐在调节人们的情绪、缓解压力等方面有着不可替代的作用。中医学自古就有五音对五脏的认识，很早就发现音乐对脏腑功能有很好的调节作用。

对于高血压患者，可以经常选听以下这些曲子：

《梅花三弄》《塞上曲》《空山鸟语》《春江花月夜》《高山流水》《平湖秋月》《假日的海滩》《花之圆舞曲》，以及《月夜》（二胡曲）、《阿尔罕布拉宫的回忆》（古典吉他）、《班得瑞》系列曲目、《维也纳之春》等。

实用高血压的分型养生表

高血压最常见类型	身体“不健康”信号	养生（调理）建议
肝阳上亢型	经常头晕头痛、口苦咽干、烦躁易怒、胸闷、两胁胀痛、大便干、小便黄、脉弦。	内服：龙胆泻肝丸 居家养生：第一，多食芹菜、菠菜、白菜、冬瓜、苦瓜等。第二，陈皮 10 克、决明子 20 克，每次取 5~10 克泡水代茶饮。第三，早晚向上敲胆经[3] 30~50 遍，早晚分别揉按曲池、阳陵泉、太冲穴 1~3 分钟。
肾阴亏虚型	偶有头晕、经常耳鸣、眼睛干涩、五心烦热[1]、盗汗[2]、失眠多梦、腰膝酸软、小便黄、脉细数、喜喝冷饮。	内服：杞菊地黄丸 居家养生：第一，睡前泡足。第二，冬麦 20 克、枸杞子 20 克、菊花 10 克，每次取 5~10 克泡水代茶饮。第三，早晚向上推肾经[4] 30~50 遍，早晚分别揉按曲池、三阴交、涌泉穴 1~3 分钟。

温馨提示

①五心烦热，中医术语，指的是两手心、两足心以及心口自觉发热，为常见阴虚症状。

②盗汗，中医术语，指的是夜间睡着时不自觉出汗，为常见阴虚症状。

③胆经，即足少阳胆经，详见本书相关图谱。

④肾经，即足少阴肾经，详见本书相关图谱。

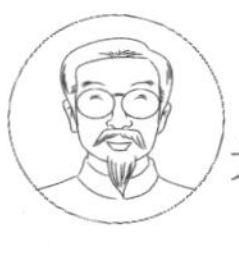

老杜点评：高血压患者应该控制体重，很多相关资料显示肥胖者、高脂血症患者更容易同时患高血压。

提倡高血压患者进行适当的运动，尤其是如太极、气功、八段锦等运动量不大、但形神俱练的运动。

高血压患者还应该注意保持大便通畅，尽量避免便秘，尤其中老年人，经常出现排便困难，用力排便时就容易发生心脑血管意外。

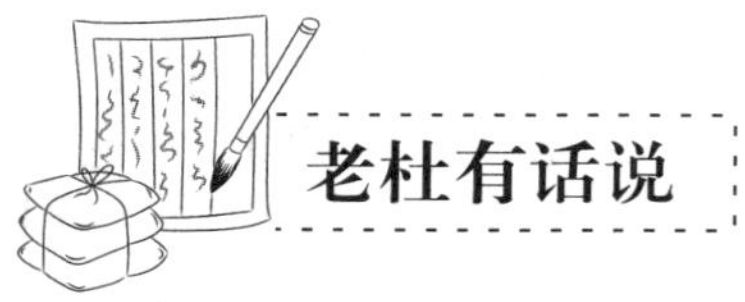

老杜有话说

常见容易发生高血压的危险人群

目前看来，高血压的发病原因比较复杂。

现代医学认为，主要是由于遗传、内分泌、精神等因素的长期作用，使得人体调节血压的系统失常而致高血压。

祖国医学认为，高血压主要与长期不良情绪的刺激，心、肝、脾、肾等内脏功能失调所致。

为了引起大家的重视，我把临床认为容易发生高血压的危险人群罗列出来，供大家参考。

●常见容易发生高血压的危险人群：

1. 有高血压家族史的人。
2. 长期精神压力大，情绪烦躁、易怒的人。
3. 长期口味过重、食盐过多的人。
4. 肥胖者。
5. 长期吸烟者。
6. 酗酒者。
7. 长期运动过少的人。

以上人群应注意！

·定期体检，关注血压。

·改变不良的生活习惯。

·恰当养生。

风湿性腰腿痛的养生

中老年人的腰腿疼痛也是常见慢性疾病之一，虽然病不致命，但是经常性的腰腿疼痛给人们带来巨大的痛苦，对其生活和工作也带来了影响。腰腿痛，有些还伴有关节的变形，大多与风湿性（或者类风湿性）关节炎、退行性关节病、腰椎增生、腰间盘突出症等疾病有关。

现代医学经常采用口服非甾体抗炎药物（如布洛芬等）、糖皮质激素（如泼尼松等）等方法来治疗这些疾病，往往属于治标，很难根除，而且长期服用会带来很多副作用。

而祖国医学认为这些腰腿疼痛大多与风、寒、湿邪侵入人体，以及肝、脾、肾等内脏功能失调有关。因此，中医学上常采取调脏腑、祛风湿的扶正祛邪法来调治，可以起到标本同治的效果。其中一些食疗、针灸、按摩等非药物疗法简单易行、行之有效，而且还能提高中老年人的整体身体素质，非常适合在普通大众中推广。

风湿性腰腿痛的日常养生方法

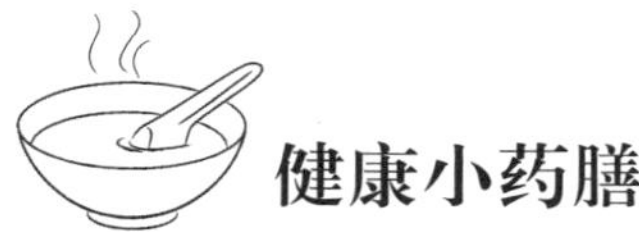

健康小药膳

平时多食山药、薏米、黑米、黑芝麻、黑豆、赤小豆、黑木耳、大枣、牛肉、海参、松花粉等。

牛尾当归汤

取新鲜牛尾骨肉 500 克，当归 10 克，枸杞子 15 克，姜、葱、花椒、料酒、盐、糖等各少许，同煲汤食之。

功效与适用人群：补肝肾、益精髓，可用于中老年人腰腿痛及日常养生。

薏米山药粥

取薏米 100 克、鲜山药 80 克（或中药店买的山药饮片 30 克）、粳米100 克，同煮粥。

功效与适用人群：健脾祛湿，可用于中老年人风湿性腰腿痛、脾胃虚弱者的日常保健。

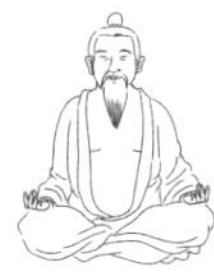

经络养生

早晚用掌根分别向上推足太阴脾经（下肢段）、足少阴肾经（下肢段）各 30~50 遍，分别揉按腰眼、委中、足三里、丰隆等穴位，每穴 1~3 分钟。

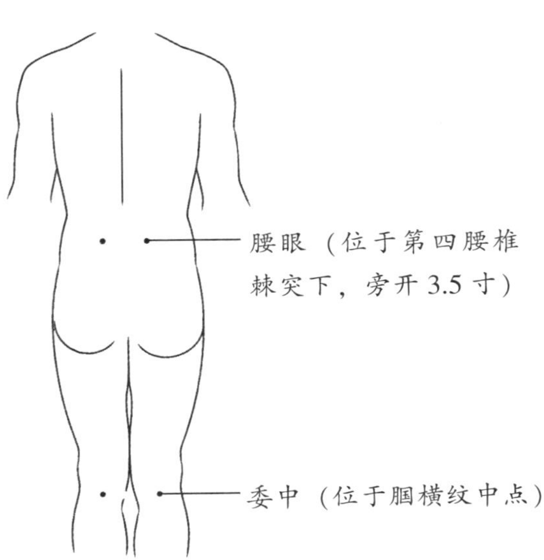

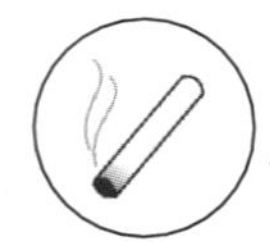

艾灸疗法

用艾条分别灸腰眼、肾俞、腰阳关、委中、血海、梁丘、足三里、内膝眼、外膝眼等穴位，每次还可以配合艾灸最痛点，每个穴位灸至发红充血即可（注意：艾灸时间不要过长，防止出现水疱，每次艾灸完后的艾条用水熄灭，以防火灾）。

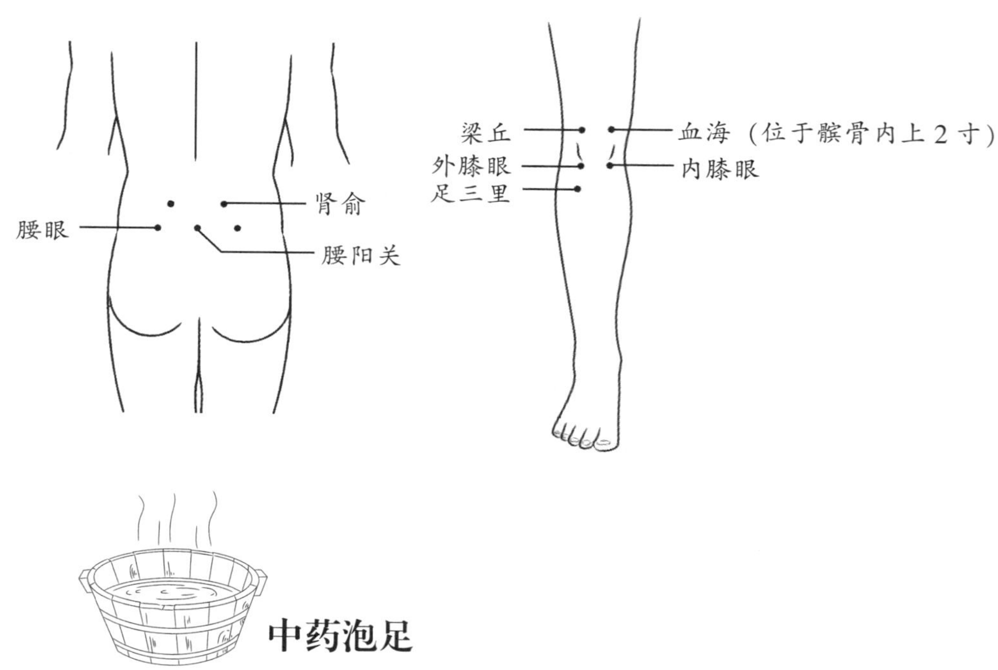

中药泡足

取红花30克、花椒20克、艾叶20克、延胡索30克同煎水泡足。每次泡足15~20分钟，期间可以不断添加热水，以维持水温在40℃左右。注意：心脏病、高血压患者需谨慎，泡足时间宜短一些，如有胸闷、头晕等不适应立刻停止，休息并且密切观察。此法对于任何原因的腰腿疼痛均有效。

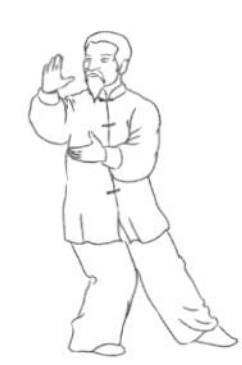

运动养生

对于风湿性腰腿疼痛者，大多与体内湿浊内停，经络不通、气血不畅有关。因此，总的来说，运动比不运动好，在力所能及、安全的前提下，尽可能的多做运动。例如散步、慢跑、打太极拳、练五禽戏、跳集体舞等。

我特别推荐风湿性腰腿痛患者常做以下运动：

爬楼梯

每天至少向上爬 8~30 层楼梯，匀速，自然呼吸。根据本人体力等实际情况，可以分 2~3 次完成。

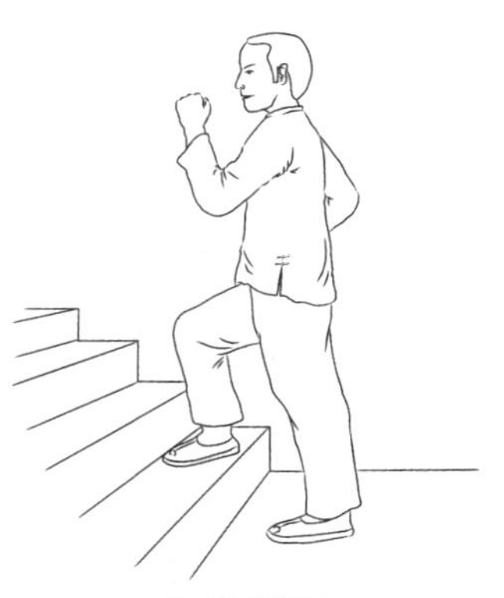

爬楼梯图

倒走

每天可以在公园等人比较少、无车、道路平坦的地方，倒走 20~30 分钟。

吊杠

每天可以在单杠上吊杠数分钟，也可以做引体向上的动作。看似简单的运动，却可以让人体脊柱充分放松，对于腰椎间盘突出等引起的腰腿疼痛均有益处。

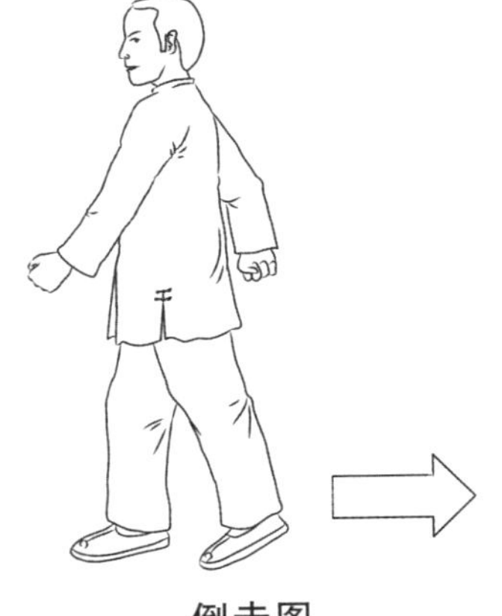

倒走图

“飞燕式”

身体俯卧在床上，双上肢、双下肢分别向前、向后伸直，然后双上肢、双下肢伸直

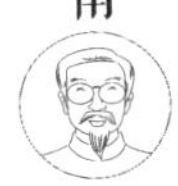

同时用力上抬，并保持数秒，然后放下。反复做 10 次为一组，每天可以做 2~5 组。注意在其整个运动过程中不要屏气，自然呼吸即可。

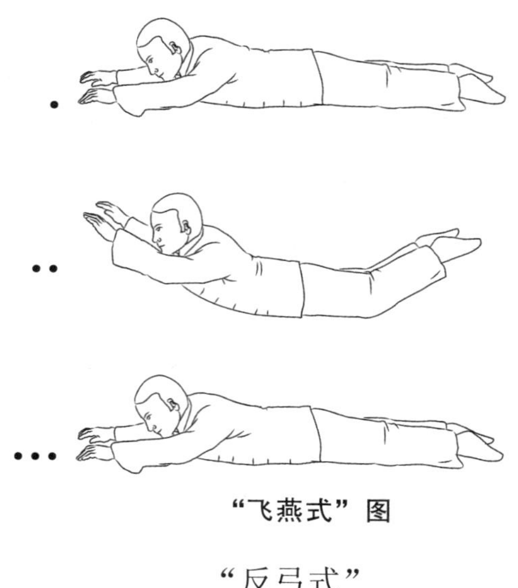

“飞燕式”图

“反弓式”

身体仰面平卧于床上，双上肢自然放置于身体两侧，双下肢呈曲腿状，然后以双上肢和双足为支撑点，用力把腰部向上顶，保持数秒，然后放下。反复做 10 次为 1 组，每天可以做 2~5 组。注意在整个运动过程中不要屏气，自然呼吸即可。此法尤其适用于腰椎病引起的腰腿疼痛。

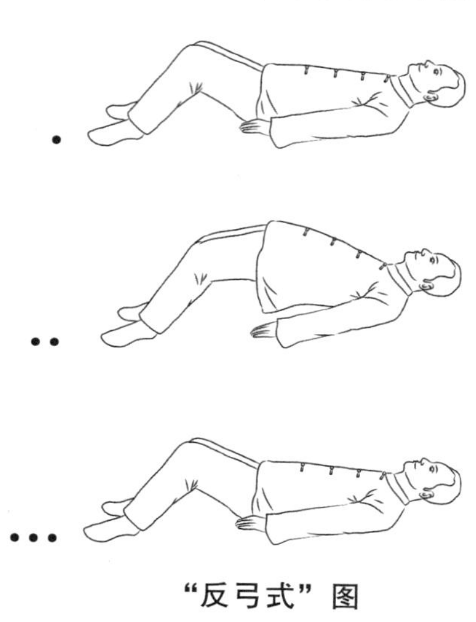

“反弓式”图

老年痴呆的健康指南

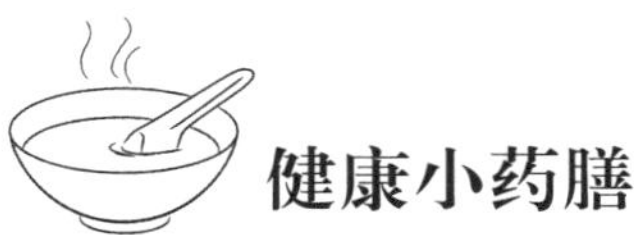

健康小药膳

中老年人平时可以多食核桃仁、莲子、大枣、山楂、桂圆、黑芝麻、黑米、黑豆、蚕豆、松子、松花粉、灵芝、香菇、茶树菇、猪脑、枸杞子等补心益肾、健脑益智的食物，对于改善健忘症状，预防老年性痴呆，延缓脑衰老等方面很有意义。

小米黑豆健脑粥

取小米 100 克、黑豆 50 克、黑芝麻 50 克、核桃仁 30 克，分别炒熟，打粉，加少许盐，早晚用沸水调糊状食用。

功效与适用人群：补肾、健脑、益智，可用于中老年人的日常养生保健。

当归牛骨汤

取当归 10 克，牛骨 500 克，香菇 50 克，姜、葱、盐、糖等适量，同煲汤食用。

功效与适用人群：补肾、壮骨、活血，可用于中老年人日常养生保健。

丹参山楂养心健脑茶

取丹参 10 克、生山楂 20 克、枸杞子 20 克混合，每次取 5~10 克泡水代茶饮。

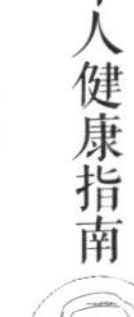

功效与适用人群：活血、养心、补肾，可用于老年痴呆患者，以及中老年人日常养生保健。

温馨提示

①平时少用铝、铜等材料制成的勺、锅等烹食工具。

②禁吸烟，可少量饮酒（每日白酒不超1两，红酒不超2两）。

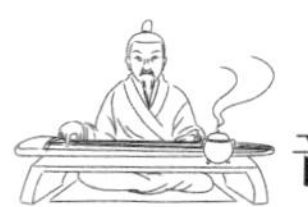

音乐养生

不管是老年性痴呆患者，还是中老年人的日常养生保健，平时都可以多听一些节奏明快、清新、优美的乐曲，可以养心宁神，健脑益智。例如《赛马曲》《金蛇狂舞》《梅花三弄》《百鸟朝凤》《春江花月夜》《紫竹调》《瑶族舞曲》，以及《月光下的凤尾竹》(葫芦丝)、《绣荷包》(葫芦丝）等乐曲。

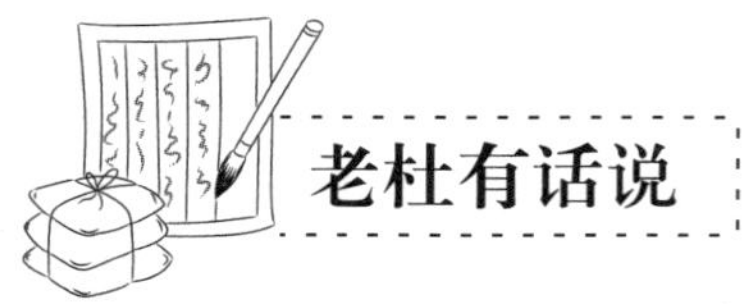

老杜有话说

老年痴呆是什么？

据第六次人口普查的数据显示，我国60岁以上的老年人将近2亿，已经跨入人口老龄化社会。老年人多发的老年性痴呆呈明显上升趋势，应该引起大家的重视和警惕。

老年痴呆是一组以智力明显减退为特点的神经精神类疾病。表现为缓慢出现的记忆力减退，智力、语言能力、认识能力、计算能力等降低，甚至出现人格、性格的异常。许多患者在漫长的病程中逐渐丧失生活自理能力，甚至不认识自己的亲人，找不到回家的路，给患者及其家属造成巨大的痛苦和负担。

从现代病理学角度来看，老年痴呆主要是由于脑部发生广泛的萎缩、退化和脑部血管病变（如脑出血、脑梗死等）引起的脑功能降低。但是，现代医学目前尚无疗效显著的特异性治疗。

而从祖国医学角度来看，通过调理心、肾等内脏功能入手进行综合养生康复调理，改善脑功能，对于老年痴呆的预防，以及提高其患者的生活质量，均有明显效果。

中老年人可以多参加一些力所能及的集体活动、公益活动、户外锻炼等（老年痴呆患者应在家人的陪护下酌情参加），增加与人相处、协作、沟通的机会，有助于保持心理健康，延缓脑衰老。

糖尿病的健康宝典

糖尿病在祖国医学中常称“消渴证”，早在《黄帝内经》中对糖尿病就有明确的解释，认为糖尿病的发生与先天因素、长期过食肥甘厚味食物、房事不节，以及情志失调等因素有关。糖尿病的关键病位往往在肾，常会累及肺、胃、肝、心、脑等其他脏腑，其病性以阴虚燥火为主。据此，中医提出了以滋阴补肾为核心的糖尿病调治方案，并在长期的养生实践中，累积了许多糖尿病日常养生的宝贵经验，在降低糖尿病患者的血糖，改善其身体症状，减少心、脑、肾、眼等重要脏器的并发症，提高生活质量等方面都具有重要意义。

为了满足读者的不同需求，我仍然把糖尿病的日常养生分成一般性养生和分型养生两部分来讲。

糖尿病的日常一般性养生

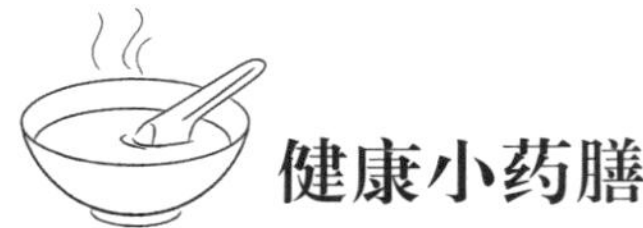

健康小药膳

南瓜银耳粥

取南瓜150克、银耳50克、小米50克同煮粥，注意银耳应提前浸泡一两个小时后再用。

功效与适用人群：健脾生津，可用于糖尿病患者的日常养生，尤其是伴有食欲不振、口干舌燥等症状患者。

玉米须山药粥

取玉米须150克、新鲜山药50克（或中药店买的山药饮片20克）、粳米50克同煮粥。

功效与适用人群：健脾祛湿，可用于糖尿病患者的日常保健。

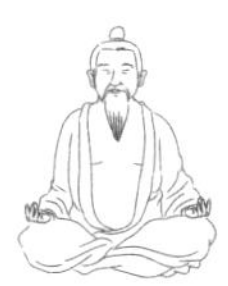

经络养生

早晚用掌根向上推足少阴肾经（下肢段）30~50遍，分别揉按曲池、三阴交、涌泉等穴位，每穴1~3分钟。

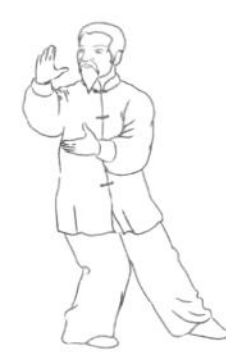

运动养生

建议糖尿病患者多运动，运动量以感觉舒适、微微渗汗为原则。如散步、慢跑、打太极拳、跳集体舞等均可，贵在坚持。

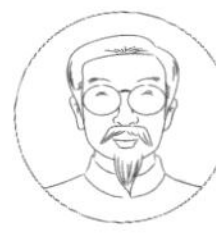

老杜点评：

糖尿病患者日常生活应注意：

1. 居家常测血糖、血压，可以每天1次或隔天1次。
2. 定期到医院复诊。
3. 保持极积、乐观的心态。
4. 不要熬夜，节房事。
5. 控制体重。

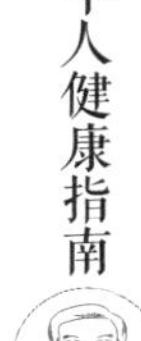

糖尿病的分型养生表

糖尿病最常见类型	身体“不健康”信号	养生（调理）建议
肺热伤津型	口干舌燥、嗜饮、舌红苔黄、怕热、大便干、小便黄，且量多等。	中成药：玉泉丸 经络养生：早晚用掌根向上推手太阴肺经（上肢段），揉按太渊、三阴交、涌泉等穴位，每穴 1~3 分钟。
胃热型	食多、饮多、尿多、易饥、形体消瘦、大便干、舌红苔黄等。	中成药：十味玉泉胶囊 经络养生：早晚用掌根向上推足阳明胃经（下肢段），揉按内关、足三里、三阴交、涌泉等穴位，每穴 1~3 分钟。
肾阴虚型	尿频尿多、口干口渴、舌红苔少、手足心热、腰膝酸软、头晕耳鸣、皮肤干燥、盗汗等。	中成药：甘露消渴胶囊、麦味地黄丸 经络养生：早晚用掌根向上推足少阴肾经（下肢段），揉按足三里、肓俞、太溪、涌泉等穴位，每穴 1~3 分钟。 其他：节房事，不要熬夜。

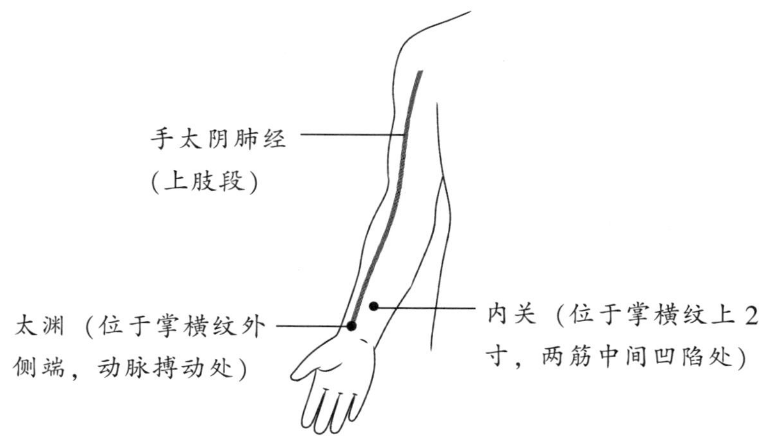

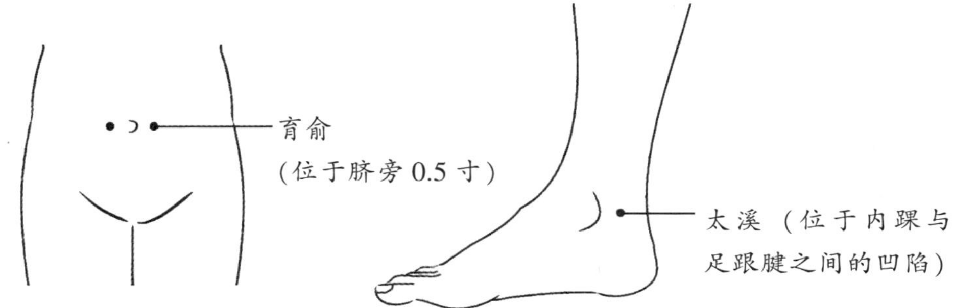

温馨提示

糖尿病的分型养生（调理）建议一定要结合糖尿病的一般性日常养生使用，不可单用。

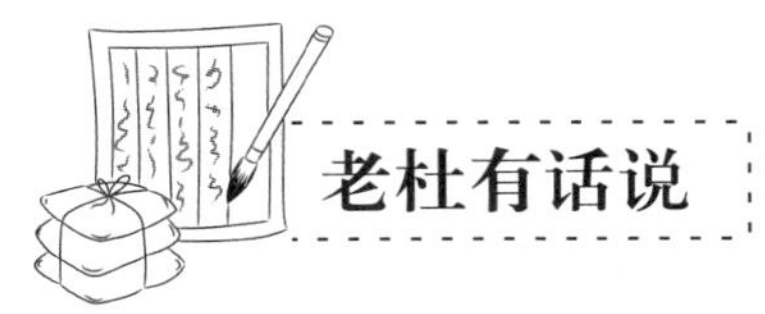

糖尿病患者的饮食调理

对于糖尿病患者来讲，饮食调理可以认为是其所有治疗方案中最重要、最基础的一个环节。具体可以从以下几个方面做起。

其一，要控制每天总摄入（食物）的能量。这里面有两层含义：一是指每天的饮食以能维持每天生命活动所需的能量或者略低为原则，即宁少勿多的原则；二是每天总摄入的饮食除了一日三餐的正餐外，也包括每天所摄入的副食、零食。若今天零食吃多了，正餐就要相应减少一些。

另外，对于糖尿病并伴有肥胖者，每天的饮食以保持生命活动最低的需求上，以减轻体重为原则。

其二，从饮食结构上来讲，主食以少糖、少脂、适当的蛋白质、

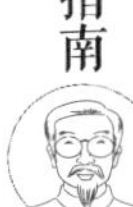

粗细粮合理搭配为原则。要特别说明的是，我们常食用的面粉（小麦粉）、大米其主要成分在营养学上来讲都是糖，因此，每天也要限制面粉、大米的摄入量，而适当增加含糖较少、含纤维素和其他营养成分较多的粗粮，如高粱、小米、燕麦、荞麦、黄豆、黑豆、豌豆、薏米等。

可以食用一定的瘦肉、鱼肉等含脂肪少、蛋白质较多的肉类，含胆固醇较高的动物内脏（如：脑、肝、肾等）少食用。

炒菜少放油，且这个油不要用动物脂肪，要选用花生油、橄榄油等植物油。

其三，按时饮食，一日三餐可以按 1/3、1/3、1/3 或 1/5、2/5、2/5 的量进行分配。也可以一日四餐。“按时”饮食更重要，更有利于维护人体血糖的稳定。

其四，可以少量进食含糖少，而纤维素、维生素含量丰富的果蔬，如黄瓜、西红柿、橘子、苹果、梨、柠檬、枇杷等。

其五，可以多食苦瓜、茄子、南瓜、西红柿、青椒、萝卜、芹菜、油菜等蔬菜。

其六，不食白砂糖、红糖、冰糖、糖果等含糖极高的食物。

其七，戒烟控酒。

第七讲

感悟养生，体会生命

养生，是一种思想，一种尊重自然规律、顺时而养的思想。

养生，是一种生活，一种“食饮有节，起居有常，不妄作劳”的生活。

养生，是一种态度，一种平和、从容、热爱生命的人生态度。

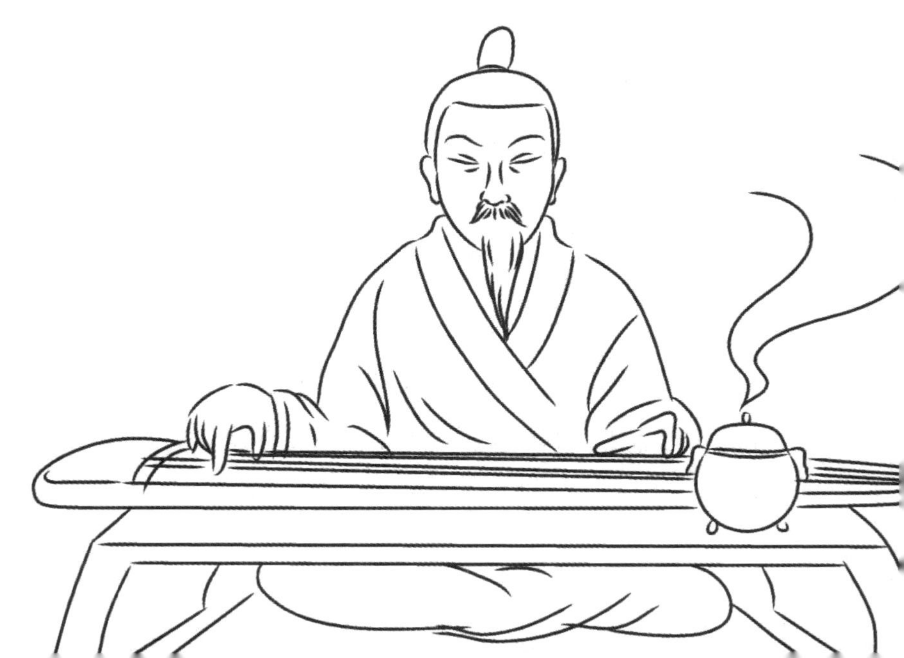

养生，其实就是一种健康的生活方式

祖国医学，其实自从她的理论体系建立之日起，就明确了“治未病”的思想和防重于治的观念。

所以，纵观整个中医的发展历史，也就是中医养生的发展历史。养生的本质，没有多么高深莫测，就是培养人们顺应自然规律的生活方式、健康的生活观念。按照这种思想，去合理安排我们的起居、饮食、生活和工作等，就可以减少疾病，增进健康，提高生活质量，达到延年益寿的目的。

正如《黄帝内经》中所言：“上古之人，其知道者，法于阴阳，和于术数，食饮有节，起居有常，不妄作劳，故能形与神俱，而尽终其天年，度百岁乃去。”

而这种健康生活方式的核心有两条：一是要顺应自然规律去生活，二是要持之以恒。

顺应自然规律，就是根据自然界的季节气候的变化，按照“春生”“夏长”“秋收”“冬藏”的特点，去合理安排我们的衣食住行，进行适当的调养，就可以达到减病增寿的目的。正所谓：自然之规律，浩浩荡荡；顺之昌，逆之亡。

另外，养生需要持之以恒。养生，不是心血来潮，今天学到“熬夜会伤肾耗阴”，今天就去早睡，而到明天，照旧熬夜，谈何养生？养生也不是临时抱佛脚。养生就是你的好战友、好伴侣，把她融入你时时刻刻的生活，才能真正地防患于未然。

睡前泡足，胜吃补药

按照我国生理学家张颖清教授在20世纪70年代提出的生物全息论，人们也可以在双足上找到全身的内脏、器官和部位等的反射点，经常对双足对应的反射点进行良性刺激，如热水或中药泡足、按摩足部等，就相当于对人体全身进行了按摩一般，浑身舒适。如下图所示：

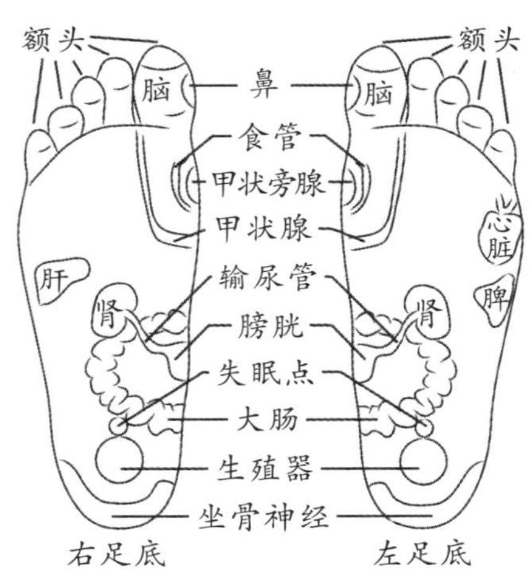

足底反射区图

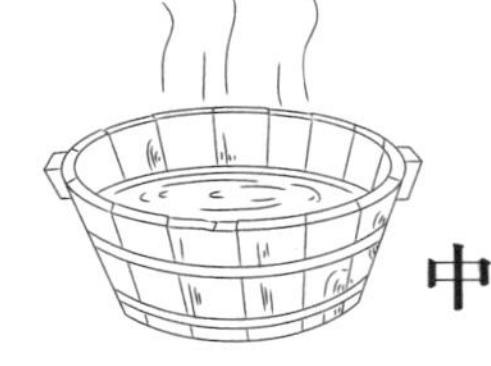

中药泡足

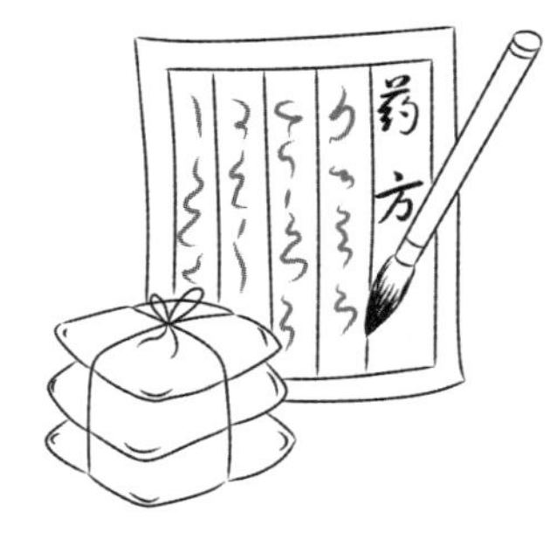

常用泡足中药保健方

[一般保健抗衰老方]

千年健30克、艾叶30克、牛膝15克、花椒10克、杜仲15克，煎水泡足。

[腰腿痛保健方]

川芎15克、红花10克、延胡索25克、伸筋草15克、牛膝15克，煎水泡足。

[失眠保健方]

石菖蒲20克、夜交藤10克、合欢皮10克、枣仁30克、黄柏10克，煎水泡足。

[糖尿病保健方]

熟地黄25克、生地黄25克、吴茱萸10克、川芎10克、牛膝10克、黄芩10克，煎水泡足。

[体弱者（提高抵抗力）保健方]

党参20克、杜仲15克、当归15克、艾叶30克、川芎10克，煎水泡足。

·足道与失眠·

青青古藤：我今年35岁了，最近几年老睡不好觉，经常在晚上11点左右就上床睡觉，可在一两点才能睡着，早晨又早早醒了，白天老没精神。到医院检查，也没有查出什么问题来。听说泡脚对失眠效果不错，请赐教一二。

老杜：引起人们失眠的原因很多，大多与心、肝、脾、肾等脏腑功能失调上扰心神有关。人的双足有很多穴位，而这些穴位又通过经络与脏腑相连，坚持睡前泡足，通过对这些穴位的刺激，就可以调理脏腑功能，对身体很有好处，对睡眠质量不高有很好的改善作用。

泡足与洗脚不同，泡足一般水温要高一些（40℃左右），时间要长一些（20分钟左右），在泡足过程中，需不断添加热水，以维持水温。你可以选用石菖蒲安神保健汤（石菖蒲20克、夜交藤10克、合欢皮10克、枣仁30克、黄柏10克），用砂锅煎水泡足，效果会更好。

每次泡完足后，坐在床上，再揉按涌泉、三阴交、太冲、足三里和神门5个穴位（参阅第五讲的相关文章），同时每天可以再做一两遍“151”经络养肾功。

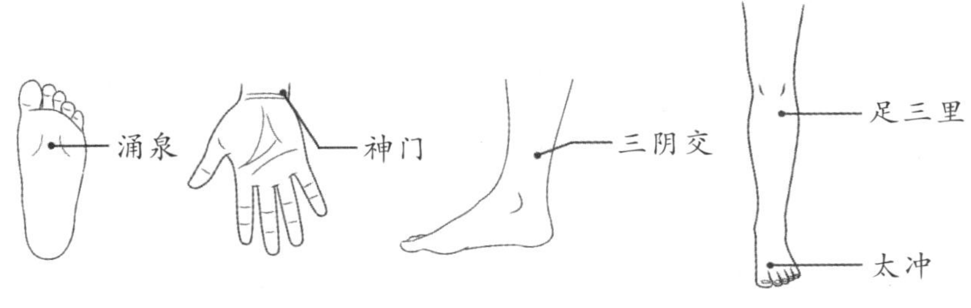

缓解失眠的穴位图

青青古藤：这几天，我按照此法泡脚，感觉睡得踏实一些，白天也精神一些，非常感谢！

老杜：有效就好。贵在坚持！

睡前泡足应注意的问题

在每天睡前泡足时，注意以下几个问题。

其一，坚持用热水来泡足，哪怕是夏天，也不要用凉水。古有“风从颈项入，寒从足底生”之说法。具体水温一般可控制在40℃左右，就是比正常体温要略高一些，在泡足过程中，可以不时添加热水以维持水温。

其二，每次泡足15~30分钟即可。年老体弱者时间短一些，体质

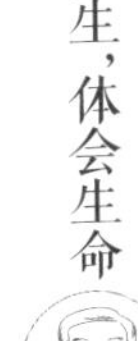

较强者可以长一些，但都以不超过30分钟为宜。因为长时间泡足，下肢血管扩张，其血流量增加，而心、脑等重要器官可能会出现因暂时性供血不足而引起不适。如果在泡足过程中，有胸闷、呼吸不畅等出现时，应立即停止泡足，平卧于床上，喝杯糖盐水。

其三，最好能在泡足前半小时喝杯温开水，在泡足后，及时排小便，可以促进人体排出代谢废物，其保健效果更好。

其四，有条件者，可根据自己的健康状况，选择一些中药方子煎水泡足，效果更好。

其五，孕妇不要用中药泡足，以防意外发生。女性在经期，尤其是月经量较大时，最好也不要用中药泡足，以免月经量更大。

其六，泡足贵在坚持。正如，宋代苏东坡所言："热浴足法，其效初不甚觉，但积累百余日，功用不可量，比之服药，其效百倍。"

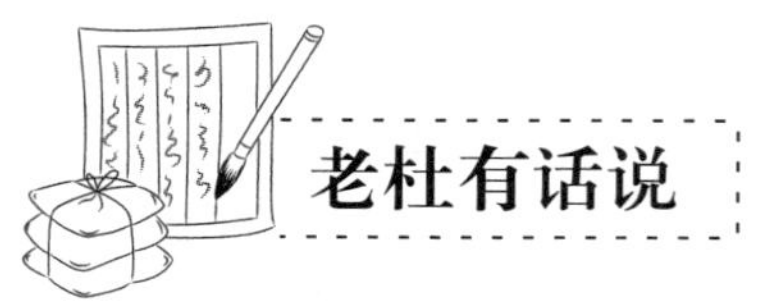

树枯根先竭，人老脚先衰

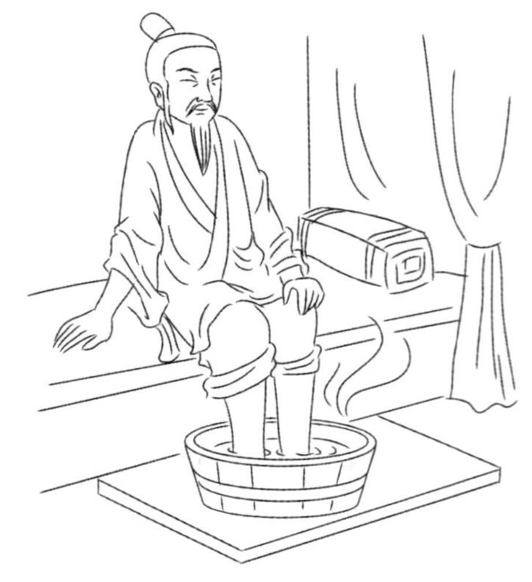

宋代诗人陆游适逢乱世，一生颠沛流离，却仍然活了80多岁，在那个时代已经算是很长寿的了。这不仅与他有浓烈的爱国思想有关，还与他乐观的生活态度，以及深谙养生之道密不可分。他曾经写了一首很有意思的诗，是专门称赞泡足的："老人不复事农桑，点数鸡豚亦未忘，洗脚上床真一快，稚孙渐长解烧汤。”

我深有同感。双足承载了人体全身的重量，离心脏又远，血流缓慢，人体代谢废物和毒素易沉积在双足，最容易疲劳。睡前，用热水泡泡双脚，推动血液循环，缓解疲劳，促进人体新陈代谢，轻轻松松上床睡觉，确实是一件快乐的事情。

古人说得好：“人之有脚，犹如树之有根，树枯根先竭，人老脚先衰。”祖国医学认为，人体有六条经脉（足太阴脾经、足厥阴肝经、足少阴肾经、足阳明胃经、足少阳胆经、足太阳膀胱经），起止点都在双足，双足上有60多个穴位，而这些经脉又分别联络人体的脾、肝、肾、胃、胆和膀胱等脏腑。经常用热水泡足，热水对足部穴位的良性刺激，可以起到舒经活络、调节脏腑的功能，平衡阴阳，进而预防疾病，维护健康，甚至对一些慢性疾病如失眠、腰腿痛、高血压、糖尿病等均有一定的改善作用。如果能针对人体具体健康状况，使用一些中药煎水泡足，效果则会更好。

养生小动作

不要以为，养生只是退休后，老人们才做的事。现代社会，很多青壮年人在社会竞争、工作压力，以及生活不规律等因素的作用下，身体素质、健康状况不容乐观。而且，一旦真的生病了，不但在经济上会给我们带来压力，而且疾病本身也会给人们带来很大的痛苦。其实，养生就是帮我们减轻压力，甚至减掉压力，让我们活得更健康些，更快乐些！

下面，我专门给大家介绍一些养生小动作，它不会占用你多长时间，也不需要什么场地，你可以在工作间隙或在路上行走时，举手投足间就可以做的养生小动作。如果能学会几项，并坚持每天都做，你会受益无限。

［呐喊］

方法：在你上下班的路上，或者在其他不影响他人的场合。你可以用力深吸气，然后再用力发出“啊”或“嗨”的声音，反复做5~10遍即可。

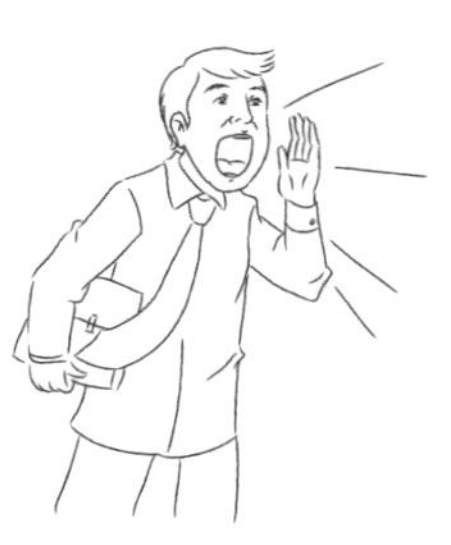

呐喊图

功效：可以宣发肺气，疏肝解郁。适用于经常感冒、心情郁闷的人，或者日常保健。

［叩齿］

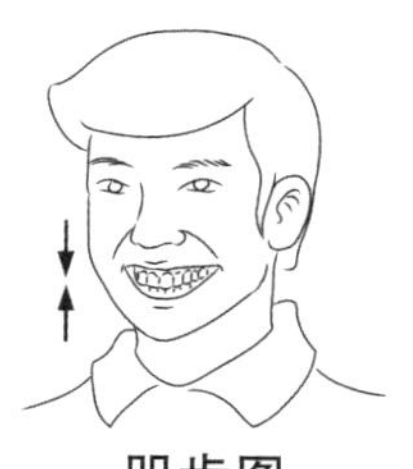

叩齿图

方法：在早、晚或午间，叩齿数次，然后用舌尖按摩牙龈3~5遍，再搅漱口中的唾液，徐徐咽下。

功效：可以养肾健齿，预防龋齿（俗称“虫牙”）等牙病。

［耳部保健操］

详见第五讲“手太阳小肠经”篇。

［干梳头］

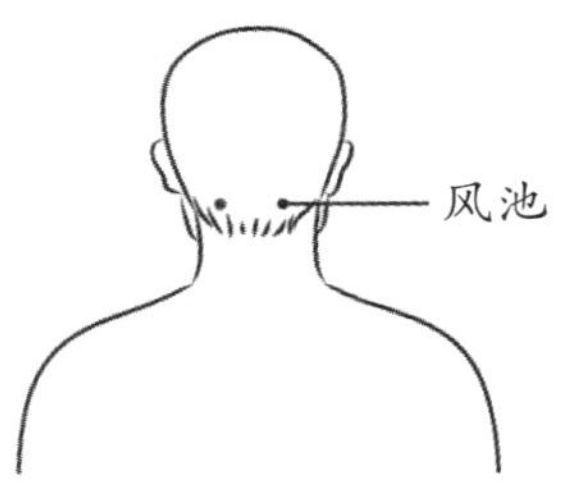

干梳头养生保健穴位图

方法：五指分开，先用单手由前向后干梳头发中间，然后再用双手梳两边，从前向后，共做 14 遍，然后同时用两手的中指、无名指指腹分别揉按颈部两侧的风池穴两三分钟即可。

功效：能醒脑宁神，防脱发，日常保健。

［颈椎操］

方法：坐位或站位，双眼平视前方或者微闭，先将颈部缓缓向后到最大限度，同时用意识尽量将颈部前面的肌肉向上提拉，然后保持 10~20 秒，其间保持自然呼吸，再将颈部缓缓向前，恢复到正常位置，同样，再分别将颈部向前、左、右，注意每次动作都要把颈做到最大限度，并保持 10~20 秒，另外每次都要回到颈部的正常位置，再做下一个动作。如下图所示：

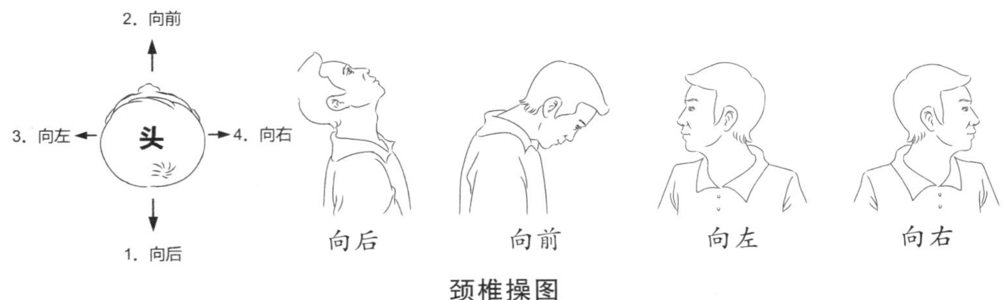

颈椎操图

功效：缓解肩颈疲劳，预防颈椎病，保健（注意高血压患者慎做）。

[腹式呼吸]

方法：坐位或卧位，全身自然放松，平静下来，意念关注于自己的呼吸运动。先用鼻子用力吸气，吸气时腹部微微隆起到极限，稍做停顿，然后再用力用嘴呼气，呼气时腹部下陷到极限。如此反复，共做5~10分钟即可，每天可以做一两次。每次练习完后，须把口中的唾液徐徐咽下。

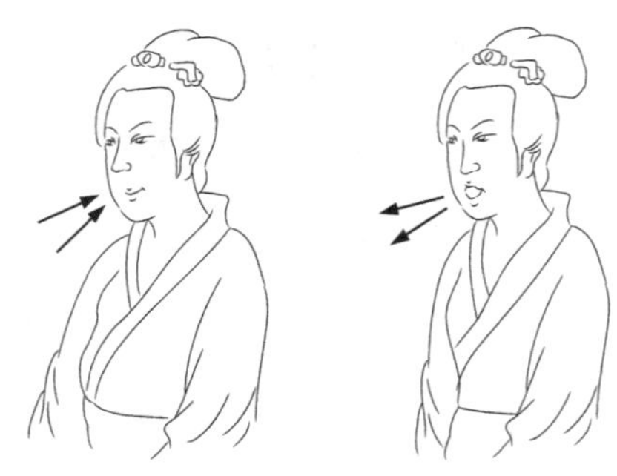

腹式呼吸图

功效：可以养心宁神，通宣理肺（锻炼心肺功能），保健。

[提肛运动]

方法：站位、坐位、卧位等均可。提肛运动，就是有意识去往上提收肛门（括约肌），然后再放松肛门（括约肌），这样一提一放，就是提肛运动，每次做3~5分钟即可，可以配合呼吸（吸气时提收，呼气时放松）。

功效：可预防痔疮、前列腺炎，提高性功能。

[金鸡独立踢腿法]

方法：站位，双脚与肩同宽，双手叉腰部，大拇指向前，其他四指向后，放在腰眼的位置。先左脚着地，把右腿缓缓提起来，把膝盖提高到最大限度，保持5~10秒钟，然后用力把右脚向前踢出去，然后保持其踢脚的姿势，同时，把右脚脖旋转（先向内旋10圈，再向外旋10圈），然后再把右脚缓缓收回，着地。再换左腿做同样的动作。重复3~5次即可。

功效：可强肾壮筋骨，提高身体素质，日常保健。

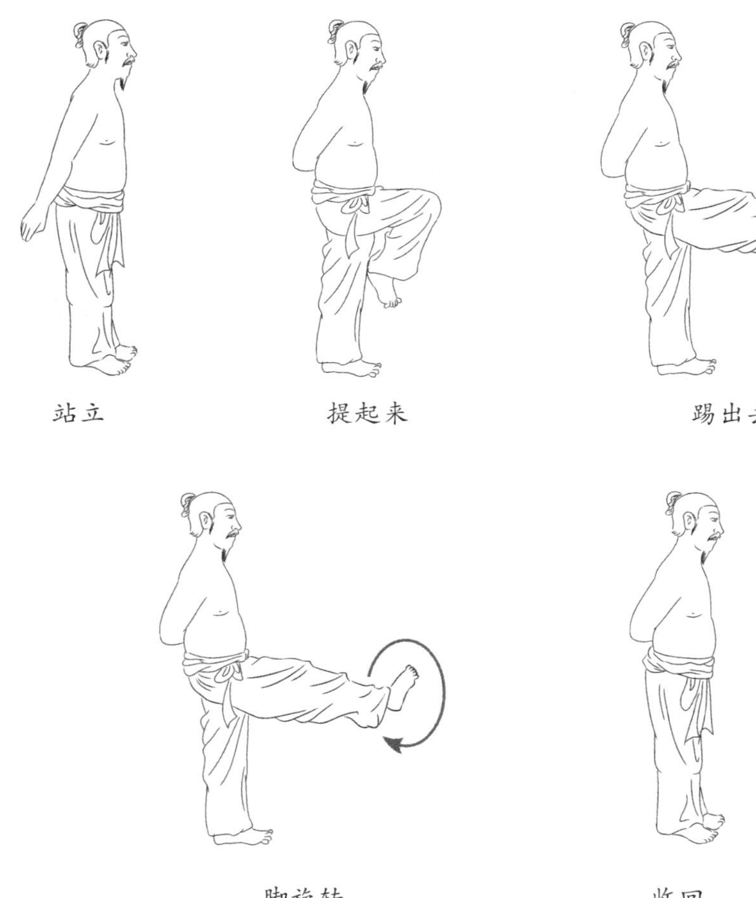

金鸡独立踢腿图

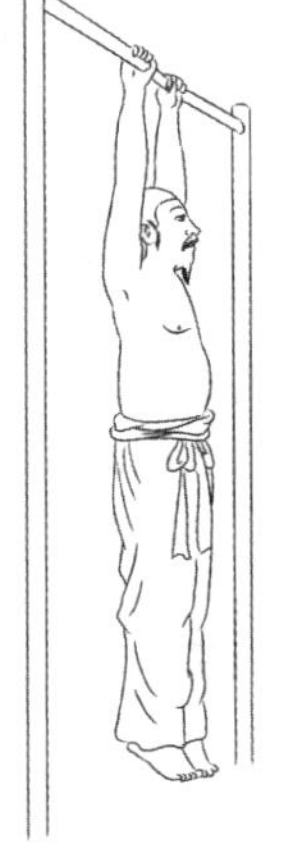

吊杠图

[吊杠]

方法：每天可以抽时间在单杠或门框上（老式木质门框）悬吊身体，双手要抓紧，身体要放松，然后保持到极限，再下来。休息一下，再次悬吊，做 5~10 次即可，其间要保持自然呼吸，注意安全。

功效：可以预防腰椎病，强壮身体，日常保健。

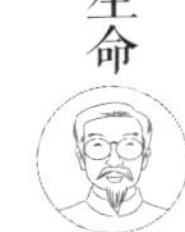

“吃”的境界

人生有三宝：精、气、神，而精、气、神都离不开人们每天饮食的滋养。正如宋代医家陈直在他的养生专著《养老奉亲书》中所说：“主身者神，养神者精，益精者气，资气者食。食者生民之天，活人之本也。”

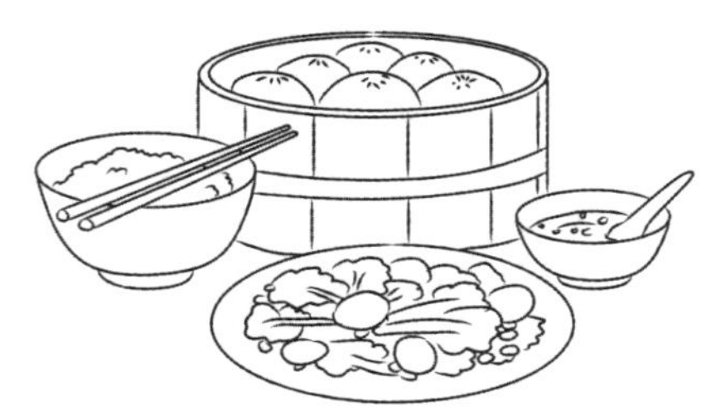

饮食有方，可以吃出健康，吃出美；饮食不当，甚至可以成为人们致病的原因，所谓“病从口入”，如急慢性胃肠炎、肥胖病、高血压、高脂血症、脂肪肝、糖尿病，甚至一些癌症等均与饮食有密切的关系。

关于“吃”，我把它分为四个境界：第一境界，也是最差的一个境界，就是食不得法，饮食沦为致病的原因；第二境界，“吃”只是用来充饥，维持生命的手段而已；第三境界，饮食养生的境界，就是按照养生理论合理饮食，以达到增进健康、养颜抗衰老的目的；第四境界，即食疗的境界，即在中医理论指导下，有目的选择饮食，或者将饮食与中药配合制成药膳，来辅助治疗或治疗一些疾病。我国自古就有食养和食疗的传统，并崇尚能够进行食疗的医家，正如唐代大医孙思邈所言：“夫食能排邪而安脏腑，悦神爽志以资气血，若能用食平疴，适释情遣疾者，可谓上工。”如下图所示：

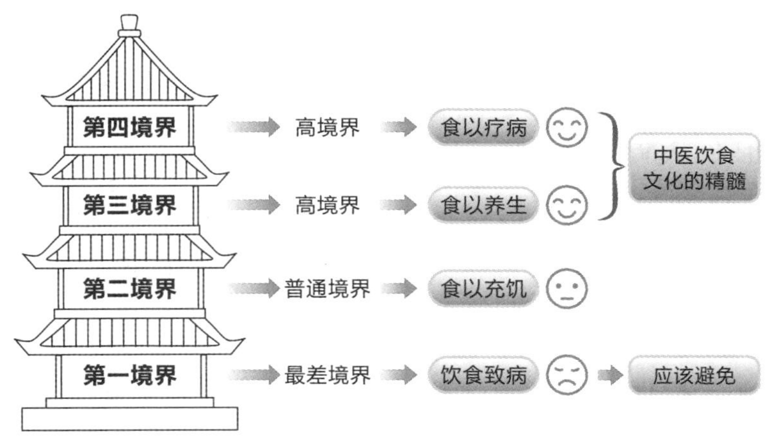

“吃”的境界图

中国是饮食大国，具有鲜明特色的饮食文化，而这种饮食文化处处浸润了中医文化，处处渗透了养生理念，在世界饮食文化之林，独树一帜。

中医饮食文化的精髓就是：食以养生，食以疗病，甚至达到食以陶冶情志、赏心悦目——美食家的境界。

饮食有节

饮食有节。中医巨著《内经》早就说过“食饮有节”是人们能够“尽终其天年，度百岁乃去”的重要条件之一，这里的“节”有两层涵义，第一个就是有节制的意思，也就是说，再好吃的东西，也要有节制，所谓饭吃七八分饱就可以了，要注意给我们的“后天之本”脾胃留有余地，让脾胃能够游刃有余地把我们每次的饮食转化成气血来营养全身。就像汽车一样，每次都满载，甚至超载上路，过不了多久，这个汽车就要坏了，它太累了，它的零部件消耗得太快了。我们的脾胃也是如此，一日三餐，都要靠脾胃转化吸收水谷精微（饮食），来提供全身所需的营养，脾胃的负担本来就重，如果每次吃饭都没节制，让脾胃满负荷，甚至超负荷运转，脾胃能不病吗？而脾胃一旦病了，人体患上任何疾病都不奇怪。反过来讲，即使人体生病了，如果他的脾胃还好，那么他康复也快。原因也很简单，人体在康复过程中所需要的营养也都需要脾胃来提供。所以，不管在预防疾病、养生保健，还是在治疗疾病方面，都有脾胃为先的传统。

那么，一些朋友又会问：儿童在生长发育阶段，需要大量营养，他们的饮食要不要也有所节制呢？我的答案也是肯定的，也一样要有所节制。在小儿饮食保健方面，中医自古就有：小儿要想得安康，常带三分饥与寒的讲法。现在小儿的一些疾病与其营养过剩、积食等有密切关系，如小儿肥胖、小儿糖尿病等。只是小儿在饮食有节制的同时，要更加注重其饮食的质量，避免只在简单的量上做文章。

另外，饮食有节的“节”还有第二个含义，即节律，就是饮食还要有规律性。每天的早、中、晚饭要尽量按时吃。在饮食调养方面，我经常说：“有时候，怎么吃比吃什么更重要。”其中的一个意思就是强调饮食的规律性，才能形成脾胃的“生物钟”，什么时候吃，什么时候排，按部就班，脾胃就不易生病。否则，饮食毫无规律，脾胃就易生病。就像开车一样，想加油就加油，想刹车就刹车，毫无章法，我看车就该报废了。

均衡营养

均衡营养，不要挑食、偏食。《内经》指出：“五谷为养，五果为助，五畜为益，五菜为充，气味和而服之，以补精益气。”很早就提出均衡营养的观念。

每种食物，有不同的颜色，不同的寒热性质，不同的味道，不同的成分，所以，不同的食物，对不同脏腑的营养效果就各有不同。如中医五色入五脏、五味入五脏的理论，就是其典型的代表，如下图所示：

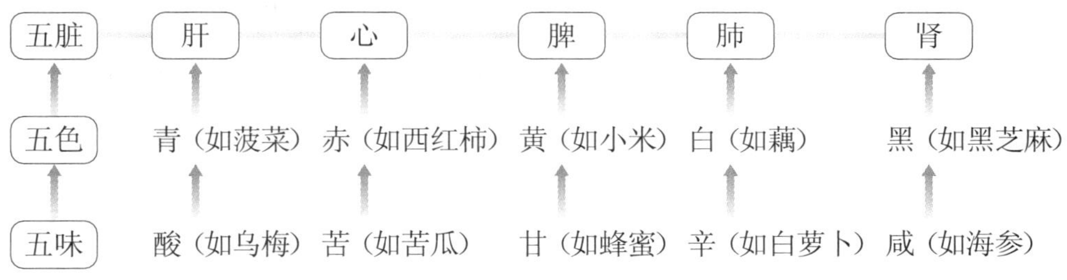

五脏与五色、五味关系图

经常挑食、偏食，就很容易造成脏腑功能偏盛或偏衰，从而导致阴阳失调而致病。这一点，对于一些女性朋友和儿童而言，要尤为注意。因为，现代社会物质财富非常丰富，既有条件均衡营养，也易造成挑食、偏食，关键在于培养一个良好的饮食习惯。

药食同源

在食养和食疗的时候，要注意“药食同源”的原则。这里边有两个道理：第一，就是说，在食养和食疗时，食物的运用同中药的原理一样，也有“四气”（寒、热、温、凉）和“五味”（酸、甘、苦、辛、咸），也有归经和搭配问题。如苦瓜，其性寒，味苦，故能清热泻火，解暑，尤善清心火；南瓜，性平，味甘，故能健脾益胃。

第二，在食养和食疗时，选择用在药膳的中药，要注意其安全性，可以尽量选择“药食同源”的中药。一般来讲，食物很少有毒性，而有些中药是有毒性或副作用的，所以，既是食物又是药物的物品，一般是比较安全的。因此，我在书后附录中列出了卫生部（现为国家卫计委）在 2002 年公布的既是食品又是药品的物品名单，供大家参考使用。

另外，也要特别注意，即使是属于“药食同源”的中药，也未必绝对安全。比如苦杏仁是有小毒，使用过量了也会出现中毒现象，故苦杏仁在食疗或食养中使用量一般不要超过 10 克。因此，食疗中药也不可滥用，最好在掌握一定的食疗中药知识之后再使用，或者在中医医师指导下使用。

食宜因时

食宜因时。一年四季寒热阴阳变换，周而复始，人们的饮食也应该顺应季节气候变化，合理饮食。我在这里，重点强调一下，就是一天二十四小时，人体的脏腑经络功能处在不同状态。因此，一日三餐也不尽相同。一般来讲，早晨，人体如同朝阳一样，阳气渐升，故早餐以吃得舒适为原则，以防加重脾胃负担，蒙蔽清窍；中午，人体如日中天，状态处旺盛阶段，而且人体经过一上午的消耗，急需补充大量的营养，故午餐是一天中的正餐，饮食要尽量丰富，量也偏大；下午，人体如夕阳西下，脏腑功能，尤其是脾胃功能又开始减弱了，故晚餐宜清淡、易消化，也不宜吃得过多、过晚，以防伤害到脏腑功能，尤其是年老、体弱者。简单地说，一日三餐以“早舒适，午丰富，晚清淡”为原则。（如下图所示）

食宜因人

食宜因人。男女老少，年龄性别不同，饮食亦不同。例如，一般儿童不宜食甲鱼、人参等，食之易“上火”和性早熟；成年女性可多食木瓜，可以理气健乳。人的体质有阴阳强弱不同，饮食也不同。例

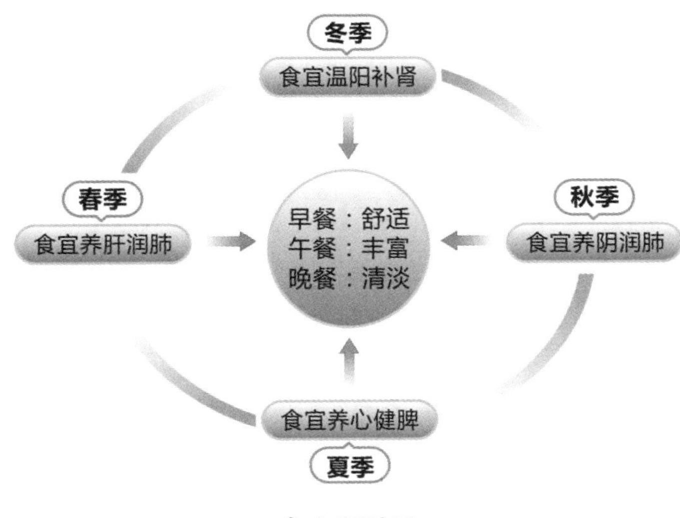

食宜顺时图

如阿胶补血虽好，但是脾胃本身很弱的人，食之反而加重脾胃负担（因阿胶黏滞，不易消化和吸收），不如常喝小米花生大枣粥，既好吸收又健脾养血功效好，再如柚子下火很好，还可促进排便，但是胃寒者不宜食用（因为柚子性寒，多食伤胃）。

因此，什么是最好的饮食？——适合自己身体状况的饮食就是最好的饮食。

综上所述，我们可以看出，“吃”的学问可真不少。希望大家能够“吃”得明白，“吃”得健康，“吃”出高境界。

附录一：四季养生常用食物

春季养生食物

1. 菠菜：味甘，性平。可以养血，止血，平肝，润燥，也是常见蔬菜。

2. 芹菜：味甘、微苦，性凉。可以平肝止血，清热祛风，利水解毒，促排便(低血压患者少食)，也是常见蔬菜。

3. 鸡肝：味甘、苦，性温。可以补肝益肾，养血明目，消疳积。

4. 银耳：味甘，性平。可以滋阴，生津，润肺，养胃。

5. 梨：味甘、酸，性凉。是天然润肺、生津之品，还具有一定的化痰止咳、除烦利尿之效，亦可解酒毒。

6. 莲藕：味甘，性寒。可以清热生津，润肺除燥，清心除烦，是润肺保健美容之上品。

7. 百合：味甘、微苦，性微寒。可以养阴润肺，清心除烦，安神。长期食用，可以改善老慢支患者的生活质量。可泡水喝，也可煲汤。

8. 决明子：味甘、苦，性微寒。有清肝明目，利水通便之效，是现代常用保健中药，可泡水如茶饮。

夏季养生食物

1. 苦瓜：味苦，性寒。可以清热，解暑，明目，解毒，减肥。尤善泻心火。

2. 绿豆：味甘，性寒。有清热，防暑，利水，利咽，解毒之效，

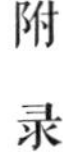

是夏天解暑之佳品。

3. 小米：味甘，性凉。可以和中益胃，除热，解毒。小米善健脾胃而不上火，又好消化吸收，对于体弱多病、产后、大病初愈者尤为适合。

4. 山楂：味酸、甘，性微温。可以消食健胃，行气消滞，活血化瘀，尤善消肉食积滞。

5. 南瓜：味甘，性平。可以健脾益胃，润肺，解毒。由于其性平和，男女老少皆可食用。

6. 薏米：味甘，性微寒。可以健脾祛湿，舒筋除痹，清热排脓，为健脾祛湿，通利关节的食疗佳品。

7. 西瓜：味甘，性寒。可以清暑解热，止渴除烦，利尿，为夏季解暑之佳品。注意脾胃虚寒者少食。

8. 荞麦：味甘、微酸，性寒。可以清热解毒，健脾胃，为夏季健脾解暑之佳品，又有一定降血脂之效。

秋季养生食物

1. 山药：味甘，性平。可以健脾，养肺，补肾，益气。可以泡水如茶饮，也可煮粥、煲汤等。

2. 蜂蜜：味甘，性平。可以润肺，健脾益气，通便解毒等，为日常滋养佳品。

3. 竹笋：味甘，性寒。可以化痰，消腹胀，利水。可与肉同炒食，也可与粳米煮粥喝。脾胃弱者少食。

4. 萝卜：味甘、辛，性凉。可以理气，宣肺化痰，利尿。可凉拌，煲汤等方法食用。

5. 柿子：味甘、涩，性凉。可以润肺，生津，解毒。柿饼还可健脾。注意脾胃弱者少食生柿子。

6. 无花果：味甘，性凉。可以养肺，利咽，健脾开胃，增强体质。

7. 葡萄：味甘、酸，性平。可益气，养肺，壮筋骨，利水，具有一定抗衰老之效。注意糖尿病患者少食。

8. 鸭肉：味甘、咸，性平。可以养肺，益气，养阴，利水。其肉肥而不腻，为滋补佳品。注意便溏者少食。

冬季养生食物

1. 黑芝麻：味甘，性平。可以补肝肾，养精血，润泽头发，润肠通便，具有一定抗衰老之效。

2. 枸杞子：味甘，性平。可以补肝肾，明目，润肺。常可采用泡水、煲汤、熬粥等方法食用。

3. 胡萝卜：味甘，性温，可健脾消食，补肝明目，为冬季常用养生食物，有“冬吃萝卜，夏吃姜”之说。

4. 黑木耳：味甘，性平。可以补气养血，润肺止咳，具有一定的抗衰老、抗癌之效，为常用保健佳品。

5. 核桃：味甘、涩，性温。可补肝肾，益精，通便，为补肾健脑之佳品。注意便溏者少食。

6. 羊肉：味甘，性热。可补肾壮阳，补气养血，健脾益胃，为冬季养生之佳品。注意多食易“上火”。

7. 香菇：味甘，性平。可以健脾益胃，扶正补虚，抗衰老，益智，为常见保健食物。

8. 大枣：味甘，性平。可以益气养血，补中，解毒。可以泡水、煮粥、煲汤，为常见保健佳品。注意鲜枣勿多食。

附录二：2002年我国卫生部颁布的既是食品又是药品的名单①

（按笔画顺序排列）

丁香、八角茴香、刀豆、小茴香、小蓟、山药、山楂、马齿苋、乌梢蛇、乌梅、木瓜、火麻仁、代代花、玉竹、甘草、白芷、白果②、白扁豆、白扁豆花、龙眼肉（桂圆）、决明子、百合、肉豆蔻、肉桂、余甘子、佛手、杏仁（甜、苦）③、沙棘、牡蛎、芡实、花椒、赤小豆、阿胶、鸡内金、麦芽、昆布、枣（大枣、酸枣、黑枣）、罗汉果、郁李仁、金银花、青果、鱼腥草、姜（生姜、干姜）、枳椇子、枸杞子、栀子、砂仁、胖大海、茯苓、香橼、香薷、桃仁、桑叶、桑葚、橘红、桔梗、益智仁、荷叶、莱菔子、莲子、高良姜、淡竹叶、淡豆豉、菊花、菊苣、黄芥子、黄精、紫苏、紫苏籽、葛根、黑芝麻、黑胡椒、槐米、槐花、蒲公英、蜂蜜、榧子、酸枣仁、鲜白茅根、鲜芦根、蝮蛇、橘皮、薄荷、薏苡仁、薤白、覆盆子、藿香。

温馨提示

①虽然既是食品又是药品，在生活中应用也应注意安全，最好在完全了解此食品或药品后再使用，或咨询中医师后再用；卫生部现为国家卫计委。

②白果有毒，不可生食，煮食亦应少食。

③苦杏仁有小毒，一般保健使用不可过量（不超过10克）；甜杏仁一次也不要多食。

附录三：常见病养生索引

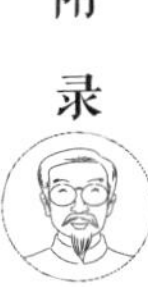

附录四：养生歌索引

女性养生

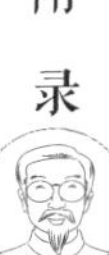

男性养生

中老年人养生

日常保健

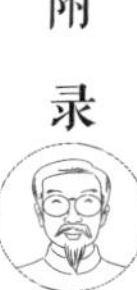

肠胃保健

养心保健

4. 神门穴（养心）见 166 页

5. 少冲穴（清心火）见 166 页

6. 手厥阴心包经养生歌（养心宁神、心慌）见 181 页

肝胆保健

1. 养肝歌（气滞、易怒、肝胆保健）见 66 页

2. 足少阳胆经养生歌（疏肝通胆、肩颈保健）见 187 页

3. 足厥阴肝经养生歌（肝病、生殖）见 190 页

肺部保健

1. 养肺歌（肺脏保健、嗓音哑、感冒）见 45 页

2. 手太阴肺经养生歌（肺脏保健、热证、感冒）见 146 页

3. 中府穴（养肺）见 146 页

4. 尺泽穴（咳嗽、咽痛）见 147 页

5. 太渊穴（养肺）见 147 页

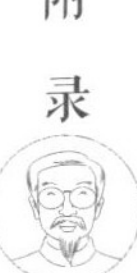

后 记

今晨感觉天亮得特别早，拉开窗帘一看，原来是一个难得的大晴天，都可以看见远处的秦岭，绵延起伏，披着旭日金色的光辉，一扫西安入冬以来多日的雾霾。

再看看书桌上刚刚整理完成的书稿，倍感轻松。我在想：如果新书的出版，能帮助人们扫去一些身体里的“雾霾”，让人们重获健康，那将是对我最大的褒奖。

感谢郭老亲自指正！感谢出版社编辑人员的辛勤付出！感谢刘恬辰老师为本书精心绘制的插图！感谢陕西省保健协会儿童疾病防治专业委员会委员、副主任医师李静女士对小儿养生保健方面的指正！感谢为本书的出版发行付出劳动的所有同志！

张建军

2015 年冬

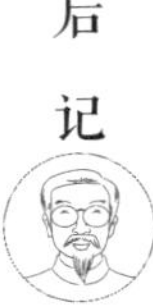